FIBROMIALGIA

Cuerpo y salud

Últimos títulos publicados

32. M. E. Nelson y S. Wernick - *Mujer fuerte, mujer joven*
33. T. Bertherat - *La guarida del tigre*
34. J. Heinerman - *Las 7 supermedicinas de la naturaleza*
35. M. Bühring y P. Saz - *Introducción a la medicina naturista*
36. G. Vithoulkas - *Esencia de la materia médica homeopática*
37. N. Barnard - *Alimentos que combaten el dolor*
38. V. Goldsmit - *La salud de tus piernas*
39. J. Fitzgibbon - *Las alergias y su tratamiento*
40. A. Munné - *La evidencia del cuerpo*
41. M. E. Nelson y S. Wernick - *Mujer fuerte, mujer en forma*
42. T. Bertherat y C. Bernstein - *Correo del cuerpo*
43. T. Neuman - *El masaje sentado*
44. M. Tisserand - *Aromaterapia para mujeres*
45. T. Bertherat y C. Bernstein - *El cuerpo tiene sus razones*
46. D. Simon y D. Chopra - *Manual de plantas medicinales. Centro Chopra*
47. M. Hage - *El gran libro del dolor de espalda*
48. W. Barlow - *El principio de Matthias Alexander*
49. M. E. Nelson y S. Wernick - *Mujer fuerte, huesos fuertes*
50. J. W. Farquhar y G. A. Spiller - *Enfermedades cardíacas*
51. W. Molloy y P. Caldwell - *La enfermedad de Alzheimer*
52. W. J. Weiner y otros - *La enfermedad de Parkinson*
53. E. Parr y J. Mize - *Vivir un trasplante de órgano*
54. S. Cascua - *El deporte, ¿es bueno para la salud?*
55. J. Manzanares - *Principios de reflexología*
56. G. B. Curtis y J. Schuler - *El embarazo después de los 35*
57. D. L. Goldenberg - *Fibromialgia*
58. M. Bertherat y otras - *Con el consentimiento del cuerpo*
59. N. L. Mace y P. V. Rabins - *El día de 36 horas*
60. G. B. Curtis y J. Schuler - *Recuperar la forma después del embarazo*
61. American Diabetes Association - *Diabetes de la A a la Z*
62. J. Engel - *El libro del pecho*
63. D. Teszner - *Saber dormir*
64. L. Robinson y G. Thomson - *El método Pilates: equilibrio para un cuerpo en forma*
65. P. Gepner - *La osteoporosis*
66. E. Bonshoms - *Quiropráctica*
67. C. Tobin - *Las esquizofrenias*
68. D. Heber y S. Bowerman - *Los 7 colores de la salud*

Don L. Goldenberg

FIBROMIALGIA

Una guía completa para comprender y aliviar el dolor

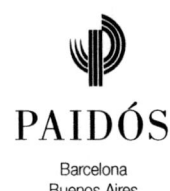

PAIDÓS
Barcelona
Buenos Aires
México

Título original: *Fibromyalgia*
Originalmente publicado en inglés, en 2002, por The Berkley Publishing Group,
a division of Penguin Putnam Inc., Nueva York
Translation rights arranged Nancy Green Media Literary Agency and
B&B SERVEIS LITERARIS S.L.
All rights reserved

Traducción de Fernando Fontán

Cubierta de Julio Vivas

Quedan rigurosamente prohibidas, sin la autorización escrita de los titulares del *copyright*, bajo las sanciones establecidas en las leyes, la reproducción total o parcial de esta obra por cualquier medio o procedimiento, comprendidos la reprografía y el tratamiento informático, y la distribución de ejemplares de ella mediante alquiler o préstamo públicos.

© 2002 by Don L. Goldenberg, M.D.
© 2003 de la traducción, Fernando Fontán
© 2003 de todas las ediciones en castellano
Ediciones Paidós Ibérica, S.A.,
Av. Diagonal, 662-664 – 08034 Barcelona
www.paidos.com

ISBN: 978-84-493-1487-2
Depósito legal: B. 28.289/2007

Impreso en Book Print Digital
Botànica, 176-178 – 08908 L'Hospitalet de Llobregat (Barcelona)

Impreso en España – Printed in Spain

Sumario

Agradecimientos 9
Prefacio 11

1. ¿Qué es la fibromialgia? 17
2. ¿Por qué el diagnóstico es tan difícil y controvertido? . . 35
3. ¿Por qué tengo dolores generalizados? 47
4. ¿Por qué estoy tan cansado y por qué motivo no puedo pensar con claridad? 63
5. ¿Por qué tengo constantes dolores de cabeza? 77
6. ¿Qué sucede con la irritación intestinal y de la vejiga? . 91
7. ¿Cuál es la causa? 101
8. ¿Está todo en mi mente? 115
9. ¿Simplemente estoy deprimido? 129
10. ¿Cómo me afecta el estrés? 143
11. ¿Qué medicamentos debo tomar? 155
12. ¿Qué otros tratamientos son útiles? 167
13. ¿Qué es necesario saber acerca de los remedios complementarios y naturales? 179
14. ¿Dónde puedo encontrar una información fidedigna? . 191
15. ¿Cómo puedo encontrar el médico y el soporte adecuados? 203
16. ¿Conseguiré mejorar? 217

Epílogo 229

Notas 233
Glosario 261
Recursos 267
Índice analítico y de nombres 275

Agradecimientos

Durante los últimos veinte años, he tenido la oportunidad de trabajar con un maravilloso grupo de médicos e investigadores, dedicados a ayudar a las personas con fibromialgia y otras enfermedades asociadas. Las personas más próximas con las que he colaborado en Boston han sido los doctores Joanne Borg-Stein, Tej Sandhu, Gail Adler y Deborah Zucker. La mayoría de los médicos de todo el mundo con los que he trabajado, o con los que he compartido ideas, aparecen mencionados en este libro. Ha sido un placer especial para mí trabar una gran amistad con los doctores Robert y Sharon Bennett de Portland, Oregon.

Este libro nunca habría sido posible sin los ánimos y la perseverancia de mi agente literaria, Linda Konner. Mi editora de Perigee Books, Sheila Curry Oakes, me ha ayudado a centrar y organizar mis ideas. El personal de mi despacho, especialmente Janine Beauchemin, me ha permitido disponer de un poco de tiempo para trabajar en este proyecto durante los últimos años.

Quiero dar las gracias de forma particular a Ken y a Hazel Dreyer por su apoyo. Mis propios médicos, los doctores Mike Levin y Nick Browning, siempre estuvieron a mi lado cuando los necesité.

Los miles de pacientes que he tenido la fortuna de visitar han sido una verdadera fuente de inspiración. Ver cómo han resuelto los difíciles problemas de dolor y de fatiga que les aquejaban me ha enseñado nuevas lecciones a diario.

Y lo que es más importante, mi familia me ha proporcionado felicidad cada día de mi vida. Wendy, Julie, Thom, Michael y Julia son mi dicha. Y por encima de todos, mi esposa, Patty, me ha enseñado importantes lecciones sobre la fibromialgia, sobre cómo mantener la ecuanimidad y el sentido del humor a todas horas, y sobre el verdadero significado de la vida.

Prefacio

Hasta hace veinte años la fibromialgia era una afección médica poco conocida; se trataba de un trastorno relativamente raro y al que apenas se hacía alusión en los centros dedicados a la enseñanza de la medicina. Las primeras obras divulgativas sobre la fibromialgia y sobre el síndrome de fatiga crónica, íntimamente relacionado con ella, datan de hace sólo diez años. Pese a ello, en la actualidad éste es un tema candente. Las revistas, los periódicos, los programas de televisión y los libros divulgativos han propiciado un aumento del interés hacia esta enfermedad. Sin embargo, esta circunstancia ha desencadenado la confusión y la controversia en torno a la fibromialgia. La exageración y la información errónea han prevalecido sobre los hechos y el asesoramiento racional. Las personas que padecen fibromialgia han sido bombardeadas con afirmaciones pseudocientíficas equivocadas y carentes de fundamento. Personalmente, me preocupan las medias verdades que circulan respecto a la fibromialgia. Pese a la atención que este trastorno ha suscitado en los medios de comunicación, reconozco que hay un largo camino que recorrer antes de que se comprendan todos los múltiples aspectos de esta desconcertante enfermedad. Escribir este libro me ha permitido dejar constancia de esta situación.

Durante los últimos veinte años he dedicado gran parte de mi carrera a esta enfermedad denominada «fibromialgia». Esta responsabilidad surgió de la lucha que mi esposa ha mantenido con este trastorno, el cual se le empezó a manifestar en 1977. Juntos,

Patty y yo aprendimos a afrontar de una forma efectiva esta dolencia, tan frecuente y a la vez tan desconcertante. En mi praxis médica he instaurado un enfoque de equipo global, con el fin de ayudar a los pacientes a mejorar su salud mental y corporal.

La fibromialgia me ha enseñado dos importantes lecciones. En primer lugar, he podido constatar que muchos de los síntomas que causan sufrimiento a los seres humanos no son fácilmente clasificables y no encajan de forma clara en ninguna enfermedad singular. Los médicos están preparados para evaluar los síntomas de los pacientes. La palabra *síntoma* deriva del término griego *symptōma*, que significa «cualquier cosa que le suceda a uno». Problemas frecuentes, como el dolor y la fatiga crónicos, no están causados por una enfermedad orgánica. Los síntomas de la fibromialgia incluyen dolor crónico y agotamiento. Aunque estos síntomas provocan enfermedad y sufrimiento, no se han encontrado anormalidades estructurales o biológicas específicas. No existe ninguna enfermedad demostrada que incluya la noción de fibromialgia como trastorno psicológico. Tales suposiciones están basadas en la arcaica división entre mente y cuerpo. La fibromialgia me ha enseñado que si queremos entender y tratar mejor el dolor crónico, el agotamiento y los dolores de cabeza, necesitamos nuevos modelos de enfermedad.

La segunda lección importante que he aprendido es que la fibromialgia afecta a cada persona de forma distinta. Hipócrates postuló: «Estudia al paciente más que a la enfermedad». Para ilustrar el amplio abanico de experiencias sobre la fibromialgia, en los sucesivos capítulos compartiré la historia de mi mujer así como las de algunos de mis pacientes. Tengo el convencimiento de que para entender la fibromialgia, o cualquier otra enfermedad, precisamos entendernos a nosotros mismos.

Siguiendo esta lógica, debo revelar algo concerniente a mi persona. Siempre he sentido gran curiosidad por los aspectos emocionales de la enfermedad, así como por los físicos. Este interés comenzó cuando mis padres tuvieron la previsión de enviarme al doctor Kaufman, un psiquiatra, cuando tenía diez años. Como les sucede a muchos niños, mi angustia emocional tuvo como consecuencia que comiera en exceso, que me mostrara retraído y que me sintiera triste. No me acuerdo mucho de aquellas sesiones terapéuticas, pero gracias a ellas me convertí en un niño más feliz y más sano. En aquel momento y en aquellas circunstancias decidí que quería ser médico, probablemente psiquiatra. Deseaba ayudar a la gente de la forma en que el doctor Kaufman me había ayudado a mí. Finalmente, opté por ser reumatólogo, un campo que me proporcionaba una gran flexibilidad en el tratamiento de las personas con enfermedades crónicas.

Durante mi adolescencia quedé fascinado con los papeles dinámicos que desempeñan la naturaleza y la educación en el desarrollo de nuestras vidas. Mi madre era tenaz, autosuficiente e introvertida. Yo admiraba esos rasgos de su carácter cuando tuvo que enfrentarse a un cáncer de mama y a una endocarditis siendo yo adolescente. Mi padre fue jugador de fútbol profesional con los Green Bay Packers entre 1933 y 1945. Era un hombre sociable, abierto y se sentía a gusto siendo el centro de atención. Los elogios de sus amigos y admiradores alimentaban sus ganas de vivir. Mi padre me llevaba con él a muchas de las intervenciones públicas en las que participaba y en las que explicaba las historias de sus vivencias futbolísticas y profesionales, las cuales fascinaban por un igual a jóvenes y a adultos. Ya desde temprana edad me sentí cómodo frente a las audiencias.

Siendo adulto he padecido diversas enfermedades crónicas. Cada vez que he pasado por un trance así ha cambiado mi perspectiva respecto a la fibromialgia. Cuando estaba realizando mi internado médico, en 1969, sufrí una afección tipo mononucleosis que me dejó exhausto durante tres meses. A lo largo de los siguientes treinta años he padecido brotes recurrentes de una extraña fatiga. En 1993 comencé a tener dolores de cabeza a diario. Con anterioridad, y durante años, había sufrido migrañas esporádicas; por ello, al principio, no me preocupé en exceso. Sin embargo, estos dolores de cabeza terminaron por hacerse insoportables. Pasé horas y horas intentando desentrañar la causa de esos dolores. Efectué ajustes en la dieta. ¿Acaso no dormía lo suficiente o no hacía todo el ejercicio conveniente? A continuación, empecé a preocuparme por los aires del hospital y por la ventilación de mi despacho.

Y continuamente me repetía a mí mismo: «¡No lo puedo soportar!». Si alguien sabía cómo abordar la incertidumbre médica, ése era yo. Era para lo que estaba preparado. Como reumatólogo (en concreto, especialista en artritis) sé que la causa específica de la mayoría de los trastornos que trato es poco clara. La terapia suele ser paliativa: alivia los síntomas, pero raramente cura. Gran parte de mis estudios han estado dirigidos a entender el papel de la incertidumbre en las consecuencias de la enfermedad. En ese momento, había perdido la perspectiva, el punto de vista sobre el que hacía hincapié a mis pacientes.

De esta forma, como hacen la mayoría de mis pacientes, comencé un «peregrinaje médico». En poco tiempo consulté con un internista, un otorrinolaringólogo, un alergólogo, un oftalmólogo y un neurólogo. Igual que les sucede a muchos pacientes míos, deseaba encontrar una explicación científica o médica para mi enfermedad. Como médicos nos enseñan que para prescribir un tratamiento efectivo se debe determinar exactamente el diagnóstico de la enfermedad. ¿Cómo podía mejorar si desconocía lo que me pasaba? Mis dolores de cabeza no respondían a los remedios contra la migraña, a los analgésicos, a los relajantes musculares ni a los fármacos antiinflamatorios. Durante los años posteriores me sometí a dos intervenciones quirúrgicas en los senos nasales y seguidamente a una operación craneal con el objeto de curar una infección ósea. Continué sufriendo dolores de cabeza. En esos días se apoderaron de mí sentimientos de desesperación, enfado y miedo; y por las noches no podía conciliar el sueño.

Estaba preocupado y deprimido. Mi médico de familia me aconsejó que visitara a un psiquiatra. Dado que esto me había sido útil de niño, estuve de acuerdo en que merecía la pena volver a intentarlo. Pese a que estaba convencido de que mis dolores de cabeza eran de naturaleza puramente física, con la terapia y con la administración de fármacos antidepresivos comencé a sentirme mejor. Esta experiencia de primera mano propició que entendiera mejor el componente emocional de las enfermedades crónicas. Finalmente, descubrí métodos mejores para sobrellevar el estrés y aprendí a ser más flexible. De esta forma aumentó mi grado de compasión hacia el sufrimiento ajeno.

Al principio de mi carrera médica, no estaba interesado por las enfermedades que carecían de una definición clara, como la fibromialgia o el síndrome de fatiga crónica. Mi formación y mis intereses se centraban en las enfermedades inmunológicas sistémicas, como la artritis reumatoide y el lupus eritematoso sistémico. Todo esto cambió cuando Patty empezó a sufrir dolores y molestias inexplicables por todo el cuerpo. Su lucha contra la fibromialgia me abrió los ojos e hizo que me fijara en los múltiples aspectos de esta dolencia.

Capítulo 1

¿Qué es la fibromialgia?

Patty y yo nos conocimos durante su primer año en la Universidad de Wisconsin. Ella creció en Long Island, Nueva York. Era la típica chica americana. Secretaria del consejo de estudiantes, practicaba el tenis, el hockey sobre hierba y era miembro de un grupo de animadoras. Era inteligente, guapa y popular. Cuando la conocí quedé embelesado por la confianza que inspiraba, su atractivo y su energía. Siempre era optimista y sonreía constantemente. Patty tenía una palabra amable para todo el mundo. Nos complementábamos a la perfección, pues mientras yo veía el vaso medio vacío ella lo veía medio lleno.

Nos enamoramos y cuando yo acababa de iniciar mis estudios de medicina nos casamos. Después, mientras seguía cursando mi carrera y durante mi etapa de médico residente, tuvimos dos hijos. Muchas de las actividades familiares giraban en torno a los deportes que practicábamos juntos. Patty me enseñó a esquiar. Los viajes al Oeste de Estados Unidos y a Europa para practicar este deporte se convirtieron en un peregrinaje anual. Patty es deportista por naturaleza. Bailar, nadar, esquiar o jugar al golf; todo lo hace con suma elegancia. Yo siempre he tenido que esforzarme mucho para salir airoso de estas actividades y he envidiado el modo en que Patty hace que parezcan tan sencillas.

Después de terminar mi período de formación como médico internista residente, decidí especializarme en reumatología. Se trataba de un campo en el que podría satisfacer mi interés por el tratamiento a largo plazo de las enfermedades crónicas. Era una especialidad dinámica; y en los aspectos inmunológicos de las enfermedades reumáticas se estaban produciendo nuevos y apasionantes descubrimientos. Tuve la suerte de que me aceptaran en uno de los principales programas de formación reumatológica, el cual se desarrollaba en Boston, donde pude acceder a la información y a los avances más recientes. Nuestra familia quedó prendada con Nueva Inglaterra y decidimos instalarnos para siempre en el área de Boston. Sin embargo, antes de mudarnos yo tenía que cumplir durante dos años con mis obligaciones militares, y fui destinado al noroeste del Pacífico. Posteriormente, me incorporé a la facultad del Boston University Medical Center, por lo que regresamos a Boston. Durante los diez primeros años de matrimonio cambiamos de residencia en siete ocasiones. Independientemente del lugar al que nos trasladáramos o del tiempo que permaneciéramos en él, Patty siempre facilitaba la adaptación. En todos los sitios a los que íbamos hacía nuevas amistades, las cuales buscaban sus consejos y su consuelo.

En nuestro regreso a Boston, en el que era nuestro verdadero primer hogar, las cosas nos estaban yendo bien. Fue entonces cuando, de forma súbita, en 1977, la inagotable energía de Patty decayó. Unos dolores intensos y grandes molestias se extendieron por sus músculos y sus articulaciones. Comenzó a padecer a diario fuertes dolores de cabeza. Cada mañana se levantaba agotada. Pese a ello, el internista no encontraba nada anormal. Yo empecé a preguntarme si no se trataba simplemente de un estado de fatiga. Las mudanzas, con dos niños pequeños, debían de estar pasando factura. Mi trabajo me impedía ayudar lo suficiente.

Consultamos a los mejores especialistas de Boston. No detectaron nada. Yo tenía la esperanza de que alguien emitiera un diagnóstico, pero todas las pruebas daban negativo. Probamos diversos fármacos antiinflamatorios y analgésicos, pero ninguno dio resultado.

La descripción que daba Patty de su trastorno era la que yo, posteriormente, oiría relatar a miles de pacientes durante dos décadas:

Me siento toda magullada. Me duele cada parte de mi cuerpo. Tengo los huesos doloridos. El cuello y los hombros están tan agarrotados que ni tan siquiera puedo girar la cabeza. Simplemente respirar ya me produce dolor. Me molestan las piernas, y las noto entumecidas o con una sensación de quemazón. Tengo la piel dolorida y sensible. Cuando intento hacer ejercicio, estoy totalmente agotada. El solo hecho de dar una vuelta a la manzana es una lucha. La sensación que experimento es la de estar andando sobre un pesado barrizal. Al levantarme por la mañana parece como si no hubiera dormido en absoluto. Estoy tan cansada que no puedo concentrarme. Tengo los ojos tan resecos que parece como si fueran de papel de lija. La boca la noto como si estuviera rellena de algodón.

Cuando alguien está permanentemente enfermo y los médicos no encuentran nada, la persona tiende a pensar lo peor o a cuestionar su propia cordura. Al principio, Patty y yo estábamos preocupados ante la posibilidad de que apareciera alguna enfermedad mortal, como la esclerosis múltiple o el lupus. Dado que transcurrieron tres años y las pruebas médicas eran todas negativas, empezamos a preguntarnos si los síntomas no tendrían carácter psicológico. Patty me preguntó: «¿Crees que todo esto puede provenir únicamente de mi cabeza?». La madre y la hermana de Patty habían sufrido episodios de depresión, y ella era consciente del carácter hereditario de los trastornos del estado de ánimo.

Durante el verano de 1980, hicimos un viaje en coche para visitar a unos amigos que vivían en Alabama. Patty había esperado con ilusión esa escapada y la había planeado hasta el último detalle. Cuando llegamos a nuestro destino, Patty estaba tan agotada que apenas era capaz de hacer nada. Sin embargo, ella nunca se quejaba, y delante de nuestros hijos y de los amigos siempre sonreía. En el viaje de regreso estuvo durmiendo durante horas. Tenía tantas náuseas que comenzó a detestar acudir a los restaurantes. Su cara perdió el brillo saludable natural. Al llegar a casa, Patty me reiteró su inquietud acerca de la posibilidad de que los síntomas se debieran a una depresión:

> Este dolor me está agotando. Me han hecho infinidad de pruebas y he acudido a un sinfín de médicos, y nadie es capaz de desentrañar

qué es lo que me sucede. Tal vez todo esté en mi cabeza. No cabe duda de que me estoy deprimiendo. No parece que esto vaya a terminar nunca.

Nos dábamos ánimos el uno al otro. Yo me sentía impotente. Hacía ya tres años que duraba ese sufrimiento. A Patty la habían examinado y le habían hecho pruebas todo tipo de especialistas, pero nadie había emitido un diagnóstico. No sabía cómo podía ayudarla. Al día siguiente del regreso, como si alguien hubiera escuchado nuestras súplicas, cayó en mis manos un artículo médico sobre la fibromialgia. Anteriormente ya había oído hablar de este trastorno, pero nunca le había prestado excesiva atención. Mis profesores universitarios se habían referido a ella atribuyéndole el carácter de «diagnóstico residual» y negando que se tratara de un trastorno específico. «Fibromialgia» era un término que se utilizaba cuando el paciente experimentaba dolores generalizados sin que tuviera realmente nada. Esto implicaba catalogar a esas personas de hipocondríacas.

Los síntomas descritos en los pacientes con fibromialgia coincidían con los de Patty. Se trataba principalmente de mujeres, con edades comprendidas entre los 30 y los 60 años, que padecían dolores musculares y articulares generalizados. No tenían artritis ni afecciones sistémicas. Los resultados de los análisis de sangre y de las radiografías eran normales. Los pacientes también decían padecer fatiga, trastornos del sueño, dolores de cabeza e irritación intestinal. En el examen de estos pacientes no había nada destacable, excepto la existencia de múltiples puntos dolorosos localizados en los lugares específicos donde el músculo se une al hueso. Estos puntos sensibles se encontraban a ambos costados del cuerpo.

Siguiendo cuidadosamente la técnica descrita en el artículo médico, examiné a Patty intentando localizar esos puntos dolorosos. Presioné sobre unos nueve puntos. En cada uno de ellos apliqué una intensidad suficiente como para que las uñas de mis dedos se emblanquecieran (véase la figura 1 sobre los puntos dolorosos, pág. 22). Comencé la exploración en un punto próximo a la protuberancia ósea del codo, el denominado «punto del codo de tenista». Patty hizo un gesto de dolor. A continuación ascendí hasta el hombro y localicé el centro del músculo trapecio. Posteriormente, examiné el músculo esternocleidomastoideo, que envuelve el cuello. Una vez más, una leve presión con mis dedos provocó un gran malestar. Patty se mostraba extremadamente sensible en el lugar de unión de la segunda costilla con el esternón, un punto en el que se sitúan las molestias que provoca la costocondritis a ese nivel. Prosiguiendo la exploración hacia abajo, presioné firmemente sobre los puntos de la espalda media y baja; después, sobre la parte externa de las caderas; y, finalmente, en la almohadilla adiposa interna de las rodillas. Patty reaccionaba con un preocupante grado de dolor en cada uno de los puntos explorados. Tenía todos los puntos sensibles característicos de la fibromialgia. Éste fue el primero de por lo menos veinte mil exámenes de los puntos de dolor que he efectuado durante los últimos veinte años.

Patty y yo empezamos a leer todo lo que pudimos sobre la fibromialgia. No tardamos mucho en darnos cuenta de que finalmente habíamos averiguado el difícil diagnóstico. Nuestra satisfacción por ese logro quedó mitigada por la falta de información existente respecto a la fibromialgia. Nadie parecía saber cuál era su causa o cómo tratarla de una forma efectiva.

La fibromialgia no es una enfermedad nueva. Su origen, las denominaciones que ha recibido y las explicaciones que respecto a ella se han dado sufrieron numerosas modificaciones y alteraciones durante el siglo pasado. A mediados del siglo XIX, los médicos establecieron la distinción entre los síntomas del reumatismo articular (artritis) y los del reumatismo muscular (fibromialgia). La descripción de este reumatismo muscular incluía «una sensación de tirantez, de desgarro y de pinchazos con agarrotamiento y falta de movilidad en las partes afectadas». En 1841, François Valleix describió con precisión los puntos de dolor y los puntos gatillo, y afirmó: «Si, en el intervalo entre los dolores agudos, se le pide al paciente que explique dónde se localiza su dolor, éste contestará señalando un número limitado de puntos. Sólo con la ayuda de la presión se descubre exactamente la amplitud de los puntos dolorosos. Éstos se encuentran localizados en cuatro puntos principales de la trayectoria de los distintos nervios. No es extraño encontrar puntos de dolor sensibles a la presión sin que exista dolor espontáneo y viceversa».

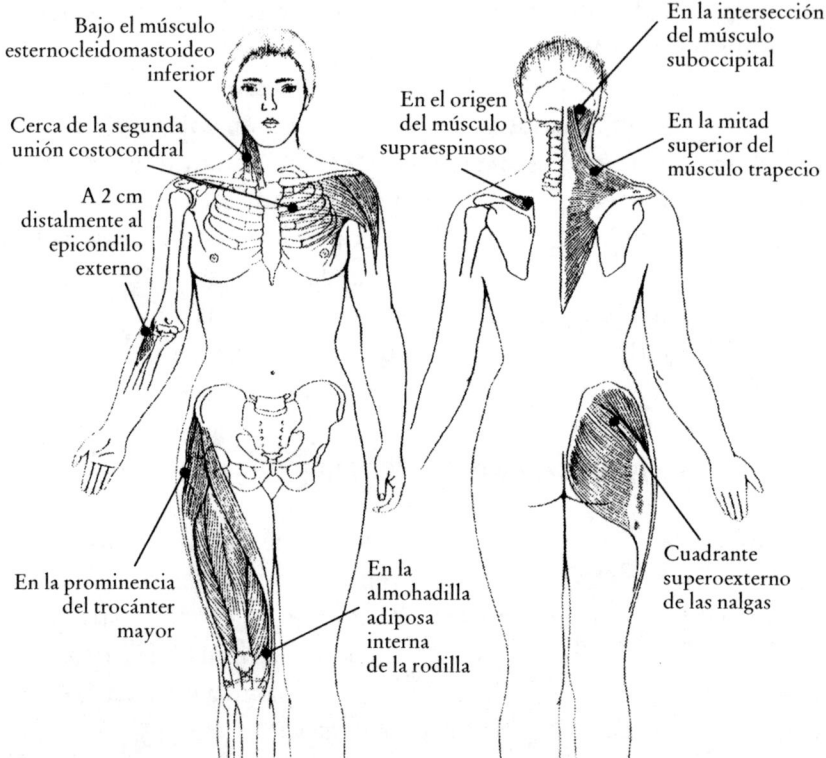

Figura 1: El dolor a la presión en lugares musculoesqueléticos característicos confiere a la fibromialgia una entidad definida. Los nueve «puntos de dolor» que se representan son importantes para el diagnóstico: cada uno de ellos es bilateral, lo que da un total de dieciocho puntos susceptibles de examen, que están distribuidos a lo largo de toda la superficie corporal. Para emitir un diagnóstico estándar de fibromialgia se comprobará que el paciente muestre dolor a la palpación digital en al menos once de esos puntos, junto a un historial de por lo menos tres meses de dolor musculoesquelético difuso.

Existían dudas, que persisten en la actualidad, respecto a si el dolor tenía un origen muscular o neurológico. Valleix concluyó: «[...] el dolor, síntoma capital de la neuralgia, se manifiesta de diferentes formas. Si permanece localizado en los nervios, es posible encontrar puntos de dolor característicos aislados. Esto es la neuralgia en sentido propio. Si el dolor se extiende a los músculos, las contracciones musculares son principalmente dolorosas. Esto es el reumatismo muscular».

Con el cambio de siglo, los médicos opinaron que los puntos sensibles y de dolor se debían a la inflamación de los tejidos. En 1904, un famoso médico británico, sir William Gowers, en su conferencia «Lumbago: Its Lessons and Analogs», acuñó el término «fibrositis». En el mismo año, un anatomopatólogo de Edimburgo, el doctor Ralph Stockman, indicó que en las uniones fibrosas del músculo al hueso se producían inflamaciones.

El tratamiento inicial se centró en eliminar la inflamación y los nódulos hísticos; tal y como los describió Stockman: «[...] las concretas partes inflamadas, que son sensibles y producen dolor cuando se les aplica presión, y que si son de gran tamaño se pueden detectar fácilmente. Estas induraciones adoptan formas diversas y su tamaño es variable: desde el que tiene un pequeño perdigón o medio guisante hasta el de una almendra, o incluso el de media nuez. Muy frecuentemente, la hinchazón adopta la forma de filamento o cuerda, que recorre la fascia o grasa subcutánea». Durante siglos, los médicos y los terapeutas no especializados han dado masajes y han defendido que estos nódulos, palpables al tacto, eran una fuente de dolor. De acuerdo con este planteamiento, tenía sentido aplicar masaje sobre ellos.

Hasta la actualidad, los médicos les dicen a sus pacientes que, en la fibromialgia, los nódulos musculares son los causantes del dolor. Nunca han existido pruebas concluyentes sobre este extremo. Incluso ya en el siglo pasado, los expertos postulaban que era el sistema nervioso, más que los músculos, el responsable del dolor. En 1909, sir William Osler, el padre de la medicina actual, señaló que el reumatismo muscular era frecuente pero «[...] ello en absoluto significa que la enfermedad esté localizada en los tejidos musculares». Los doctores Lewis y Kellgren demostraron que el dolor muscular sigue pautas que concuerdan con el dolor neurológico. Ellos reprodujeron los síntomas de la fibromialgia inyectando una solución salina en puntos musculares específicos. El subsiguiente dolor, adormecimiento y quemazón se extendió por el músculo siguiendo las pautas características. A las sensaciones de adormecimiento y hormigueo se las denominó «parestesias» y se acuñó el término «punto gatillo». La analogía era que la presión sobre estos puntos simulaba la acción expansiva que produce un gatillo cuando se dispara una bala a través del cañón de una pistola.

Diversos médicos, como Michael Good en Inglaterra, Michael Kelly en Australia y Janet Travell en Estados Unidos, mantuvieron viva la noción de puntos gatillo. Utilizaron términos como «fibrositis», «reumatismo muscular», «miofibrositis», «miofascitis», y «dolor miofascial» de forma indistinta. Postularon sobre las anormalidades inflamatorias o metabólicas del músculo. Asimismo, sostuvieron que los puntos gatillo inducían también síntomas tan diversos como náuseas, vómitos, calambres intestinales, diarrea, mareos y alteraciones de la visión. Sin embargo, el pensamiento médico dominante rechazó la noción de que los puntos gatillo representaran una patología específica. Se efectuaron biopsias de los músculos, los cuales se examinaron con detenimiento, sin que se encontrara ninguna inflamación de los tejidos.

De forma gradual, al analizar el dolor muscular crónico, las revistas médicas de base científica y los manuales empezaron a centrarse en la psique. En Estados Unidos y en Inglaterra, los libros de texto más prestigiosos sobre reumatología situaban la fibromialgia o la fibrositis en capítulos que tenían como epígrafe: *reumatismo psicogénico*. La fibromialgia quedó encuadrada en el debate mente-cuerpo.

A principios de la década de 1980, en Estados Unidos diversos reumatólogos empezaron a compartir sus experiencias con esta enfermedad. Una pequeña asociación de estos profesionales, de la que yo formaba parte junto a Rob Bennett, Fred Wolfe, Jon Russell y Muhammed Yunus, comenzó a publicar las observaciones constatadas. Conseguimos una gran pericia en el examen de los puntos de dolor y en su utilización para confirmar el diagnóstico de la fibromialgia. Adquirimos conciencia acerca de los síntomas asociados, como la fatiga, los trastornos del sueño, los dolores de cabeza, la irritación intestinal y los trastornos del estado de ánimo. Yo, por mi parte, me centré en mis investigaciones iniciales sobre estas asociaciones.

Se consiguió formar una gran base de datos y recopilamos mucha información médica sobre pacientes con fibromialgia. Contrastamos los síntomas, los análisis de laboratorio y los exámenes físicos de esos pacientes con los de personas sanas de la misma edad y sexo; y también con los de otros pacientes con otro tipo de dolencias reumáticas.

Algunos de nosotros nos reunimos en casa del doctor Frederick Wolfe, en Wichita, Kansas, a fin de extraer conclusiones sobre la materia. Nuestro objetivo era determinar si un simple conjunto de síntomas y de resultados físicos podía ayudar a los facultativos a diagnosticar la fibromialgia, y a diferenciar esta enfermedad de otros trastornos dolorosos. A Fred Wolfe le encomendamos la tarea de organizar el encuentro y de recopilar la ingente cantidad de datos que cada centro había reunido durante los dos años anteriores. Wolfe estaba especialmente cualificado para esta labor. Había desempeñado un papel decisivo en la elaboración de importantes estudios epidemiológicos y clínicos sobre muchas enfermedades reumáticas. Fred sabía aprovechar mejor que el resto de nosotros la información médica generada informáticamente. Llevó a cabo este trabajo sin la ayuda de los bioestadísticos y epidemiólogos con que cuentan los centros médicos importantes.

Durante unos días estuvimos analizando el material procedente de la base de datos sobre la fibromialgia. Con la ayuda de un estudio generado informáticamente, alcanzamos un consenso respecto a cuáles eran los criterios diagnósticos más importantes. Un tiempo después, éstos fueron adoptados por el American College of Rheumatology como criterios de clasificación para el diagnóstico de la fibromialgia del año 1990. Estos criterios han permitido a investigadores de todo el mundo disponer de unas características comunes cuando se tiene que abordar el diagnóstico de la fibromialgia. Así, si incluyo a un paciente de fibromialgia en un estudio que pueda realizar en Boston, un reumatólogo de Australia o de Alemania estará familiarizado con las características clínicas que presente ese paciente. Estos criterios sirven también para promover la conciencia y la aceptación de la fibromialgia por parte de la comunidad médica.

Sin ninguna duda, en el curso de los últimos cien años, la fibromialgia ha provocado un dolor crónico e inexplicable a millones de personas. Pese a ello, no ha recibido el reconocimiento de enfermedad diferenciada. El doctor Juan Canoso y su colega, el doctor

Martínez-Lavin, conjeturaron que la pintora Frida Kahlo padeció fibromialgia. En 1925, cuando Kahlo tenía 18 años, un grave accidente le ocasionó múltiples fracturas y provocó que estuviera largo tiempo inmovilizada. Durante todo el resto de su vida sufrió graves dolores generalizados, así como una profunda fatiga. Se descartaron múltiples diagnósticos y se le practicaron diversas intervenciones quirúrgicas en la columna vertebral. Ninguna de ellas mejoró su estado. Los doctores Martínez-Lavin y Canoso escribieron: «[...] durante los períodos de inmovilización con un corsé de escayola, ella utilizaba un caballete especial, y en el dosel de la cama le colocaron un espejo, para poder centrarse en sí misma [...]. En un dibujo en el diario de Frida aparece representada ella, sumida en el dolor, y once flechas que señalan unos puntos anatómicos que coinciden aproximadamente con los puntos de dolor convencionales de la fibromialgia. Naturalmente, dado que la fibromialgia es una enfermedad que no deja secuelas anatómicas, nuestra hipótesis no puede probarse ni desmentirse. De lo que no cabe duda es de que el autorretrato de Frida muestra que padecía dolor generalizado, al tiempo que refleja un trasfondo emocional de angustia, similar al que suelen describir con frecuencia los pacientes que sufren fibromialgia».

La fibromialgia está presente en todos los lugares del mundo, aunque su incidencia varía en los diversos estudios efectuados y en los distintos países. En Estados Unidos y en Canadá se ha constatado que padece fibromialgia entre el 3 y el 5 % de las mujeres, y entre el 1 y el 2 % de los hombres. Entre los 60 y los 70 años el 7 % de las mujeres tiene síntomas de fibromialgia. Esto significa que sólo en Estados Unidos hay entre 6 y 7 millones de personas con fibromialgia. La incidencia en otros países, como Inglaterra, Australia, Holanda, Suecia, Noruega, Alemania, Italia, Israel y México, es similar.

La fibromialgia suele afectar con mayor frecuencia a personas previamente sanas. De entre quienes padecen este trastorno, el 50 % atribuye la aparición de los síntomas a una lesión, a una infección, al estrés o a un trauma emocional. El resto de las personas dice desconocer el motivo por el cual comienza a manifestarse la dolencia. Algunos pacientes explican que han tenido síntomas desde que tienen conciencia del pasado. Aproximadamente, el 20 % de las personas que sufren una lesión grave de cuello padece fibromialgia. El trastorno suele aparecer después de sufrir la enfermedad de Lyme o una infección por el virus de la hepatitis. Cualquier grupo de edad es susceptible de quedar afectado. En un estudio se mostraba que el 6 % de los niños padecía fibromialgia. A cualquier edad, las mujeres que sufren este trastorno superan a los hombres en una proporción de 8 a 1. La fibromialgia es más frecuente en personas que tienen afecciones reumáticas o enfermedades inflamatorias que en el resto de la población. Entre el 10 y el 40 % de las personas que sufren lupus eritematoso sistémico y artritis reumática tienen fibromialgia.

Ahora que se ha caracterizado y se ha definido la fibromialgia, la investigación se puede centrar en entender sus mecanismos. Patty y yo hemos podido constatar paulatinamente que el dolor muscular no está relacionado con el daño en los tejidos. La idea errónea más extendida sobre la fibromialgia es que es una enfermedad debida a una inflamación muscular o a un defecto bioquímico. Estudios efectuados por muchos investigadores de todo el mundo han concluido que la estructura y los componentes químicos de los músculos, ligamentos, tendones y articulaciones en la fibromialgia son normales. Sin embargo, existen algunas alteraciones sutiles en las funciones musculares. Por ejemplo, los músculos no se relajan normalmente entre contracciones, lo que provoca fatiga muscular. Estos cambios pueden estar relacionados con la falta de entrenamiento y la inactividad. Afortunadamente, no se producen daños musculares permanentes.

El aspecto positivo es que la fibromialgia, contrariamente a lo que sucede en la artritis o en la enfermedad degenerativa nerviosa, no causa una degeneración o un deterioro progresivos. Pero si no existe inflamación ni deterioro, ¿por qué provoca tantos dolores?

La verdad es que desconocemos la respuesta a este interrogante. Quien le diga que conoce lo que provoca la fibromialgia le estará engañando. No se ha descubierto ninguna posible causa de la fibromialgia. A esta enfermedad contribuyen múltiples factores físicos, biológicos y ambientales. El hecho de que la incidencia de este trastorno en las mujeres sea ocho veces superior a la que se da entre los hombres sugiere que en el proceso de la fibromialgia intervienen determinadas hormonas, como los estrógenos. Esta hipótesis adquiere mayor verosimilitud si se tiene en cuenta que se ha descubierto que muchas mujeres experimentan mayor dolor durante cada uno de sus ciclos menstruales. Una agravación similar se produce con un tipo de migraña, denominada «migraña menstrual». Aproximadamente el 50 % de las mujeres con fibromialgia señala que sus síntomas remiten durante el embarazo. Sin embargo, no hay pruebas de que cuando se padece fibromialgia se produzca un exceso o una carencia de estrógenos. Existen también diferencias entre sexos en lo relativo a la sensibilidad al dolor, lo cual puede estar relacionado con las hormonas sexuales. Las hembras de cualquier especie, ya se trate de seres humanos, monos, peces o pájaros, son más sensibles a los estímulos dolorosos que sus homólogos pertenecientes al sexo masculino. La fibromialgia es más frecuente en mujeres que tienen un nivel elevado de prolactina. La fibromialgia ha sido inducida mediante la administración de la hormona que libera la gonadotropina, que se utiliza para tratar la endometriosis. Algunas diferencias de género pueden estar relacionadas con cambios en el eje hipotalámico-hipofisiario-suprarrenal. Informes recientes han relacionado la hiposecreción de cortisol, serotonina y otras neurohormonas con los bajos niveles de andrógeno sérico en la fibromialgia. Sin embargo, la relación exacta de la fibromialgia con las distintas hormonas femeninas es todavía incierta.

Existe también una predisposición genética a la fibromialgia. Si un miembro de una familia padece este trastorno, las probabilidades de que otro componente de esa familia lo sufra también son entre dos y tres veces superiores a las de la población en general. Las investigaciones preliminares sobre esta cuestión han detectado que determinados genes receptores de la serotonina son más abundantes en los pacientes con fibromialgia que en el resto de la población.

Durante los últimos veinte años, la investigación sobre la fibromialgia se ha centrado en el sistema nervioso. A Patty y a mí nos tenían intrigados los hallazgos del doctor Harvey Moldofsky en el año 1975, que demostraban que en las personas que padecen fibromialgia el sueño no es reconstituyente. El doctor Moldofsky es psiquiatra y un famoso experto en trastornos del sueño. Comenzó a estudiar las pautas del sueño en enfermos de fibromialgia al trabajar con un reumatólogo canadiense, el doctor Hugh Smythe. Yo asistí a diversas reuniones en las que participó el doctor Moldofsky y quedé muy impresionado con su trabajo. Posteriormente, lo visité en el hospital donde trabajaba y en su casa, en Toronto, Canadá. Mis esfuerzos por desentrañar los misterios de la fibromialgia me han brindado la oportunidad de trabajar con un grupo de científicos muy diversificado. El doctor Moldofsky fue el primero de la larga serie de psiquiatras, expertos en el sueño, endocrinólogos y fisioterapeutas con los que he colaborado.

Patty era plenamente consciente de que su dolor y su fatiga estaban estrechamente relacionados con la calidad de su sueño. Nunca con anterioridad había sufrido trastornos del sueño. Con la fibromialgia seguía durmiéndose rápidamente, pero su sueño ya no era reparador. Patty decía:

> Duermo de una forma tan ligera que incluso puedo oír cómo cae un alfiler. Cualquier pequeño ruido me despierta. Cuando me doy la vuelta, el dolor de espalda o en las caderas interrumpe mi sueño. Por la mañana tengo la sensación de que me ha pasado por encima un camión; y ello con independencia del rato que haya estado en la cama.

Las anormalidades en el sueño son muy frecuentes en la fibromialgia, así como cuando se padece el síndrome de fatiga crónica, dolores de cabeza, dolor crónico de espalda y depresión. El doctor Moldofsky fue el primero en demostrar que en la fibromialgia el denominado «estado 4 del sueño» (profundo y sin ensueños) es fragmentado. También, de forma experimental, indujo estos trastornos del sueño en personas sanas, despertándolas cuando sus ondas indicaban que se hallaban en la fase 4. Durante unos cuantos días, esas personas voluntarias, a las que se les había privado del sueño, experimentaban dolor muscular y una especial sensibilidad en los puntos de dolor característicos de la fibromialgia. Durante la fase 4 del sueño, el organismo se recupera del estrés de la vida cotidiana. En esa fase se segregan de forma abundante un potente inmuno regulador, la interleucina, y la hormona del crecimiento. La ausencia de la fase 4 hace que nos sintamos cansados, los músculos quedan doloridos y disminuye nuestra capacidad para combatir las infecciones.

Después de hablar con el doctor Moldofsky, comencé a administrar a Patty 20 mg de Elavil en el momento de acostarse. En dos días su sueño y su energía mejoraron de forma espectacular. Los fármacos que contienen antidepresivos tricíclicos, como la amitriptilina (Elavil), ayudan a restablecer la fase 4 del sueño, y son útiles en la fibromialgia. La ciclobenzaprina (Flexeril) tiene una acción y una eficacia similares. Durante veinte años, Patty ha tomado pequeñas dosis de Elavil al acostarse con unos mínimos efectos secundarios de sequedad de boca y estreñimiento. Estos fármacos también hacen disminuir el dolor y relajan los músculos. La amitriptilina se ha utilizado para tratar el dolor de cabeza, otras formas de dolor crónico y el síndrome del intestino irritable. Para reducir el dolor, Patty también toma aspirina y fármacos antiinflamatorios no esteroides (FAINE). En momentos determinados, se le han administrado pequeñas dosis de los nuevos antidepresivos inhibidores selectivos de los receptores de la serotonina, como Prozac o Zoloft, que la han ayudado a mejorar su energía.

La respuesta de Patty a fármacos como el Elavil proporciona más pruebas de que el sistema nervioso central desempeña un papel importante para comprender la fibromialgia. Los trastornos del sueño y la eficacia terapéutica de los antidepresivos han suscitado el interés de los científicos respecto al papel que juegan las neurohormonas en la fibromialgia. En mis propias investigaciones junto a mi colega, el doctor Gail Adler, de la Harvard Medical School, he analizado el papel del eje hipotalámico-hipofisario-suprarrenal (HHS), el eje del estrés, en la fibromialgia.

La respuesta hormonal del cerebro frente al estrés es un proceso complejo. Una de las hormonas principales, denominada «hormona liberadora de corticotropina» o CRH, puede considerarse que es un termostato que regula la liberación de sustancias como la hormona adrenocorticotropa (ACTH) y el cortisol, así como la adrenalina y la noradrenalina. Muchos de los síntomas de la fibromialgia son similares a los efectos secundarios que experimentan las personas bajo el síndrome de abstinencia de estas hormonas glucocorticoides. Esta situación de carencia de esteroides provoca fatiga, dolor en las articulaciones, dolor muscular, trastornos del sueño, trastornos cognitivos y molestias gastrointestinales. Es lógico pensar que bastantes síntomas de la fibromialgia y del síndrome de fatiga crónica pueden estar relacionados con alteraciones de este sistema hormonal activado por el estrés.

El doctor Adler sometió a quince de mis pacientes con fibromialgia a una compleja serie de análisis con el fin de evaluar el estado de su eje HHS. Adler descubrió que tenían una respuesta más débil a su eje del estrés si se comparaba a esos pacientes con el grupo de control. El doctor Leslie Crofford de la University of Michigan Medical School ha publicado unos resultados similares. Una respuesta de CRH relativamente lenta después del estrés es una parte importante del rompecabezas de la fibromialgia.

Otra hormona que sufre alteraciones en los pacientes de fibromialgia es la hormona del crecimiento. Esta hormona es importante en la función muscular y el organismo la produce en gran cantidad durante el sueño profundo. El doctor Robert Bennett y sus colaboradores demostraron que las personas que padecen fibromialgia tienen unos niveles inferiores de hormona del crecimiento que las personas sanas. Cuando a los enfermos de fibromialgia con niveles bajos de la hormona del crecimiento se les administraban suplementos de esta hormona, muchos de los síntomas de la fibromialgia mejoraban. El doctor Russell y el doctor Yunus han investigado el papel de la serotonina y otros neurotransmisores en la fibromialgia. Los doctores Dan Clauw y Martínez-Lavin han liderado los estudios sobre el papel del sistema nervioso autónomo en esta enfermedad.

Todavía nos queda un amplio camino que recorrer antes de que podamos obtener tratamientos más específicos para el dolor y la fatiga a partir de la constatación de estas anormalidades fisiológicas. En la actualidad, en la fibromialgia se utilizan fármacos por tanteo. Diversos ensayos aleatorios controlados con placebo han permitido documentar que fármacos como el Elavil, el Flexeril y el Prozac son más efectivos que el placebo, pero los tratamientos deben ser individualizados. Los fármacos son sólo una parte del plan de tratamiento general que se describe en los próximos capítulos.

Inmediatamente después de que sus pautas de sueño volvieran a la normalidad, Patty recuperó su energía. A continuación, comenzó de nuevo a realizar con regularidad ejercicio cardiovascular. Las personas con fibromialgia necesitan mantenerse lo más activas que sea posible. Parece contrario a la idea intuitiva que se puede tener al respecto, pero el ejercicio ayuda a superar el ciclo del dolor. El dolor provoca espasmos musculares, y éstos interfieren en el flujo de oxígeno al músculo. Unos niveles de oxígeno bajos conducen a una acumulación de ácido láctico en el músculo, lo que causa más dolor. Yo aconsejo a mis pacientes que con regularidad practiquen ejercicio cardiovascular, lo cual mejora el aporte de oxígeno a sus músculos y los fortalece, y ello trae consigo que disminuyan los espasmos.

Para Patty hacer ejercicio era algo intrínseco a su persona. Ella se siente mucho mejor cuando anda, corre o realiza alguna clase de aerobic. Cuando hace cinco años corrió completa la Maratón de Boston me sentí orgulloso de ella. No todo el mundo es capaz de correr una maratón, pero cualquier persona con una enfermedad crónica puede hacer más ejercicio y ser más activa.

Patty recuerda:

> Antes de saber lo que me sucedía me daba miedo hacer ejercicio, pues pensaba que ello podía dañar aún más mis músculos. Una vez que empecé a hacer ejercicio con regularidad, de nuevo me sentí humana. Los fármacos, en forma de pequeñas dosis de amitriptilina por la noche, me proporcionaron la primera posibilidad de dormir bien en muchos años. Ahora puedo hacer todo lo que quiero, aunque he aprendido a tomarme las cosas con calma. De vez en cuando, la fibromialgia vuelve a arremeter contra mí con contundencia. Especialmente cuando me confío en exceso respecto a esta dolencia. Sin embargo, sé lo que tengo que hacer y puedo soportar los momentos difíciles, pues me consta que en el futuro no sólo me esperan adversidades. Hace unos años incluso corrí la Maratón de Boston. Terminé con mucho retraso, pero terminé. Luchar contra la fibromialgia es como entrenarse para una maratón. Ir paso a paso, despacio, pero siempre progresando, ha sido de utilidad para mí.

La enfermedad de Patty me hizo adquirir conciencia del sufrimiento que puede causar la fibromialgia. Me siento orgulloso de ser uno de los investigadores que ha propiciado que las tendencias predominantes de la ciencia médica tomen en consideración este trastorno. Al mismo tiempo, humildemente, tengo que reconocer que tuve que ver cómo mi mujer sufría esta enfermedad para admitir el profundo impacto que tienen las dolencias que no están suficientemente definidas, como la fibromialgia y el síndrome de fatiga crónica.

CREENCIAS ERRÓNEAS

- La fibromialgia es una enfermedad nueva.
- Es una enfermedad muscular.
- En la fibromialgia no se producen anormalidades fisiológicas.
- No existe un tratamiento efectivo.
- Es crónica.

HECHOS REALES

- «Fibromialgia» es el nombre que se le da a un grupo de síntomas comunes que ya fueron adecuadamente descritos hace más de un siglo. Estos síntomas incluyen dolor muscular crónico y generalizado, fatiga, trastornos del sueño, dolores de cabeza e intestino irritable.
- En la fibromialgia, los puntos de dolor característicos, situados en la unión de los músculos con los huesos, constituyen el único lugar susceptible de servir de ayuda en una exploración física.
- En esta enfermedad son importantes los cambios en las hormonas del sistema nervioso central, que regulan el sueño, el dolor y la energía.
- El tratamiento incluye fármacos que alivian el dolor y mejoran las pautas de sueño, terapias físicas no farmacológicas y ejercicio.
- Normalmente, la fibromialgia mejora cuando se administra un tratamiento y, gradualmente, puede desaparecer.

Capítulo 2

¿Por qué el diagnóstico es tan difícil y controvertido?

La enfermedad de Patty propició que centrara mi atención clínica e investigadora en la fibromialgia. En 1987, la prestigiosa revista médica *JAMA* (*Journal of the American Medical Association*) publicó mi estudio sobre la fibromialgia. Su título, «Fibromyalgia: An Emerging but Controversial Condition» [Fibromialgia: una condición emergente pero controvertida], resultó ser profético. En la actualidad, la fibromialgia es ampliamente aceptada como enfermedad común. Sin embargo, todos los aspectos concernientes a la fibromialgia aún son controvertidos. En la edición de *The New Yorker* del 13 de noviembre de 2000, el doctor Jerry Groopman afirmaba: «De hecho, la fibromialgia se ha convertido en una tema médico tan controvertido que la mayoría de los facultativos con los que he hablado han manifestado su deseo de que sus puntos de vista se mantuvieran en el anonimato. Algunos temían que cualquier insinuación de afinidad provocara una avalancha de pacientes; a otros les preocupaba la posibilidad de que al hacer público su escepticismo sobre el síndrome aumentara su vulnerabilidad frente a la opinión pública».

Incluso el término «fibromialgia» ha constituido un desafío. Se escogió este nombre porque describe dos rasgos fundamentales del síndrome: «mialgia» se refiere a la extensión del dolor muscular y la expresión «fibro» alude a la sensibilidad dolorosa que se experimenta en el lugar donde el tejido muscular «fibroso» se une al hueso. Esta nueva nomenclatura evita cualquier referencia a la inflamación de los tejidos, en contraste con lo que sucedía con el término «fibrositis». Quienes critican la palabra «fibromialgia» argumentan que con ella se está sugiriendo que se trata de un trastorno muscular, pese a que las investigaciones demuestran que esto no es así. Sin embargo, en torno a la fibromialgia existen argumentos controvertidos más importantes.

La obtención de un diagnóstico de fibromialgia no es una tarea sencilla. Además del dolor, esta enfermedad tiene otros muchos síntomas. Problemas de mareos, pérdida de memoria, irritación intestinal y de la vesícula biliar, dolores de cabeza, fluctuaciones de peso, alergias, congestión sinusal y nasal, cambios auditivos y de visión, así como una inusual sensibilidad a numerosos medicamentos, son todos síntomas que contribuyen a crear confusión en el diagnóstico.

Debido al gran número de enfermedades que tienen que ser descartadas, es posible que se tarde bastante tiempo en concretar el diagnóstico de fibromialgia. A menudo, los pacientes y sus médicos están preocupados ante la eventualidad de que enfermedades como el lupus, la esclerosis múltiple o el cáncer estén pasando desapercibidas. Cuando un síntoma persiste durante meses o años sin que aparezcan anormalidades físicas o analíticas, es poco probable que exista una enfermedad peligrosa que permanezca sin detectar. Durante todo el período de tiempo que el paciente trata de obtener un diagnóstico consulta a muchos médicos y se le hacen muchas pruebas.

A Patty le realizaron numerosos análisis de sangre para encontrar la causa de su dolencia. A mí, como reumatólogo, me preocupaba que se estuviera avecinando algo más que una enfermedad reumática. La sequedad ocular y bucal de Patty, que se correspondían con el síndrome de sicca, y la espectacular sensibilidad de las yemas de sus dedos al frío, característica del fenómeno de Raynaud, hacían pensar en los síntomas habituales de las enfermedades inmunológicas. Se trata de síntomas que son también frecuentes en la fibromialgia. Personalmente, empecé a temer que Patty estuviera desarrollando un trastorno inmunológico, como el lupus eritematoso sistémico. Esta enfermedad afecta principalmente a mujeres de edades comprendidas entre los 30 y los 50 años. Provoca dolor en las articulaciones y en los músculos, así como fatiga. Envié a Patty a un colega reumatólogo, al que consideraba el mejor profesional emitiendo diagnósticos en Boston. Él también sospechó que se trataba de una enfermedad de los tejidos conectivos, como el lupus o la esclerodermia. Ordenó a Patty someterse a toda una serie de análisis de sangre.

Una de estas pruebas, un test de anticuerpos antinucleares (ANA), dio positiva. Esto acentuó mis peores vaticinios. El ANA positivo significaba que la sangre de Patty contenía un anticuerpo que reaccionaba contra su propio material nuclear. Las enfermedades inmunológicas se caracterizan por la presencia de estos anticuerpos. Son señales de un sistema inmunológico excesivo y anómalo. En vez de formar anticuerpos para combatir a los invasores intrusos, como un virus, las personas con enfermedades inmunológicas fabrican anticuerpos contra su propio organismo. La presencia de estos anticuerpos sirve para confirmar la existencia de una enfermedad de esta etiología, siempre y cuando se manifiesten también los signos y los síntomas clínicos característicos. Prácticamente todos los enfermos de lupus dan positivo en un test ANA.

Finalmente disponíamos de una prueba que indicaba la posible existencia de una enfermedad grave, como el lupus. No obstante, yo sabía que un test ANA positivo no implica necesariamente que se padezca lupus. La presencia de estos anticuerpos no siempre es «patológica». En ocasiones, sin que exista una buena razón para ello, el organismo crea anticuerpos, como por ejemplo los anticuerpos antinucleares. Entre el 5 y el 10 % de las mujeres sanas dan positivo en el test ANA.

Con frecuencia se constata que las pruebas a las que se someten los enfermos de fibromialgia dan resultados anómalos. En nuestro sistema médico, tecnológicamente avanzado, muchos médicos y pacientes dan un gran valor a las «pruebas». Entre éstas están los análisis de sangre, las radiografías, el TAC o la RMN. Sin embargo, las pruebas, por sí solas, raramente sirven para efectuar un diagnóstico. Los análisis de sangre o las técnicas sensibles, como la RMN, son más útiles cuando confirman el juicio clínico realizado por el médico.

Cuanta más incertidumbre existe en torno a una enfermedad, más pruebas se ordenan hacer. A los médicos les preocupa pasar algo por alto. Los pacientes insisten en someterse a más exámenes para averiguar cuál es su problema. Millones de personas que padecen dolencias frecuentes, aunque todavía poco conocidas, como sucede con la fibromialgia, son objeto de una investigación excesiva y víctimas de un mal diagnóstico y de un sobretratamiento.

Durante los últimos veinte años, he visto a cientos de pacientes con «falsos positivos» en análisis de sangre inmunológicos. Teniendo en cuenta esas pruebas, realizadas de forma aislada, se les decía que probablemente padecían lupus o artritis reumatoide. A menudo, los pacientes me piden que ordene que se les practiquen pruebas para el lupus o la esclerosis múltiple. Sin embargo, las pruebas indiscriminadas provocan falsas pistas diagnósticas y terapéuticas, y a menudo son causa de una preocupación injustificada. Si a una persona se le somete a un cierto número de pruebas, algunas serán «anormales» por una mera cuestión de probabilidad. Los médicos saben que un estudio detallado del historial del paciente y un examen físico proporcionan un diagnóstico en el 90 % de las ocasiones. La mayoría de las «pruebas» simplemente confirman el diagnóstico clínico. Yo empleo mucho tiempo en explicarle a los pacientes el motivo por el cual las «anormalidades» en los análisis de sangre no implican necesariamente que exista una enfermedad.

Patty y yo iniciamos un nuevo peregrinaje médico. Patty consultó con neurólogos debido al peculiar adormecimiento y a la sensación de hormigueo que tenía en brazos y piernas, que podía deberse a un síndrome del túnel del carpo o a una hernia de disco. Se le efectuó un electromiograma y un estudio de la conducción nerviosa, con la finalidad de averiguar si sufría alguna enfermedad nerviosa. Le colocaron electrodos en las terminaciones nerviosas de brazos y piernas. A continuación, le aplicaron pequeñas descargas eléctricas para medir la conductividad de los distintos nervios. Fue una experiencia desagradable. El resultado del test fue normal y reemprendimos nuestra búsqueda. Lamentablemente, no existe ninguna regla de oro.

También existe confusión sobre la especificidad de los síndromes que son como la fibromialgia. Yo continúo recordándole a mis pacientes que la fibromialgia es como una etiqueta que le colocamos a sus síntomas. El nombre no es más específico que el que se emplea cuando se diagnostica dolor de cabeza. Los síntomas de la fibromialgia se solapan con los de otros síndromes, como el síndrome de fatiga crónica (SFC).

Andrea, un ama de casa de 45 años, me llamó desde California. Cuatro años antes le habían diagnosticado síndrome de fatiga crónica. Le habían prescrito antibióticos, agentes antivirales, una terapia vitamínica y suplementos nutricionales, y nada había dado resultado. Además de la fatiga que sentía, explicaba que le dolía todo el cuerpo. Andrea decidió coger un avión para venir a verme, a fin de que determinara «si también había contraído fibromialgia».

Su historial y las exploraciones se correspondían tanto con la fibromialgia como con el SFC. Andrea me dijo que era alérgica a la mayoría de los medicamentos. Había visitado a dos naturópatas y le habían prescrito un remedio homeopático. Andrea estaba tomando equinácea, nistatina, melatonina y dos sustancias herbales chinas. Además, llevaba imanes en la espalda y en el interior de las suelas de los zapatos.

En mi examen verifiqué que tenía dolor en los puntos sensibles típicos de la fibromialgia. El caso de Andrea, al igual que sucedía con el de Patty, encajaba en los criterios diagnósticos tanto del SFC como de la fibromialgia. Esto es lo que le ocurre a la mayoría de los pacientes. No se trata de algo sorprendente si se tiene en cuenta que estos síndromes se caracterizan por ser conjuntos de síntomas. Si se sufre dolor crónico de espalda, probablemente se padecerá también cansancio. Asimismo, es muy posible que se tengan dolores de cabeza crónicos.

Algunos médicos y algunos pacientes están en desacuerdo con mi aseveración de que la fibromialgia y el SFC son esencialmente lo mismo. Ponen de relieve que algunos estudios sugieren que existen diferencias en determinadas hormonas. En el SFC se han observado con frecuencia sutiles alteraciones inmunológicas; sin embargo, todos los estudios han demostrado que se da una notable coincidencia en las características clínicas, epidemiológicas y biológicas de la fibromialgia y el SFC. Llegados a este punto, las únicas conclusiones en las que hay acuerdo son que ambos síndromes son frecuentes, que no tienen una causa clara y que tienen muchos rasgos comunes.

El principal motivo por el cual la fibromialgia es tan controvertida es que no hay mucho que ver o que medir. Del examen físico y de las pruebas de laboratorio no se derivan anormalidades significativas. No existen una causa y un remedio conocidos. Ello ha provocado que surjan serias dudas respecto al diagnóstico de la fibromialgia. En las afecciones médicas «reales» existen pruebas «objetivas» de enfermedad. Los datos objetivos son irrefutables. Los síntomas subjetivos dependen de la perspectiva particular de la persona; están sujetos a su parcialidad. Cuando no hay una medida objetiva de la enfermedad, el médico debe situarse en el mundo del paciente. El médico se cuestiona si ese paciente, que sólo presenta quejas subjetivas, está «realmente» enfermo. Entonces sale a relucir una jerarquía artificial del sufrimiento. Se tiene la idea de que quienes padecen enfermedades como el cáncer o la artritis reumatoide sufren de una forma legítima. En cambio, las enfermedades similares a la fibromialgia se consideran psicosomáticas y no son merecedoras de atención médica.

Quienes se muestran críticos señalan que todo ser humano experimenta dolor, fatiga, trastornos intestinales, insomnio, depresión y ansiedad. ¿Por qué motivo esos síntomas universales tienen que hacer referencia a una enfermedad específica? Los médicos relegan los síntomas sin enfermedad a una categoría de segunda clase. Mis mentores me advirtieron que el estudio de la fibromialgia no era una «verdadera» ciencia. En una materia tan «poco consistente», mis investigaciones nunca se podrían consolidar. Esto frustraría el progreso de mi carrera profesional.

Esta línea de razonamiento degrada a las enfermedades como la fibromialgia o el SFC. La actitud preponderante que genera es que cualquier persona que sucumba a este tipo de enfermedades es débil. Un destacado reumatólogo equipara la fibromialgia a «estar pachucho». Explica que todos tenemos días malos, en los que estamos doloridos, fatigados, con malestar general y molestias intestinales. Defiende que el diagnóstico de la fibromialgia es perjudicial, puesto que asigna una etiqueta a las dificultades normales de la vida y «enseña a estar enfermo».

Un neurólogo que se ha convertido en el portavoz nacional del sentimiento contra la fibromialgia afirma que este trastorno «no es una enfermedad legítima, en contraste con lo que sucede con la artritis reumatoide». Y proclama: «La fibromialgia no es simplemente un diagnóstico exagerado; la cuestión, lisa y llanamente, es que no existe. No hay una constatación empírica de la fibromialgia, sólo alocadas especulaciones. Las personas con fibromialgia no padecen una enfermedad médica específica, y para ellas resulta perjudicial la atribución de una denominación o la prescripción de un tratamiento médico. Esto les hace sentirse inútiles».

El SFC y la fibromialgia reciben la denominación de «síndromes funcionales», en contraste con las enfermedades orgánicas. Para algunos, esto significa elevar a la categoría de enfermedad algo que no pasa de ser una mezcolanza de síntomas. Este estatus se debe más a las disertaciones populares que a las pruebas científicas. Los críticos del SFC y de la fibromialgia señalan que trastornos similares dependen y están basados en la atención que suscitan y en las actitudes que se adoptan respecto a ellos. Diagnósticos como neurastenia, brucelosis crónica, mononucleosis crónica, encefalomielitis miálgica benigna, síndrome del edificio enfermo, sensibilidad química múltiple e infección crónica por virus EB se utilizan a conveniencia. Existe una cierta verdad en estos argumentos. La sociedad y nuestra cultura desempeñan un papel importantísimo en la expresión y la aceptación de las enfermedades.

Incluso mi amigo y colaborador en las investigaciones que he efectuado sobre la fibromialgia, Fred Wolfe, cuestiona actualmente lo acertado que resulta un diagnóstico de fibromialgia: «Cuando empezamos, en la década de los ochenta, observamos que había pacientes que iban de uno a otro médico quejándose de dolor. Creíamos que diciendo a esas personas que padecían fibromialgia reduciríamos su estrés y su asistencia a los servicios médicos. Posteriormente, se demostró que esta idea, tan magnífica y humana, de que podíamos interpretar que el dolor de esos pacientes era debido a la fibromialgia, y que ello les sería útil, no tenía las consecuencias esperadas. Mi opinión actual es que estamos creando una enfermedad en lugar de curarla. Si se emite un diagnóstico de fibromialgia, se esta concediendo la posibilidad de que el dolor domine las vidas de los sujetos afectados. Con un diagnóstico y la administración de fármacos se otorga un carnet de miembro del "club de la fibromialgia"».

De hecho, una calificación diagnóstica equivocada puede tener un efecto adverso en nuestra salud. A las personas que tienen la presión arterial elevada se les dice que padecen hipertensión. Se tiene la esperanza de que este diagnóstico dé lugar a la administración de la medicación adecuada y a unos hábitos de vida sanos. Sin embargo, si una persona con la presión arterial alta se ve a sí misma como «hipertensa», como portadora de una bomba de relojería que de forma inexorable ocasionará el deterioro vascular, será presa del miedo, el enfado y la desesperanza, que pueden tornarse irresistibles.

Es fundamental explicar en qué consiste una enfermedad, en lugar de ponerle etiquetas. Cuando les digo a mis pacientes que tienen fibromialgia, dejo claro lo que ello implica. Fibromialgia es sólo un término que se utiliza para designar una serie de síntomas que afectan a todo el mundo. Todos hemos experimentado dolor alguna vez. La mayoría nos sentimos cansados de vez en cuando. Si estos síntomas aparecen y desaparecen, no son considerados una enfermedad específica. Sin embargo, cuando persisten generan angustia y sufrimiento: las personas están enfermas. El hecho de dar una denominación a unos síntomas persistentes los sitúa en un contexto y permite a los pacientes actuar y mejorar su conocimiento del problema.

Los médicos se sienten más tranquilos cuando un diagnóstico se corresponde con un proceso patológico específico. No obstante, el diagnóstico de fibromialgia sirve para que el paciente resuelva algo que para él era un misterio. Define su experiencia. ¿Dónde estaríamos si nunca se hubiera efectuado un diagnóstico de depresión? Y sin embargo, no existen medidas objetivas para este trastorno. Todos nos sentimos alguna vez deprimidos. Cuando la depresión alcanza un nivel crítico pasa a ser una enfermedad, que puede traer consigo un sufrimiento extraordinario, la incapacidad de la persona e incluso la muerte. El diagnóstico de la depresión ha proporcionado a la medicina un marco, un modelo para estudiar este sufrimiento. De esta forma, se han logrado grandes avances en la comprensión de los mecanismos de la depresión y en el tratamiento de sus síntomas.

La mayoría de las etiquetas que se le colocan a una enfermedad son de alguna manera arbitrarias. Imaginemos la hipertensión. Si la presión arterial de una persona es superior a la que tiene entre el 90 y el 95 % de la población, diagnosticamos hipertensión. De forma análoga, si una persona padece más dolor y cansancio que el que sufre entre el 90 y el 95 % de la población, se dice que sufre fibromialgia. Los diagnósticos de depresión, migraña, síndrome del intestino irritable y síndrome de la fatiga crónica se basan todos en síntomas habituales que pasan a ser extraordinariamente perturbadores.

La crítica de que la fibromialgia y los síndromes similares no tienen base científica es falsa. No existe una única causa. Ningún órgano resulta dañado. No es una enfermedad mortal. Pero todo esto no significa que los síntomas no sean reales. Esta crítica tan errónea se podría esgrimir también frente a diversos trastornos dolorosos crónicos, así como frente al dolor de cabeza, la depresión, el síndrome de fatiga crónica y el síndrome del intestino irritable. Las denominaciones que recibe cada uno de estos trastornos son descriptivas. Pero sin ellas los facultativos no podrían haber empezado a extraer conclusiones referentes a los distintos trastornos. En la fibromialgia se ha podido constatar que se producen numerosas anormalidades fisiológicas. Se trata de alteraciones similares a las que ocurren en los dolores de cabeza, la fatiga crónica y el síndrome del intestino irritable. En la actualidad se sabe que la mayoría de las personas que padecen alguna de estas enfermedades crónicas padecen también otra. El significado biológico y clínico de estos rasgos coincidentes no podría haberse dilucidado si no se hubieran atribuido denominaciones descriptivas a cada uno de estos síndromes.

Y lo que es más importante, el hecho de dar un nombre a un diagnóstico ayuda a los pacientes. Patty y la mayoría de mis pacientes opinan que la etiqueta de fibromialgia les ha resultado «habilitante», y no «incapacitante». Un diagnóstico proporciona a las personas una explicación de sus síntomas. Los enfermos dejan de temer el futuro, y ya no esperan la irrupción de algún trastorno oculto. Un diagnóstico de fibromialgia constituye un alivio para quienes temen que se les manifieste un lupus o una esclerosis múltiple. La etiqueta, el diagnóstico, confiere legitimidad a los síntomas de la persona. Los pacientes dejan de estar preocupados ante la posibilidad de que sus familiares, su médicos o su empleadores los acusen de estar fingiendo. Cuanto antes se efectúe el diagnóstico, tanto mejor, puesto que se así se evitan pruebas costosas e innecesarias. A los pacientes a los que se les diagnostica fibromialgia tienen diez veces menos probabilidades de ser hospitalizados que los enfermos de fibromialgia que carecen de un diagnóstico.

Los facultativos y los pacientes tienen diferentes perspectivas respecto a esta cuestión. Un interesante informe comparaba el punto de vista de los médicos y los enfermos respecto al valor que cabía atribuir a un diagnóstico de SFC. El 70 % de los médicos de familia era reacio a emitir un diagnóstico de SFC. Se sentían «constreñidos por la incertidumbre científica de la causa del SFC» y preocupados ante la posibilidad de que el diagnóstico se convirtiera en un desencadenante de la afección vaticinada. En cambio, los enfermos opinaban que el diagnóstico de SFC resultaba «habilitante», puesto que les proporcionaba una explicación coherente de su afección. Cuando una persona sufre, esa persona es un paciente (palabra que proviene del latín y que significa «el que sufre»). Los médicos observamos al que sufre en términos de enfermedad. En caso de que no se encuentre una enfermedad se produce una distorsión.

Tanto Patty como yo nos sentimos aliviados cuando supimos que su enfermedad tenía un nombre. Admitíamos que el término *fibromialgia* era sólo un nombre utilizado para designar un conjunto de síntomas. De la etiqueta diagnóstica no cabía deducir nada respecto a la causa o al curso de su enfermedad. Pero la determinación de un diagnóstico servirá para que investigadores de todo el mundo puedan estudiar estos síntomas y entender este sufrimiento. Finalmente, esto redundará en la averiguación de un tratamiento mejor. Patty recordaba:

> Saber que lo que tenía era muy frecuente, que se podía tratar y que no era un trastorno de evolución progresiva fue un aspecto clave de mi restablecimiento. Ya no continué pensando que se estaba pasando algo por alto o que me estaba volviendo loca. Aunque desconocíamos el motivo por el cual yo tenía fibromialgia o en qué consistía exactamente este trastorno, el diagnóstico me permitió observar mi dolencia desde otra perspectiva. Los síntomas tenían un nombre y

había mucha gente con el mismo problema que yo. Resultó algo tranquilizador. A partir de ese momento me sentí libre para aprender a controlar la enfermedad, en lugar de dejar que la enfermedad me controlara a mí.

La fibromialgia consiste en una serie de síntomas interrelacionados, que constituyen sus elementos conformadores. Para entender la fibromialgia necesitamos analizar cada uno de estos elementos.

Creencias erróneas

- Sin anormalidades objetivas no puede existir una enfermedad médica.
- La fibromialgia es un «cajón de sastre».
- La fibromialgia es un diagnóstico de exclusión.
- La fibromialgia se diferencia fácilmente de otras enfermedades, como el dolor miofascial y el síndrome de la fatiga crónica.
- Un diagnóstico de fibromialgia es perjudicial, puesto que hace que las personas se sientan enfermas y provoca una incapacidad mayor.

Hechos reales

- Los síntomas y los signos, deducidos de un cuidadoso historial y de un examen físico, constituyen la base para el diagnóstico de la fibromialgia y otras enfermedades asociadas.
- Las enfermedades como la fibromialgia son denominadas, con propiedad, «síndromes»; así se alude a un conjunto de síntomas sin una causa conocida o que no son producto de una patología definida.
- Damos excesivo valor a las pruebas y a los últimos avances tecnológicos. Un exceso de pruebas no ayuda a diagnosticar la fibromialgia y puede generar un importante grado de preocupación.
- Los síntomas de enfermedades comunes, como el dolor miofascial o el SFC, coinciden en gran medida con los de la fibromialgia y su tratamiento es similar.
- El diagnóstico de la fibromialgia es útil: proporciona a los pacientes una explicación de sus síntomas y alivia sus preocupaciones.

Capítulo 3

¿Por qué tengo dolores generalizados?

Cuando acudió por primera vez a mi consulta, Jonathan tenía 34 años. Vino recomendado por un cirujano ortopeda que lo había estado tratando de un dolor de espalda crónico. Sentado todo encorvado, en la sala de espera, la silla parecía demasiado pequeña para su envergadura. Su esposa, Bonnie, le ayudó a levantarse del asiento y a dirigirse pausadamente hacia mi despacho. Con una estatura de 1,90 m y un peso de 109 kg, la enorme mole de Jon empequeñecía la baja estatura de Bonnie. Sin embargo, resultaba obvio que la que hacía fuerza era ella.

Jon creció en una granja en el New Hampshire rural. Era el mayor de siete hermanos. Su padre había tenido diversos trabajos para poder financiar la granja. Cuando Jon tenía 10 años, su familia vendió la mayoría de las tierras y comenzó un negocio de lechería, que finalmente fracasó. A los 14 años, a diario después del colegio, Jon trabajaba en una tienda de recambios para automóviles. A los 17 años empezó a trabajar toda la jornada; y a los 19 años se casó con su novia del instituto, Bonnie. Tuvieron cuatro hijos.

Él explicaba:

> Durante los últimos diez años he trabajado duro simplemente para salir adelante. Mi trabajo en la tienda de accesorios para automóviles me tenía ocupado toda la semana. Los sábados trabajaba cargando maquinaria pesada en la fábrica de la ciudad. Nunca me perdí

ni un solo día de trabajo. Hace un par de años nos mudamos a una casa habilitada para dos familias a poca distancia del límite del Estado. Antes de mi lesión de espalda todo estaba saliendo bien.

En 1984, Jon sufrió su primer dolor de espalda mientras estaba cargando maquinaria pesada en su trabajo del fin de semana. El cirujano ortopeda local le dijo a Jon que tenía la espalda dañada. Jon estuvo tres meses sin trabajar y el dolor fue desapareciendo. Sin embargo, al regresar a sus quehaceres, se cayó al pisar unas tejas sueltas y el dolor de espalda volvió. Las molestias se concentraban en el centro de la parte baja de la espalda. Jon decía que el dolor era constante y sordo, que empeoraba al levantarse y al sentarse, y que mejoraba cuando permanecía tumbado. Los resultados de las radiografías eran normales, pero una RMN demostró que tenía una protuberancia en un disco lumbar (una hernia discal).

Igual que sucedió con los análisis de sangre a los que se sometió Patty para detectar si padecía lupus y que dieron falsos positivos, los resultados de las RMN que le practicaron a Jon fueron engañosos. Incluso entre las personas que no tienen dolor de espalda, el 50 % de ellas muestra, en una RMN, cierto grado de hernia discal o de enfermedad degenerativa discal. Por lo tanto, se debe ser extremadamente precavido al prescribir e interpretar esta prueba. Seguidamente, Jon acudió a un quiropráctico, que le dijo que sus articulaciones sacroilíacas estaban desplazadas y que tenía las vértebras lumbares 4ª y 5ª mal alineadas. Pese a ese frecuente diagnóstico quiropráctico, las vértebras y las articulaciones sacroilíacas casi nunca se desplazan o se mueven. Las articulaciones sacroilíacas son muy fuertes y estables, y raramente son la causa de un dolor de espalda.

Las manipulaciones quiroprácticas no dieron resultado. Durante el año siguiente, Jon acudió a tres cirujanos distintos. Un cirujano ortopeda le recomendó una intervención quirúrgica en la columna vertebral. Otro, que era ortopeda y neurocirujano, le advirtió de que debía evitar cualquier tipo de operación. A Jon no le encontraron anormalidades neurológicas, y le aconsejaron terapia física y analgésicos. Sin embargo, Jon seguía sin poder trabajar debido al dolor.

Jon me dijo:

> Totalmente frustrado, volví al cirujano que me había aconsejado operarme. Estaba desesperado. ¿Cómo podría mantener a mi familia? Me constaba que el resultado no estaba garantizado, pero el médico me dijo que si no se extirpaba el disco herniado las consecuencias serían peores.

Jon estaba deseoso de someterse a la intervención quirúrgica. No le informaron de que había pocas probabilidades de que la cirugía solucionara su problema. Es posible que usted piense que las personas con dolor de espalda que tienen experiencia en el campo de la medicina no es probable que se sometan a una intervención quirúrgica. La mayoría de los profesionales médicos saben que no hay una fórmula mágica para tratar el dolor crónico de espalda. Sin embargo, cuando el dolor persiste y un cirujano dice que puede solucionar el problema, muchos de nosotros nos decidiríamos por la intervención. En su reciente libro, *Second Opinions*, el doctor Jerry Groopman se lamentaba de su propia decisión respecto a la cirugía:

> Las radiografías no mostraban una causa clara de la recaída. No había discos que sobresalieran. Consulté a muchos profesionales: reumatólogos, neurocirujanos, especialistas en medicina deportiva [...]. Emocionalmente, estaba crispado y me frustraba la falta de respuestas. Se tenía que definir la causa de mi problema, y debía recurrir a la aplicación de soluciones agresivas. Estaba decidido a optar por un remedio definitivo. [Después de una operación quirúrgica fracasada, el doctor Groopman admitió:] Finalmente, me he dado cuenta de que mi creencia desesperada en una solución perfecta era una fantasía. No hay día en el que no piense en mi empecinada decisión, debido a las limitaciones funcionales que padezco.

En 1986, Jonathan se sometió a la primera de las tres intervenciones de espalda que le practicaron. Después de esa primera operación, sintió menos dolor durante aproximadamente seis meses, pero transcurrido ese tiempo el dolor reapareció. En 1988, sufrió la segunda operación que tenía por objeto extirpar tejidos cicatrizados. Finalmente, en 1990, a Jon le realizaron una fusión de la columna lumbar. Ninguna de estas intervenciones alivió sustancialmente su dolor. De hecho, empeoraron su capacidad funcional.

La primera vez que visité a Jonathan, en 1994, padecía dolores constantes y podía realizar muy pocas actividades. Me dijo:

> No puedo hacer ni las cosas más simples en casa sin que me duela la espalda. Hace diez años que no trabajo y Bonnie compagina dos trabajos para mantenernos. Tengo dolor constantemente, aunque tome analgésicos cada varias horas. Cuando me muevo o me inclino hacia donde no debo, un dolor punzante recorre la parte baja de mi espalda hasta llegar a mis nalgas. Es tan doloroso que no puedo ni moverme. Hace aproximadamente dos años, comencé a sentir dolor en varios otros lugares, no sólo en la espalda. De vez en cuando, noto el cuello rígido y dolorido, tengo molestias en los brazos y las piernas me pesan como si fueran plomo. Constantemente padezco dolores de cabeza. Si intento sentarme en el suelo para jugar con mis hijos, necesito que dos personas me ayuden a incorporarme. Ni siquiera puedo jugar un partidillo de fútbol con los niños.
>
> Me han prescrito todos los fármacos imaginables y ninguno ha dado resultado. Tomé Motrin y Naprosyn; y posteriormente Tylenol con codeína, sin que mi dolor se aliviara ni un ápice. El único medicamento efectivo es el Percocet. Pero odio cómo me hace sentir. Cuando tomo Percocet no puedo pensar con claridad y me siento deprimido. Sin embargo, es lo único que me proporciona un rato de descanso. Pero cada vez que pido a los médicos que me prescriban más Percocet me miran como si fuera un drogadicto.

Durante ocho años Jon sufrió dolor de espalda de forma continuada. En los dos años previos a su visita a mi consulta el dolor se extendió por el cuello y los hombros. Cuando acudió a mí no sólo le dolía la espalda, sino también las piernas, los brazos y la parte superior del cuerpo. Esa extensión del dolor era típica de la fibromialgia. Después de dos años de sufrimiento, se sentía desesperado. No conseguía dormirse hasta la una o las dos de la madrugada, y se despertaba cada vez que daba media vuelta en la cama. Estaba enfadado con la clase médica, «por haberme destrozado la espalda para siempre». Ninguno de los médicos a los que había acudido pudo decirle por qué su espalda no mejoraba, o por qué motivo en ese momento estaba experimentando dolor en todo el cuerpo.

Jonathan hablaba despacio y reflejando su desconsuelo. Tenía dificultades para levantarse y torcía el gesto cada vez que se movía. En bastantes ocasiones Bonnie contestaba las preguntas que yo formulaba. Parecía como si Jon fuera a tardar horas en responder a las preguntas más simples. En el examen que le practiqué no se observaban anormalidades neurológicas significativas. Jon estaba muy rígido y el más ligero movimiento de cuello, espalda o caderas le provocaba un dolor agudo. Cuando examiné sus músculos observé que tenía espasmos generalizados y dolor en muchos de los puntos característicos de la fibromialgia. Como describía Gowers en 1904 en su tratado sobre el lumbago, el dolor de espalda de Jon se había extendido y tenía el dolor muscular generalizado típico de la fibromialgia.

En todo momento, hay un tercio de la población estadounidense que padece un problema de dolor crónico. Más de 50 millones de ciudadanos de Estados Unidos sufren algún tipo de incapacidad parcial o total debido a un dolor crónico. Esto supone un coste que oscila entre los 60.000 y los 80.000 millones de dólares al año en pérdidas de productividad y en gastos médicos. El dolor crónico más habitual es el de espalda. El dolor crónico de cuello está casi igual de extendido. El 40 % de las personas padece, de forma simultánea, dolor de cuello y de espalda durante por lo menos tres meses. El 10 % de la población sufre por lo menos un episodio de dolor muscular generalizado, típico de la fibromialgia.

En Estados Unidos, el dolor de espalda es la causa más frecuente de absentismo laboral. Afortunadamente, casi siempre este dolor remite de forma espontánea al cabo de unos cuantos días o semanas. La mayoría de las personas con dolor en la parte baja de la espalda nunca consultan con un médico. El dolor agudo de espalda suele estar causado por un «tirón» muscular o por una lesión en los tejidos. Responde bien al descanso, a los estiramientos suaves y a los analgésicos simples, como la aspirina. Sin embargo, el dolor de espalda recurrente o crónico no responde bien a nada. Es la principal afección de más de la mitad de los trabajadores incapacitados.

Durante los últimos cincuenta años, la clase médica nos ha hecho creer que el dolor de espalda y de cuello se desarrollaban a partir de una lesión, de una inflamación o de alteraciones estructurales en la columna vertebral. Esto implicaba que una intervención física podía curar el problema. Una generación de cirujanos ortopedas, neurocirujanos, fisioterapeutas, quiroprácticos, osteópatas y acupunturistas han estado tratando el dolor con modalidades exclusivamente físicas. Lamentablemente, estos tratamientos no han sido muy exitosos. Una amplia mayoría de personas con dolor de espalda crónico no tiene ningún problema estructural en la columna. El dolor crónico sin una causa física definida se denomina «dolor idiopático». Algunos médicos interpretan que *idiopático* significa que «el doctor es un idiota y el paciente es patético».

Se ha puesto muy poco interés médico e investigador en entender y tratar el dolor crónico. En Estados Unidos, una ínfima parte del presupuesto destinado a la investigación médica se ha empleado en estudiar el dolor. La mayoría de los estudiantes de medicina no reciben una educación formal para entender y tratar el dolor crónico. No existe tampoco un enfoque consistente respecto al tratamiento del dolor crónico. Históricamente, la medicina no ha tenido en cuenta el dolor, considerando que constituye una parte normal de la enfermedad y la curación. Da la sensación de que cuanto más sofisticada es nuestra biotecnología, más descuidamos la investigación sobre el dolor y su tratamiento. En estos tiempos de subespecialización, cada disciplina médica trata el dolor de forma distinta. Los internistas emplean fármacos, los ortopedas extirpan discos herniados, los anestesistas intentan bloquear los nervios, los neurocirujanos cortan las vías dolorosas y los psiquiatras estudian los problemas emocionales o relacionados con el estrés.

Jon y el doctor Groopman se quedaron igualmente frustrados ante la incapacidad de los facultativos para determinar la raíz del dolor de espalda. En más del 90 % de las personas que padecen dolor crónico de espalda, la causa exacta del dolor es incierta. En el 10 % restante, se descubre una y se concreta una lesión diferenciada, como hernia de disco, estenosis vertebral, osteoporosis, fracturas vertebrales o tumores en la columna. Pero la mayoría de los dolores de espalda son idiopáticos. Hasta muy recientemente, los médicos pensaban que el dolor en la parte baja de la espalda solía estar causado por una hernia de disco. En la actualidad sabemos que no es extraño que personas que no tienen dolor de espalda tengan discos vertebrales prominentes; y que cuando estos discos provocan ese dolor, existe una solución no quirúrgica en el 90 % de los casos. Por desgracia, en Estados Unidos, en las décadas de 1950 y 1960, se llevó a cabo un gran número de operaciones de espalda fallidas cuyo objetivo era solucionar «hernias de disco». La cirugía no fue una panacea para la mayoría de los tipos de dolor de espalda; y desde luego no solucionó los problemas de Jonathan o del doctor Groopman.

En la actualidad se han perfeccionado las indicaciones sobre la procedencia de recurrir a la cirugía para solucionar problemas en la columna vertebral. La cirugía discal suele reservarse para pacientes que sufren un dolor no remitente o que tienen los nervios dañados. Una amplia gama de personas con dolor de espalda crónico nunca necesitarán someterse a una intervención quirúrgica.

Una búsqueda diagnóstica extensiva para averiguar la causa de un dolor de espalda suele ser una pérdida de tiempo. Tanto los pacientes como los médicos se sienten atraídos por los avances tecnológicos más recientes. Muchos de mis pacientes con dolor de espalda crónico me insisten para que ordene practicar una resonancia magnética nuclear (RMN) con el fin de estudiar su espalda. Es también muy frecuente que una RMN demuestre la existencia de protuberancias discales incidentales, pero que los síntomas y los signos indiquen que ésa no es la causa del dolor.

Durante los últimos cinco años se han producido avances muy importantes en la comprensión de los mecanismos que intervienen en el dolor. La sensación de dolor se origina en los receptores nerviosos denominados «nociceptores», situados en la piel, los músculos y el tejido visceral. La excitación de las fibras nerviosas mielínicas A y amielínicas C transmite la sensación de dolor a la médula espinal. En este órgano, los impulsos dolorosos pueden ser dirigidos en dirección ascendente o descendente. Desde la médula espinal las neuronas del dolor ascienden hasta alcanzar primero el cerebro medio, donde se encuentra el tálamo, y posteriormente el córtex cerebral. Es aquí donde nuestras experiencias pasadas, emociones, pensamientos y miedos regulan la percepción y la respuesta frente al dolor. Una vía nerviosa descendente regula el dolor.

Los mecanismos que intervienen en nuestra respuesta al dolor agudo y autolimitado son lógicos y están llenos de sentido. En el dolor agudo, las vías nerviosas trabajan de forma eficiente para evitar que los tejidos resulten dañados. En la respuesta frente al dolor se produce una serie ordenada de eventos, cuya finalidad es protegernos frente a una situación; por ejemplo, después de tocar una cocina que está caliente.

El dolor crónico no se puede explicar de una forma tan racional. Persiste largo tiempo después de cualquier maldición inicial. Tras una lesión o una inflamación transcurren días o incluso semanas sin que el cerebro desconecte el mensaje del dolor. Nuestro termostato interno del dolor percibe una sensación de calor incluso después de que se haya curado totalmente el tejido que ha sufrido la lesión. La respuesta dolorosa persistente se integra en nuestro cerebro. Finalmente, el dolor adquiere una entidad propia.

Un ejemplo espectacular es el dolor del miembro fantasma. Aproximadamente, entre el 50 y el 80 % de las personas que sufren una amputación tienen sensaciones de quemazón y dolor agudo en el lugar donde se encontraba el miembro amputado. La primera descripción médica del dolor del miembro fantasma la realizó Ambrose Paré, un famoso cirujano del siglo XVI, que escribió: «Los pacientes, mucho después de que se les haya practicado la amputación, dicen sentir dolor en el miembro amputado. Se quejan con pleno convencimiento. Se trata de una cuestión que plantea interesantes interrogantes y que resulta casi increíble para quienes no han pasado por esta experiencia». Uno de los personajes de ficción más famosos, el Capitán Ahab en *Moby Dick*, era víctima del «recuerdo» de un dolor de un miembro fantasma. Silas Weir Mitchell, un neurólogo que vivió durante la Guerra de Secesión, describió en 1871 muchos casos de soldados que padecían el dolor del miembro fantasma. Igual que sucede con el dolor del miembro fantasma en las amputaciones o con el dolor de espalda idiopático, el dolor en la fibromialgia tiene su origen en el sistema nervioso.

Uno de los neurólogos que se oponen al término «fibromialgia» ha criticado mi comparación del mecanismo del dolor que se da en la fibromialgia con el postulado para el síndrome del miembro fantasma. Afirma: «[...] con el miembro fantasma, la lesión es real: ¡se ha amputado un miembro! Los nervios, los músculos y el hueso están dañados. Las personas con fibromialgia tienen los miembros intactos y no hay pruebas de una patología como en los tejidos seccionados». De hecho, el dolor del miembro fantasma persiste aunque se bloquee el nervio periférico entrante aplicando anestesia local o de forma quirúrgica. Después de la amputación del miembro, no hay un trauma hístico persistente que explique que el dolor dure meses e incluso años. Más bien, el sistema nervioso se ha alterado. Por lo tanto, la analogía es válida.

El síndrome del miembro fantasma es un magnífico ejemplo de cómo la transmisión de los mensajes de dolor a través del sistema nervioso puede ser absolutamente errónea. En muchas afecciones dolorosas crónicas, algunos nervios que normalmente no transmiten sensaciones de dolor, se activan y pasan a realizar esa función. A este fenómeno se le suele denominar «sensibilización central». Con los estímulos dolorosos crónicos, una avalancha de mensajes de dolor bombardean el cerebro. La reestructuración de las neuronas y de sus fibras, a menudo denominada «neuroplasticidad», trae consigo explosiones caóticas de mensajes de dolor no deliberados.

La sensibilización central del dolor no sólo se da después de un trauma tan terrible como la amputación de un miembro. Se ha demostrado que se produce una reorganización cortical sensorial similar cuando se padece dolor en la parte inferior de la espalda, como en el caso de Jon. He tratado a muchos pacientes que han desarrollado un dolor crónico en un brazo o en una pierna después de una lesión o una inmovilización leves. Para este dolor no se ha dado una explicación anatómica adecuada. El dolor se asocia con una sensibilidad extrema al tacto, así como unas sensaciones inusuales de frío o de calor. A menudo, esto se denomina «distrofia simpática refleja» o «síndrome del dolor regional complejo».

En estas situaciones no hay ni lesión real de los tejidos ni inflamación. Inicialmente puede haber existido daño en los tejidos, como ocurre con las personas que sufren una amputación y experimentan el síndrome del miembro fantasma; y como en el caso de Jon, que indudablemente tenía un origen estructural. Muchas personas con fibromialgia explican que su dolor comenzó con un traumatismo en la cabeza o en el cuello; sin embargo, con el transcurso del tiempo, el dolor se fue extendiendo por todo el cuerpo. Entonces se manifiesta la sensibilización central. Los mensajes de dolor se sobrecargan, tanto en la médula espinal como en el cerebro. Las fibras nerviosas que inicialmente no transmitían mensajes álgicos empiezan a transmitirlos, y el dolor se agrava.

Del mismo modo que sucede con la mayoría de los reumatólogos, nunca me he considerado un especialista del dolor. Durante mi formación en inmunología y en reumatología clínica no estudié las bases científicas del dolor crónico. Sin embargo, cualquier investigador que esté interesado en la fibromialgia o en el dolor crónico de espalda debe analizar los mecanismos que intervienen en el dolor. En la actualidad, los reumatólogos han empezado a trabajar con los fisiólogos y los psicólogos, quienes durante años han estudiado en profundidad aquellos mecanismos.

Los puntos sensibles representan alteraciones en la percepción del dolor, no en la estructura de los tejidos. Los puntos sensibles más frecuentes, como el que se encuentra sobre el epicóndilo externo del codo, que es donde se localiza el codo de tenis, son lugares que soportan mucho desgaste (véase la figura 1, pág. 22). Los enfermos de fibromialgia son más sensibles que las personas sanas en cualquier lugar que se les palpe. Esto corrobora la idea de que el principal factor del dolor es el sistema nervioso central, más que el sistema musculoesquelético. Los músculos son los principales órganos sensitivos. Cuando se efectúa una exploración, la sensibilidad en los músculos se detecta fácilmente. Sin embargo, las alteraciones en la percepción del dolor no se localizan de forma exclusiva en músculos y tendones, sino que afectan también a los órganos internos. Esto explica el motivo por el cual la mayoría de las personas con fibromialgia padecen dolores intestinales, en la vesícula biliar y en la pelvis.

Actualmente, se está clarificando cuáles son los factores que intervienen en la sensibilización central del dolor en pacientes con fibromialgia. Si se compara a esas personas con quienes no están afectados por el síndrome, se observa que los enfermos de fibromialgia demuestran una reacción exagerada al dolor en respuesta a la presión directa, al calor y a los estímulos eléctricos. Son incapaces de desconectar las señales de dolor en la forma en que lo hacen las personas sanas; y de esta manera las sensaciones álgicas se acumulan. Esto tiene como consecuencia un aumento exponencial de la respuesta frente al dolor, denominada «windup». En la médula espinal, los receptores nerviosos, que normalmente no se activan a causa del dolor, empiezan a transmitir sensaciones álgicas; a este proceso se le denomina «alodinia». Otras neuronas de la médula espinal se vuelven hipersensibles. Por si esto no fuera suficiente, la actividad del sistema descendente de modulación del dolor es defectuosa. Estos mecanismos provocan hiperalgesia, una respuesta exagerada a los estímulos nocivos.

Estas acciones fisiológicas aumentan el nivel de dolor que llega al cerebro. Allí, en el córtex cerebral, las experiencias pasadas de angustia influyen de manera importante en la expresión emocional del dolor. En otras áreas del cerebro, la respuesta al dolor está más predeterminada, a través de influencias genéticas. Los receptores opiáceos, presentes en el tálamo, el núcleo caudado y en algunas partes del córtex cerebral, están definidos en parte por factores hereditarios. Los lugares específicos donde se encuentran situados los receptores opiáceos en las células cerebrales de los pacientes con fibromialgia, varían con respecto a los de las personas sanas, lo que parece indicar que los factores genéticos son importantes en el aumento de la sensibilidad frente al dolor.

Los analgésicos como la codeína y la morfina se unen exclusivamente a esos receptores. Las endorfinas, nuestros opiáceos naturales, se unen también a esos mismos receptores. Una liberación explosiva de endorfinas después del dolor agudo es el mecanismo que permitiría a un jugador de fútbol americano correr hasta lograr un *touchdown* pese a haberse roto un tobillo. Una deficiencia en estos opiáceos endógenos altera la percepción del dolor. Los receptores opiáceos están repartidos por todo el organismo, en el estómago y en los intestinos, en los músculos y en la piel, así como en el cerebro. Las endorfinas inhiben la producción orgánica de sustancia P. Esta sustancia química generadora de dolor es importante para iniciar y mantener la sensación álgica. Se han llevado a cabo intensas investigaciones para conseguir bloquear la sustancia P con el fin de ayudar a aliviar el dolor. Quienes padecen fibromialgia presentan unas concentraciones más elevadas de sustancia P en el líquido cefalorraquídeo que el resto de las personas.

Las imágenes de las áreas cerebrales sensibles al dolor, como el tálamo, han sido especialmente esclarecedoras para la comprensión de los mecanismos centrales del dolor. En 1990, nuestro viejo amigo sir William Gowers fue el primero en demostrar la importancia del tálamo en la transmisión de los mensajes dolorosos. Una herida de bala en el tálamo, que sufrió uno de los pacientes de Gowers, supuso una ausencia total de sensaciones de dolor. Con la aparición de instrumentos como la obtención de imágenes con RMN, PET y la SPECT, se está confeccionando un mapa de los circuitos cerebrales del dolor. Se pueden determinar con precisión ínfimas alteraciones químicas en respuesta a estímulos dolorosos. Estas investigaciones han sido especialmente útiles para probar que el dolor en la fibromialgia es real. En esta enfermedad, el flujo sanguíneo en las áreas dolorosas es menor que el presentado en los individuos del grupo de control que no experimentan dolor. En pacientes de fibromialgia, después de los estímulos dolorosos, el flujo sanguíneo cerebral es mayor.

Los factores psicológicos influyen en estos eventos neurológicos dinámicos. Con excesiva frecuencia, los médicos se han centrado en los factores emocionales del dolor crónico. Se le ha restado importancia a la exagerada sensibilidad al dolor en la fibromialgia, atribuyéndola a una manifestación de una psique alterada. A los pacientes de fibromialgia se los califica de hipervigilantes. Algunos de mis colegas todavía piensan que las personas que presentan un dolor crónico difícil de interpretar, como ocurre con la fibromialgia, son unos «peleles». Es posible que en esta materia existan actitudes sexistas, puesto que la fibromialgia es mucho más frecuente «en el sexo débil». Esta diferencia de sexo puede ser meramente psicológica, dado que las hembras de todas las especies tienen el umbral del dolor más bajo que sus congéneres masculinos. La expresión cultural del dolor también varía en función del sexo. De los individuos varones se espera que «sean hombres». Es bien sabido que los médicos tienden a atribuir el dolor que experimentan los hombres (por ejemplo, el dolor provocado por un infarto) a mecanismos fisiológicos, en tanto que se atribuye el dolor experimentado por las mujeres a mecanismos psicológicos.

En la actualidad, estamos empezando a comprender las influencias ambientales que inciden en el dolor. La respuesta álgica es en parte un comportamiento aprendido. Algunas personas son incapaces de expresar el dolor o reticentes a aceptarlo. Se nos dice que no seamos llorones. Otras personas, en cambio, crecen comprendiendo el dolor. En el estudio de la fibromialgia se están identificando las variables comportamentales, cognitivas y socioculturales que inciden en todas las manifestaciones dolorosas. Si se toman como referencia dos personas cualesquiera, se observará que responden de forma muy distinta, esto es subjetivamente, al mismo estímulo álgico. Nuestra respuesta a los estímulos nocivos viene condicionada por las experiencias previas que tengamos. El sistema nervioso autónomo (automático) está especialmente gravado por las experiencias negativas pasadas. Por ejemplo, a una de mis pacientes le habían tratado con quimioterapia para combatir un cáncer. Cada vez que visitaba a su oncólogo para una revisión periódica, se sentía enferma y experimentaba náuseas, fatiga y calambres abdominales agudos. Eran exactamente los mismos síntomas que había tenido durante la quimioterapia. Pero en ese momento posterior, los síntomas físicos se desencadenaban a consecuencia del renacimiento de sus experiencias pasadas.

El sistema nervioso autónomo desempeña un importante papel en las reacciones dolorosas. Los enfermos de fibromialgia y quienes están aquejados del síndrome del intestino irritable, muestran hiperactividad en el área simpática del sistema nervioso autónomo. Muchas de las células clave del sistema nervioso autónomo se encuentran en el cuello, exactamente en el mismo lugar donde los enfermos de fibromialgia tienen numerosos puntos de dolor. El bloqueo de las fibras nerviosas del sistema nervioso simpático hace que disminuya el dolor en la fibromialgia. En cambio, si se inyecta noradrenalina, la sensibilidad frente al dolor aumenta más en los enfermos de fibromialgia que en las personas sanas.

Mi primer objetivo al trabajar con Jon fue hacerle entender que su dolor crónico no era debido a problemas estructurales de su columna vertebral. No podía curarse efectuando ajustes, administrando inyecciones o mediante excisiones. Hablamos sobre la sensibilidad al dolor en el sistema nervioso central. Le propuse disminuir el dolor a través de fármacos e iniciando al mismo tiempo alguna actividad cuidadosamente planeada y un programa de ejercicios. Ordené interrumpir la administración del analgésico de corta acción, y lo sustituí por un opiáceo de acción prolongada. De esta forma desaparecieron los rápidos altibajos del ciclo doloroso y Jon experimentó un alivio del dolor más duradero.

Pasamos los meses siguientes tratando de encontrar métodos que ayudaran a Jonathan a desprogramar algunas de las malas adaptaciones comportamentales que había desarrollado frente a su dolor crónico. En el curso de los cinco años anteriores, Bonnie y Jon habían adquirido tres colchones distintos, lo cual significaba un importante gasto para su economía. Tanto si el colchón era duro como si era blando, tanto si empleaba tres almohadas como si no empleaba ninguna, Jon no notaba un alivio en su dolor. Dado que constantemente tenía miedo de hacerse daño, Jon había ido adoptando una actitud cada vez más pasiva. Temía incluso abrocharse los zapatos. No podía conducir durante más de diez minutos seguidos, pese a que utilizaba numerosos elementos de sostén para la espalda. Jon había llevado un collar cervical y una faja lumbar, pero no había servido de nada. Lentamente y a regañadientes, Jon comenzó a mostrarse más activo y confiado. Durante los tres meses siguientes, estuvo trabajando con nuestro fisioterapeuta dos veces a la semana. Empezó un programa de ejercicios en el agua en un centro próximo a su domicilio.

También hablamos sobre su estado de ánimo, y él aceptó mi consejo de acudir a un profesional de la salud mental. Para Jonathan lo más difícil de aceptar fueron los aspectos emocionales del dolor crónico. Jon, al igual que le sucede a cualquier persona en estas circunstancias, estaba condicionado por el dolor. Como le ocurre a un animal herido, Jon se había vuelto cauteloso, retraído y miedoso. Reconocía su depresión, pero argumentaba que se trataba de una reacción normal frente al dolor crónico. Yo le expliqué que era indiferente el hecho de que la depresión fuera posterior al dolor o que lo precediera. Sabemos que el dolor provoca depresión. Era necesario tratar tanto el dolor como la depresión. La administración de un antidepresivo atenuó su sufrimiento. La última vez que vi a Jon había vuelto a trabajar, en horario de media jornada, y estaba tomando muy pocos fármacos. Enseñaba *softball* a su hijo pequeño y se mostraba muy contento con la evolución de su dolencia. A mí también me complacía.

Creencias erróneas

- Una causa frecuente de dolor de espalda es una mala alineación de la columna vertebral, y esto puede corregirse a través de la manipulación mecánica.
- Las causas más habituales de dolor crónico de espalda son una lesión o una inflamación.
- El dolor puede ser real, esto es, físico, o bien tener un origen meramente psicológico.
- Cuando no se descubre la causa del dolor, quien lo padece, normalmente, está exagerando.

Hechos reales

- El dolor de espalda raramente está causado por un trastorno estructural simple. En las vértebras y en las articulaciones sacroilíacas no se producen subluxaciones. Por regla general, unas exploraciones exhaustivas, con el fin de encontrar algún defecto físico que provoque el dolor de espalda, constituyen una pérdida de tiempo.
- El dolor crónico de espalda adquiere entidad propia, y para que se manifieste no es preciso que exista una lesión o un daño en los tejidos. A este fenómeno se le denomina «sensibilización central».
- Los genes, las experiencias y el entorno son todos ellos factores que contribuyen a nuestra adaptación al dolor crónico de espalda. El dolor es una sensación que es a la vez física y emocional.
- Aunque no podamos cambiar los factores biológicos heredados, sí que podemos cambiar la forma de enfrentarnos al dolor crónico.

Capítulo 4

¿Por qué estoy tan cansado y por qué motivo no puedo pensar con claridad?

Cuando Denise vino a la consulta, en 1995, tenía 45 años. Su médico estaba desconcertado debido a la profunda fatiga que padecía, la cual ya hacía cuatro años que duraba. Denise era alta, sociable y atractiva, era morena y vestía de forma impecable. Sus movimientos y su manera de hablar eran animados. Se había criado en Albany, Nueva York. Su padre era agente de seguros y su madre era maestra de escuela primaria. Tenía dos hermanos y describía su infancia como una etapa feliz y activa. Denise conoció a su marido, Phil, en el último curso universitario, y tres años más tarde se casaron.

Phil abrió con éxito una pequeña agencia de publicidad. Poco después de que nacieran sus dos hijos, Denise se incorporó a la empresa de Phil como ayudante del vicepresidente. Ocasionalmente, la dedicación que exigía el trabajo la abrumaba, pero pronto lo superaba debido a su vigor innato. Entonces, después de sufrir un ataque de gripe en el invierno de 1991, su mundo se derrumbó.

Denise me describió su enfermedad:

> Me levanté con mucho dolor de garganta y tenía molestias en todo el cuerpo. Tuve fiebre durante tres días y me sentía tan cansada que era incapaz de levantarme de la cama. Me dolían terriblemente los miembros. Estaba tan aturdida que no podía ver la televisión ni leer un libro. Mi médico de familia pensó que probablemente se trataba de la gripe, y me prescribió un antibiótico para la inflamación de garganta. Pero yo no me sentí mejor. Después de otra semana de su-

plicio, acudí a su consulta para que me realizara un examen completo. Tenía las glándulas inflamadas, pero no detectó ninguna otra cosa anormal. Todos los análisis de sangre dieron un resultado satisfactorio.

De forma gradual, durante los cuatro meses siguientes, me fui sintiendo mejor. Sin embargo, no podía librarme de la sensación de cansancio. Era como si alguien hubiera tirado de un tapón imaginario y yo hubiera quedado completamente seca por dentro. Intentaba seguir trabajando, pero Phil decidió que no debía continuar. Tal vez el problema era, simplemente, que estaba agotada. Siempre me había exigido mucho a mí misma y siempre estaba dispuesta a todo. En ese momento no podía llevar a cabo nada. Por la noche no conseguía conciliar el sueño. Entonces, a las pocas horas de estar levantada necesitaba dar una cabezada. El cansancio empezó a interferir en mi concentración. No me acordaba de las cosas más simples.

Me dolía todo el cuerpo. Cuando me tocaban, tenía todos los músculos y la piel increíblemente sensibles. Si Phil me acariciaba, aunque lo hiciera con suma delicadeza, no lo podía soportar. Ya puede usted imaginar cómo le hacía sentir esto. Esta circunstancia empezó a provocar problemas entre nosotros.

Durante los cuatro años siguientes me enviaron a diversos especialistas, incluyendo un médico de enfermedades infecciosas y un neurólogo, pero no encontraron nada sospechoso. Seguí acudiendo a numerosos profesionales. Les explicaba que nunca me había curado del todo de aquella gripe. Estaba segura de que finalmente uno de esos facultativos detectaría alguna extraña infección y de que, tras prescribirme un fármaco, me curaría.

Uno de los médicos que visité me dijo que estaba deprimida. Estuve de acuerdo en tomar un antidepresivo, aunque yo nunca había estado deprimida y tampoco nadie de mi familia. Mi vida era satisfactoria y feliz. El antidepresivo me hizo sentir peor. Estaba nerviosa y confundida. Me sentía impotente. Perdí la confianza en mí misma y mi autoestima. Al mismo tiempo, me preocupaba la posibilidad de perder también a mi marido.

El examen físico de Denise fue normal, pero tenía mucha sensibilidad en los puntos de dolor característicos de la fibromialgia. Ordené que le efectuaran diversos análisis de sangre para comprobar si tenía anemia, infecciones o trastornos en la tiroides. Todos los resultados de estos análisis fueron normales. Tenía la impresión de que, al igual que Patty, Denise padecía fibromialgia y el síndrome de fatiga crónica (SFC). Yo había estado trabajando con un experto en el SFC, el doctor Tony Komaroff, y había podido constatar que la mayoría de las personas con SFC sufrían también fibromialgia. En muchos casos, como sucedía con Denise, el agotamiento era el síntoma más difícil de soportar.

Igual que ocurría con el dolor idiopático de Jon, la fatiga de Denise no tenía una causa física aparente. La fatiga constituye una de las principales quejas que se le plantean a los médicos. De vez en cuando, todo el mundo tiene uno o dos días de fatiga; sin embargo, entre el 15 y el 20 % de los estadounidenses experimenta una fatiga crónica que persiste durante varios meses. En Estados Unidos, cada año, se realizan 15 millones de visitas al médico a causa de la fatiga. Ésta puede estar provocada por trastornos médicos, como una deficiencia en la tiroides, anemia, artritis o afecciones inmunológicas. La depresión es otro de los motivos habituales de la fatiga. Sin embargo, a menudo, no se descubre una causa clara. Los análisis de sangre y las exploraciones físicas no resultan reveladores. Durante el siglo pasado, a esta fatiga crónica idiopática se le dieron diversos nombres; en la actualidad se denomina SFC.

Los criterios diagnósticos para lo que llamamos SFC están establecidos y, al igual que ocurre con la fibromialgia, se basan en los síntomas. En el SFC, el síntoma fundamental es una fatiga crónica debilitante, que persiste o reaparece durante un período de más de seis meses. Es preciso excluir otras afecciones médicas o psiquiátricas que causan fatiga crónica. Los pacientes a los que se les diagnostica el SFC deben presentar también cuatro o más de los siguientes síntomas: dolor muscular, dolor poliarticular, problemas de memoria o de concentración, dolores de cabeza de nueva aparición, ausencia de sueño reparador, malestar después del ejercicio, dolor de garganta y ganglios linfáticos sensibles en el cuello o los brazos. Habitualmente, el examen físico y los análisis de sangre son normales. Las pruebas de laboratorio no contribuyen al diagnóstico del SFC, excepto por lo que respecta a la exclusión de otras afecciones.

El carácter bastante arbitrario que tiene el definir síndromes queda ejemplificado con el SFC. Constituyó un hecho importante distinguir el SFC de la depresión. Asimismo, se albergó la esperanza de que los criterios definitorios del SFC se centrarían en su etiología potencialmente infecciosa. Los criterios iniciales del SFC eran demasiado restrictivos. No se podía padecer depresión y al mismo tiempo quedar encuadrado dentro de los parámetros del SFC, lo cual carecía de sentido. La depresión está presente en muchas enfermedades crónicas. Los síntomas «infecciosos» de la definición del SFC son fiebre, ganglios inflamados y dolor de garganta. Se trata sólo de criterios menores, por lo que a una persona se le puede diagnosticar SFC sin que manifieste ninguno de estos indicadores de infección.

Cuando los epidemiólogos utilizaban la definición del SFC más restrictiva, calculaban que en Estados Unidos había aproximadamente unos 400.000 casos de SFC. Una definición de caso más amplia del SFC estimó que esa cifra era diez veces superior. Médicos de todo el mundo reconocen que la fatiga crónica sin una causa conocida es uno de los síntomas más frecuentes en medicina. La controversia se centra en determinar si una parte de esas personas tiene un trastorno definido distinto. Cualquier definición de caso es operativa, lo que significa que se está intentando probar y que está sujeta a cambios. Los criterios operativos proporcionan a los investigadores la base necesaria para estudiar un grupo de síntomas en la población.

Le dije a Denise que padecía SFC. También tenía fibromialgia. Por lo menos el 70 % de los pacientes con SFC presenta los síntomas definidos en los criterios para la fibromialgia. Un informe canadiense señalaba que el 60 % de los enfermos de fibromialgia cumplía con los criterios definitorios del SFC. La fibromialgia y el SFC pueden ser la misma enfermedad o sus síntomas pueden coexistir. Si un paciente está aquejado al mismo tiempo de fibromialgia y SFC, su estado de salud y las consecuencias de la patología suelen ser peores que las de un enfermo que padece únicamente el SFC.

Igual que ocurre con la fibromialgia, el SFC no es un trastorno nuevo. Los facultativos modifican su postura frente al SFC de la misma manera como lo hacen frente a la fibromialgia. Lo que ahora denominamos «síndrome de fatiga crónica» fue descrito en 1750 por sir Richard Manningham. Sus pacientes presentaban «una profunda apatía, con una gran laxitud y cansancio en todo el cuerpo, así como pequeños dolores erráticos». En 1869, un neurólogo estadounidense, el doctor George Beard, escogió el nombre de «neurastenia», puesto que creía que la enfermedad estaba causada por una «debilidad de los nervios y un agotamiento nervioso». Beard describió un dilema que se le planteó, similar al que yo tuve con Denise cuando estaba intentando descifrar la complejidad de su fatiga: «El diagnóstico de neurastenia se obtiene en parte de los síntomas positivos, y en parte por exclusión. Puede estar asociada con prácticamente todas las formas posibles de enfermedad orgánica. A veces, en estos casos es muy difícil determinar si se trata de la causa o del efecto. El historial de los síntomas nos ayudará a dilucidar esta cuestión». Beard también ponía de manifiesto que las presiones de la civilización moderna incrementaban la fatiga, y escribió: «Una persona con tendencia al nerviosismo trata de pensar, trabajar y esforzarse para alcanzar el éxito. Se presiona a sí mismo y a sus fuerzas vitales hasta el límite, sometiendo sus circuitos a una tensión excesiva. Igual que ocurre con una batería sobrecargada [...] el sistema eléctrico de esa persona que sufre se satura, comienzan a saltar chispas y a aparecer síntomas, y todo ello da lugar a la neurastenia».

Durante gran parte del siglo pasado, los médicos debatieron si el síndrome de fatiga crónica era una enfermedad infecciosa. En las décadas de 1930, 1940 y 1950, en todo el mundo se describieron multitud de casos de lo que ahora denominamos SFC. En 1934, entre el personal sanitario del Los Ángeles County General Hospital, se produjo un brote de una enfermedad cuyas características coincidían plenamente con las descripciones actuales del SFC. En esas fechas proliferaba el virus de la polio, y los expertos en salud pública sospechaban que la causa de la epidemia era una forma atípica de polio. Los periódicos de Los Ángeles destacaron la amenaza que para la salud pública representaba esta «nueva epidemia», a la que comparaban con la de la polio. Sin embargo, los síntomas neurológicos fueron más leves, nadie desarrolló una parálisis y nunca se llegó a detectar un virus. El síntoma crónico más frecuente en esos pacientes fue la fatiga, que a menudo duraba años. A lo largo del siguiente lustro, en todo el mundo se dieron varios grupos de casos inexplicables de fatiga crónica. Aparecieron brotes en Islandia, Sudáfrica, Inglaterra y Australia. La naturaleza «epidémica» de estos casos volvía a sugerir la idea de que el causante de la afección era un agente infeccioso. Sin embargo, en una amplia mayoría de los pacientes no se detectó ninguna infección, y ningún enfermo falleció ni sufrió parálisis.

Entonces, en 1984, una epidemia de una inexplicable fatiga, denominada «nueva enfermedad misteriosa», afectó a los habitantes de Incline Village, Nevada. La mayoría de los enfermos presentaban otros síntomas, que incluían dolores musculares, dolor de cabeza, diarrea, mareos, entumecimiento, hormigueos y debilidad. Dos estudios, publicados en prestigiosas revistas médicas, sugerían la posibilidad de que el culpable de la epidemia fuera el virus que provoca la mononucleosis infecciosa, el virus Epstein-Barr (VEB). Esta atribución tenía una lógica. La mononucleosis infecciosa provoca una fatiga que puede persistir durante meses. El VEB, igual que sucede con otros herpesvirus, permanece en estado latente en la sangre mucho después de la infección aparente. Además, y éste era el dato más importante, los estudios efectuados en Nevada indicaban que en la sangre de esos enfermos que padecían fatiga crónica había niveles elevados de anticuerpos contra el virus Epstein-Barr, lo cual sugería una infección reciente.

Sin embargo, otras investigaciones posteriores cuestionaron la especificidad de esos niveles elevados de anticuerpos Epstein-Barr. Un equipo de epidemiólogos del Centers for Disease Control (CDC) no encontraron pruebas de que esa nueva enfermedad fuera una afección específica. Otras investigaciones realizadas en centros médicos de todo el mundo durante los diez años siguientes no descubrieron conexiones entre el SFC y alguna enfermedad infecciosa. Las esperanzas iniciales de que se encontraría la causa de la fatiga crónica se fueron desvaneciendo progresivamente, tanto para los pacientes como para los investigadores, aunque especialmente para estos últimos. La noción de que el SFC era una «enfermedad» se volvió a cuestionar. Algunos médicos argumentaban que el SFC no era más que ansiedad e histeria.

Denise estaba segura de que la causa de su fatiga crónica era la gripe que había tenido cuatro años antes. Yo le expliqué que una infección podía haber desencadenado los síntomas, pero que era bastante improbable que después de todo ese tiempo un agente infeccioso actuara de una forma activa. Le dije que los antibióticos o los fármacos antivirales no mejorarían su sintomatología. Denise recurrió a un grupo de soporte para afectados por el SFC en busca de ayuda. Le facilitaron el nombre de un experto en el SFC que «estaba curando la infección causante del síndrome». Denise explicaba:

> Tenía que encontrar un médico que pudiera encontrar la causa de mi SFC. Estaba segura de que sufría alguna extraña infección. ¿Infectaría a mi marido y a mis hijos? Para mi familia convivir conmigo se convirtió en una pesadilla. Me daba miedo besar a mi esposo y a mis hijos. Cada vez que alguien tenía tos o un resfriado, me aislaba. El médico que recomendó el grupo de apoyo había fundado una clínica especializada en el SFC. Este facultativo me prescribió antibióticos con el fin de eliminar una bacteria denominada micoplasma (según él esta bacteria era la causante de mi enfermedad). Pero después de seguir este tratamiento durante un mes, me encontraba igual de mal. Entonces me administraron kutapressin e interferón para reforzar el sistema inmunológico. Durante una semana me sentí menos cansada, pero pronto me di cuenta de que no mejoraba.
>
> Seguidamente acudí a un médico holístico que me envió a una «clínica alergoinmunológica». Este médico me dijo que los análisis de sangre, orina y piel demostraban que estaba infectada tanto por el virus Epstein-Barr como por levaduras. A partir de estas pruebas me diagnosticaron síndrome de disfunción inmunológica con fatiga crónica. En su clínica me hicieron seguir una estricta «dieta de eliminación». Me administraban diversas inyecciones desensibilizadoras para que mi organismo eliminara diversas toxinas. También me dieron fármacos antimicóticos y bactericidas.
>
> Los análisis de sangre y de piel también mostraban que padecía alergia a numerosas variedades de polen y a muchos alimentos y sustancias químicas. El personal clínico opinaba que mis síntomas podían haber comenzado hacía varios años, cuando trabajé en un edificio de nueva construcción. Otros empleados de la misma planta donde yo estaba habían enfermado; y se temía que el sistema de ventilación del edificio hubiera propagado emisiones nocivas. En ese momento me dijeron que también padecía el síndrome de sensibilidad química múltiple.
>
> Mi estilo de vida a partir de ese momento pasó a ser de confinamiento, puesto que estaba convencida de que los gérmenes y las sustancias químicas podían empeorar mi estado. Me preocupaba tener

que salir de casa. Mi seguro médico no cubría ninguna de las pruebas ni la mayor parte de los tratamientos, por lo que me gasté miles de dólares. La dieta de eliminación era restrictiva con los alimentos, por lo que perdí 9 kg que no me podía permitir perder. Cuando finalicé el tratamiento pesaba sólo 45 kg y parecía que hubiera salido de un campo de concentración. Pero seguía sintiéndome totalmente agotada. Mi memoria empeoró tanto que pensé que estaba desarrollando la enfermedad de Alzheimer. Cierto día me dirigí al armario de la cocina para coger una taza para mi hija, y no pude recordar la palabra «taza».

Como Denise, la mayoría de las personas con fibromialgia y SFC señalan que padecen confusión mental y pérdida de memoria. Estos trastornos cognitivos se han denominado «fibro niebla». Quienes los padecen se atrancan al hablar. Las tareas mentales que requieren agilidad de pensamiento, como las matemáticas, se hacen especialmente difíciles. Denise estaba muy preocupada ante la posibilidad de que se estuviera volviendo demente. Su tía había desarrollado la enfermedad de Alzheimer a los 55 años. Los trastornos cognitivos que se dan en la fibromialgia y el SFC no son progresivos y no están relacionados con la demencia. Son bastante similares a los problemas cognitivos que se experimentan después de los traumatismos craneales. Susan, una paciente aquejada de fibromialgia que me enviaron el año pasado, describía problemas de memoria similares a los de Denise.

Susan gozaba de buena salud hasta que seis años antes se vio implicada en un accidente de circulación. Susan explicaba:

> Estaba detenida ante un semáforo en rojo cuando otro coche se precipitó contra el mío. Mi cabeza dio un fuerte latigazo hacia delante, tras lo cual sufrí un intenso dolor en la cabeza y en el cuello. Las radiografías dieron un resultado normal y me trataron con relajantes musculares, pero el dolor nunca desapareció del todo. Durante los años siguientes, el dolor se extendió a hombros, brazos y tórax. Permanentemente, tenía dificultades para concentrarme. No podía recordar las cosas más sencillas, y tampoco procesar información compleja. Con frecuencia me sentía mareada, especialmente cuando me levantaba por la mañana. A veces me daba vueltas toda la habitación. Cuando andaba solía perder el equilibrio. Gradualmente, el más ligero ruido provocaba que aumentaran mis mareos y el dolor de cabeza.

Tenía el cuello tan rígido que cuando me dirigía marcha atrás con el coche no me podía girar.

Unos meses más tarde, cuando conducía de regreso a casa, de forma súbita me sentí perdida. Reconocía el vecindario, pero era incapaz de decir dónde me encontraba, o cómo había llegado hasta allí. Desesperada telefoneé a mi marido. Entonces, los dos nos quedamos muy preocupados y me realizaron un completo examen neurológico. El resultado de la RMN fue satisfactorio. Me pasé dos días sometiéndome a pruebas psiquiátricas y neuropsicológicas. Me dijeron que los resultados concordaban con el «daño cerebral postraumático».

El doctor Simon Wessely describía así los trastornos cognitivos en el SFC: «[...] el paciente necesita prestar más atención e incluso mayor energía en las tareas motoras y cognitivas, como por ejemplo en el ejercicio muscular o en la concentración mental. Las tareas que anteriormente se realizaban de forma automática, requieren ahora mayores niveles de vigilancia, y por lo tanto mayor esfuerzo». La fatiga que experimentan las personas con fibromialgia y SFC es multidimensional, puesto que se dan trastornos psíquicos, psicológicos, cognitivos y comportamentales.

Susan empezó tomando Ritalin para sus problemas de memoria y Zoloft para tratar la fatiga. Progresivamente, notó que mejoraba su concentración y que se sentía menos irritable. Sin embargo, la memoria a corto plazo no tiene todavía la capacidad que ella cree que debería tener.

El SFC y la fibromialgia están asociados con trastornos cognitivos, dolor muscular y fatiga. En muchos lugares del mundo, como en el Reino Unido, el SFC se ha denominado «encefalomielitis miálgica benigna». El término «mialgia» alude al dolor muscular, y «encefalomielitis» al cerebro. De hecho, el SFC y la fibromialgia se consideran en la actualidad enfermedades del sistema nervioso. Esto no significa que se produzca un daño cerebral irreversible. Uno de los mitos más aterradores en torno al SFC es que destruye el tejido cerebral de forma inexorable. Hillary Johnson escribió en su libro *Osler's Web*: «El SFC es una enfermedad infecciosa que puede devastar el sistema inmunológico, atacar al cerebro, y dejar a sus víctimas destrozadas tanto física como emocionalmente». Tales afirmaciones son científicamente erróneas. No se produce ninguna deficiencia ni trastorno cerebral. Sin embargo, en el SFC, de manera similar a lo que ocurre en la fibromialgia, se producen anormalidades fisiológicas (dinámicas).

La RMN del cerebro demuestra que algunos pacientes presentan pequeñas «anomalías de la señal» en la sustancia blanca. En algunos aspectos, estos cambios se parecen a los que se observan cuando se efectúan estudios mediante RMN a pacientes con esclerosis múltiple, en los que se aprecia la existencia de unas placas. Sin embargo, en contraste con lo que sucede en la esclerosis múltiple, no hay pruebas de que estas alteraciones cerebrales sean permanentes o progresivas. Además, dichas anormalidades en la RMN, y los cambios asociados en el SPECT, se observan también en pacientes con fibromialgia, migraña, e incluso en un porcentaje de personas sanas que oscila entre el 20 y el 30 %. Pese a todo esto, a Denise le dijeron que sufriría un daño cerebral irreversible, y que la RMN y el SPECT demostraban esta circunstancia.

En la fibromialgia y en el SFC se producen cambios dinámicos en el flujo sanguíneo. Dinámico significa «fluctuante y reversible». Es decir, son cambios que no implican permanencia o progresividad. En las fluctuaciones dinámicas influyen las neurohormonas, como la serotonina, la hormona liberadora de la corticotropina y la noradrenalina. Una deficiencia en estas hormonas provoca fatiga debilitante, dolores musculares y articulares, así como trastornos en el sueño y en el estado de ánimo. Por lo tanto, probé administrar a Denise pequeñas dosis de Zoloft, para ver si recobraba la energía. Los antidepresivos como Prozac, Zoloft o Paxil pueden ayudar a disminuir la fatiga potenciando hormonas como la serotonina.

No hay pruebas de que el SFC esté relacionado con deficiencias inmunológicas importantes. En contraste con lo que sucede en estados de deficiencia inmunológica provocados por el VIH o por determinadas formas de cáncer, quienes padecen el SFC nunca desarrollan infecciones oportunistas mortales. En estas personas no se observan los niveles extremadamente bajos de linfocitos T que caracterizan las disfunciones inmunológicas. Partiendo de la falsa suposición de que el SFC es una enfermedad inmunológica inducida por un virus, para su tratamiento se han utilizado megavitaminas, potenciadores inmunológicos y agentes antivirales. Como era de esperar, ninguno de estos fármacos ha sido efectivo.

Sin embargo, en algunos pacientes de fibromialgia y SFC se han descubierto ligeras alteraciones inmunológicas. Una disminución en el número de linfocitos T específicos que eliminan ciertos virus, así como la activación de determinadas enzimas que actúan durante las infecciones virales, indican la existencia de una batalla inmunológica de bajo nivel. El significado de estos hallazgos en el sistema inmunológico no es claro.

Denise estaba delgada y normalmente su presión arterial era baja. A menudo, tenía una sensación de desvanecimiento al levantarse de la cama o de una silla de forma rápida. Le tomé la presión arterial y el pulso estirada, sentada y de pie. Aprecié un descenso de la presión y un aumento del ritmo cardíaco anormales. Esto se denomina «intolerancia ortostática». Denise, como le sucede a muchos de mis pacientes, mostró otros síntomas habitualmente asociados a la intolerancia postural. Éstos eran los siguientes: aturdimiento, visualización poco nítida de las imágenes, mareos, dificultades para prestar atención y para concentrarse, manos y pies fríos, así como manchas en la piel. El síntoma principal de la intolerancia ortostática es el desvanecimiento o el cuasidesvanecimiento, pero los restantes síntomas enumerados forman también parte del cuadro clínico.

Los pacientes con SFC y fibromialgia son propensos a desmayarse cuando realizan cambios rápidos de postura. Estos desmayos constituyen una respuesta exagerada del sistema nervioso autónomo. En los enfermos de fibromialgia, un ritmo cardíaco anormal como consecuencia de un cambio de postura o de otros factores estresantes, indica que existe una actividad excesiva del sistema nervioso simpático. Denise se sometió al test de la mesa basculante, el cual confirmó que tenía una excesiva intolerancia a los cambios de postura bruscos. El reconocimiento de la intolerancia ortostática (postural) en la fibromialgia y en el SFC ha potenciado la investigación del sistema nervioso autónomo. No está clara la relación exacta que existe entre la fatiga y la presión arterial baja. Inicialmente, nos mostramos entusiasmados con la idea de tratar a los enfermos de SFC y fibromialgia que padecían intolerancia ortostática con fármacos que mejoraran la respuesta de la presión arterial, como los esteroides fluorados. Con Denise, este tratamiento no dio ningún resultado; e igualmente los ensayos clínicos que recientemente se han efectuado tampoco han sido favorables. En la actualidad, Denise trata de beber mucha agua, consume sal y evita la deshidratación.

Como sucede con la fibromialgia, la clase médica está dividida respecto a la naturaleza del SFC. Muchos creen que la fibromialgia y el SFC son, ante todo, fenómenos culturales. Su aceptación por parte de la sociedad varía con el tiempo. Se ha relacionado la excesiva «endeblez femenina» con la frustración de las ambiciones sociales de la mujer. Algunos sociólogos sostienen que la aceptación médica y cultural del SFC ha sido paralela a los principales cambios de rol de la mujer. Estos estudiosos llegan a la conclusión de que es más probable que el SFC se dé en el «sexo débil», debido al exceso de presión que soportan las mujeres. Incluso autores feministas han relacionado la neurastenia y el SFC con el estrés que padecen las mujeres y con su falta de satisfacción respecto a lo que la vida les reporta. Los médicos del siglo XIX opinaban que esto provocaba un «agotamiento de nuestros limitados recursos de energía nerviosa» (definición que es una transcripción literal de la palabra «neurastenia»).

Los facultativos pueden polemizar en torno a la denominación o a la causa del SFC y de la fibromialgia; sin embargo, no deben polemizar sobre la angustia que provocan estas enfermedades. Existe una tendencia a presumir que la incapacidad y el sufrimiento son menos reales cuando no se constata la presencia de otras dolencias. Los médicos, los pacientes y los medios de información han de abandonar su búsqueda de lo absoluto y centrarse en las múltiples facetas de las enfermedades crónicas. El viejo modelo bioquímico de enfermedad no es válido para la fibromialgia y el SFC. Uno de mis colegas, el doctor Komaroff, escribió: «El SFC puede convertirse en un paradigma de enfermedad que nos aleje de la rigidez del modelo biológico convencional y nos conduzca a una comprensión más amplia del sufrimiento».

Durante el año pasado, la energía de Denise mejoró y pasó a comportarse de una forma mucho más activa. Gradualmente, aceptó la idea de que podía contribuir a paliar su sufrimiento, aun cuando desconociera su causa, o incluso la manera de curarlo. Denise explicaba:

> Una vez que acepté que podía mejorar sin saber por qué había enfermado, me sentí aliviada. Era importante que continuara mi vida y que me olvidara de buscar la infección que me debía aquejar. Mi marido empezó a asistir a nuestras sesiones de debate y tratamiento, que eran muy importantes para mí. Tenía la sensación de que él no me había respaldado lo suficiente. Admitió que después de todos esos años en ese estado, cuando mi apariencia era la de una persona sana y cuando los médicos no encontraban ningún trastorno, había comenzado a cuestionar que realmente estuviera enferma. En el curso del año pasado, nuestra relación mejoró mucho. Hicimos muchas más cosas juntos y fuimos más felices. He vuelto a vivir.

CREENCIAS ERRÓNEAS

- El SFC y la fibromialgia no son enfermedades específicas, sino términos que sirven de cajón de sastre y que se aplican a aquellas personas que no afrontan la vida de una forma adecuada.
- El SFC y la fibromialgia son enfermedades distintas.
- La causa del SFC es una infección, la cual provoca una deficiencia inmunológica.
- El SFC y la fibromialgia provocan daños cerebrales progresivos.
- El SFC se tiene que tratar con fármacos antimicrobianos y con terapia, a fin de reforzar el sistema inmunológico dañado.

HECHOS REALES

- El SFC se define por sus síntomas. El síntoma principal es fatiga debilitante sin otra enfermedad subyacente.
- La mayoría de personas que padecen SFC sufren también fibromialgia.
- No hay pruebas de que una infección o un déficit inmunológico cause el SFC o la fibromialgia.
- La fatiga y los trastornos cognitivos están asociados a diversos cambios psicológicos en el sistema nervioso central y en el sistema nervioso autónomo. Son síntomas reversibles. No se produce demencia ni daños progresivos.
- Los tratamientos del SFC y de la fibromialgia son similares.

Capítulo 5

¿Por qué tengo constantes dolores de cabeza?

Scott, un ingeniero informático de 39 años, había sufrido cefaleas migrañosas. Sin embargo, durante los últimos años había empezado a experimentar distintos y constantes dolores de cabeza, que le provocaban algias en el cuello, los hombros y la espalda. En los seis meses anteriores a mi visita, notó un dolor sordo y permanente en la parte superior del cuerpo, pero que se acentuaba en la cabeza y en el cuello. Su médico de cabecera pensó que las cefaleas se debían a una artritis cervical y le dijo que viniera a verme a mí.

Scott me explicó que, a menudo, el estrés le provocaba dolores de cabeza. Me dijo:

> Siempre he sido vehemente y muy directo. Mi padre era científico y mi madre tenía una joyería. Era hijo único, y de más joven me mostraba autosuficiente. Mis notas eran excelentes e ingresé en el MIT a los 17 años. No pertenecía a ninguna asociación estudiantil, ni acudía a las típicas fiestas de fin de semana, pues no me gustaban demasiado los actos sociales. Pero en mi último año de universidad conocí a Jennifer y al año siguiente nos casamos.
>
> Tuvimos tres hijos y vivíamos ocupados, pendientes de los horarios de los niños y de nuestros respectivos trabajos. En la actualidad soy uno de los responsables de la compañía donde trabajo. Viajo demasiado; incluso tengo que salir al extranjero una vez al mes. A menudo me siento hastiado, y mis dolores de cabeza empeoran cuando tengo excesivo trabajo. ¡Pero no sé cómo relajarme! Cada vez que planeo empezar un programa de ejercicios me surge algo. Jennifer ha intentado en diversas ocasiones que deje de trabajar de forma tan intensa, pero

a mí me encanta lo que hago. Ejercer de mediador por todo el país resulta estimulante. Pero últimamente he tenido que viajar tres días a la semana. Normalmente me levanto a las 5 de la mañana, y cuando no me encuentro fuera de la ciudad llego a la oficina a las 6.30 h. Trato de estar en casa a la hora de cenar, para compartir unos momentos con mis hijos, pero normalmente, en casa, me pongo a trabajar hasta tarde.

Scott era bajo, estaba demasiado gordo y tenía un carácter serio. Era bastante introspectivo y resultaba fácil intuir que había reflexionado mucho sobre su enfermedad. De inmediato establecimos una buena relación, especialmente porque compartía mi pasión por el cine. También me sentí identificado con Scott debido a mis propias experiencias con los dolores de cabeza inhabilitantes.

Scott describió las migrañas que ya había empezado a experimentar en la adolescencia:

> De los 14 a los 19 años, tenía dolor de cabeza por lo menos una vez al mes. Primero veía líneas en zigzag y destellos de luz. Ésta era la señal que indicaba que el dolor de cabeza estaba a punto de estallar. A continuación, la frente y las sienes me empezaban a palpitar (como mi pulso). Si no me tomaba rápidamente un analgésico y me acostaba, el dolor se tornaba terrible y me veía obligado a faltar al colegio varios días. Nunca pude averiguar qué motivaba aquellas cefaleas. Sólo me constaba que algunas veces comenzaban tras la visión de unas luces brillantes. De repente, durante mi segundo año de universidad, las migrañas desaparecieron. Estuve tres años sin sufrir dolores de cabeza.
>
> Transcurridos tres años, justo antes de someterme a una intervención quirúrgica de endodoncia, comencé a sufrir dolores de cabeza de nuevo. Pero eran unas migrañas distintas, se trataba de un dolor constante y sentía como si me perforaran la frente. Estos dolores de cabeza venían acompañados de algias y de espasmos en el cuello. Una sensación de quemazón irradiaba hacia mi brazo derecho. Tenía el cuello y el brazo tan tensos que apenas podía girar la cabeza lo necesario para conducir.

Pensando que era probable que estos dolores estuvieran relacionados con la intervención endodóncica, Scott regresó a su cirujano odontológico, que le diagnosticó un síndrome articular temporomandibular (SAT). Scott fue enviado a una clínica odontológica maxilofacial especializada en SAT. El examen odontológico reveló bruxismo y mala alineación en la zona maxilar derecha. Algunos especialistas le dijeron a Scott que una intervención quirúrgica en el maxilar aliviaría las cefaleas, pero otros facultativos discrepaban de este pronóstico. Trataron a Scott con fármacos antiinflamatorios, le mandaron realizar unos suaves ejercicios maxilares y terapia física. Por la noche se colocaba un protector bucal para evitar que le chirriaran los dientes. Sin embargo, Scott siguió padeciendo dolores maxilares y cefaleas. Después de otro año entero de sufrimiento, Scott decidió someterse a una intervención quirúrgica de reconstrucción maxilar.

Pero para Scott, igual que le ocurrió a Jon, la cirugía no fue una solución. Scott me explicaba:

> Desde la operación maxilar, los dolores de cabeza han empeorado. No puedo concentrarme de forma adecuada en mi trabajo. Parece como si tuviera la cabeza metida en un torno. No puedo mover la cabeza ni el cuello de un lado a otro. Cuando no controlo las cefaleas con analgésicos, tengo la impresión de que me explotará la frente. El dolor se extiende formando una franja que recorre la cabeza y las sienes y que desciende hacia el cuello. Tanto los hombros como los brazos los tengo muy sensibles. Últimamente me ha mortificado un dolor en las partes superior y media de la espalda.

Un quiropráctico le dijo a Scott que los dolores de cabeza estaban relacionados con una subluxación de las vértebras del cuello. Lo único que consiguieron las manipulaciones quiroprácticas en la columna vertebral fue empeorar los dolores de cabeza. A continuación, Scott acudió a un neurólogo. Una RMN del cuello y de la cabeza reveló un cierto estrechamiento en los discos intervertebrales, pero no existía compresión de la médula espinal. El neurólogo le comentó a Scott que no creía que este hallazgo fuera lo que le provocaba las cefaleas o el dolor en el cuello. No emitió un diagnóstico, pero le dijo que su problema era «muscular». Le prescribió tracción cervical, lo cual alivió ligeramente el dolor de cuello que padecía, pero no las cefaleas.

Cuando examiné a Scott tenía una sensibilidad extrema en los músculos de la parte derecha de la cara y del cuello, la cual se extendía a lo largo de la parte superior de la espalda. La presión profunda en algunos músculos del cuello le provocaba dolor, que irradiaba hacia abajo, hasta el brazo. Esta sensación álgica es característica de los «puntos gatillo». También tenía puntos de dolor en la parte superior de la espalda y los músculos de los hombros. En el resto del examen no había nada más destacable. Estudié las radiografías del cuello y de la espalda de Scott, así como una RMN de la columna vertebral, y todo era normal.

Le expliqué a Scott que las cefaleas, los dolores musculares y su hipersensibilidad se correspondían con un tipo de fibromialgia localizada, que se denomina «síndrome de dolor miofascial». Los dolores de cabeza estaban asociados a las contracciones musculares crónicas en la cabeza y en el cuello; se trata del llamado «dolor de cabeza tensional». Le dije que el 50 % de las personas que padecen fibromialgia y dolor miofascial sufre también migrañas y que más del 70 % tiene cefaleas musculares. En el caso de Scott, los dolores de cabeza constituían su principal problema. Sin embargo, tenía todos los restantes síntomas característicos de la fibromialgia.

Aquí, también, la terminología empleada ha sido convencional. El síndrome de dolor miofascial supone que el dolor muscular y los puntos sensibles están localizados en una parte del cuerpo, que normalmente es la cabeza o el cuello. En contraste, la fibromialgia se define como la extensión del dolor muscular. En ocasiones, como después de un accidente de circulación u otro trauma, el dolor parece empezar en un punto localizado y con posterioridad se extiende. No es raro que una persona tenga dolor miofascial al principio, y que al final termine padeciendo una auténtica fibromialgia. SAT es otra denominación que se emplea para referirse al dolor miofascial en el maxilar y en la región facial. Entre los enfermos de fibromialgia, el 94 % presenta SAT.

Algunos cirujanos bucales y dentistas aseguran que el SAT suele estar provocado por una mala alineación maxilar. Aconsejan utilizar un protector bucal por la noche, a fin de evitar que los dientes chirríen. Si esto no da resultado, realizan una intervención quirúrgica para corregir la alineación maxilar. Con demasiada frecuencia, esta cirugía no soluciona el problema, puesto que no hay ningún hueso que deba corregirse ni tampoco daño articular. La intervención quirúrgica que le efectuaron a Scott no curó su dolor de cabeza y de cuello.

Muchos médicos opinan que la fibromialgia y el dolor miofascial son separables. Distinguen los puntos gatillo del dolor miofascial de los puntos sensibles de la fibromialgia. Indican que hay estudios que demuestran que existen diferencias en las descargas eléctricas musculares de estos puntos gatillo.

Muchos de los conceptos actuales sobre el síndrome del dolor miofascial se deben a las enseñanzas de la doctora Janet Travell. La doctora Travell, una brillante especialista en medicina física, fue la doctora personal de John F. Kennedy y la primera mujer médico de la Casa Blanca. La doctora Travell popularizó la idea de que los puntos gatillo derivan el dolor a otras partes del organismo en patrones reproducibles. Ella aconsejaba un tratamiento local enérgico, como aplicar sobre el músculo con un atomizador un anestésico tópico y luego extenderlo. Travell y sus discípulos sugieren que el dolor miofascial y la fibromialgia tienen un origen distinto y que requieren una terapia distinta.

Sin embargo, en las investigaciones que realicé con los doctores Fred Wolfe, Rob Bennett, la doctora Travell y otros expertos en el dolor miofascial, no encontramos diferencias significativas en los síntomas y en las características físicas al comparar los enfermos de fibromialgia con los que padecían dolor miofascial. En ambos síndromes se observa hipersensibilidad muscular y dolor en el vientre del músculo. A menudo, este dolor está asociado con entumecimiento, hormigueos o sensación de quemazón.

La mayoría de mis colegas y yo creemos que el dolor miofascial es una forma de fibromialgia más localizada. Personalmente, diagnostico que existe dolor miofascial cuando el dolor muscular está localizado en una parte del cuerpo, como la cabeza o el cuello. No obstante, es habitual que este dolor miofascial focalizado se extienda gradualmente y adquiera la entidad del dolor característico de la fibromialgia. Una detección precoz y la administración de un tratamiento pueden evitar que el dolor se extienda y revista los caracteres de una fibromialgia generalizada. Sin embargo, en ocasiones, aunque se siga el mejor de los tratamientos, el dolor miofascial se extiende igualmente. Los mecanismos básicos de la percepción anormal del dolor, que se han expuesto en relación a la fibromialgia y al dolor crónico de espalda, son también predicables del dolor miofascial.

En el curso del año siguiente las cefaleas musculares de Scott mejoraron lentamente. La terapia física y los estiramientos aliviaron su dolor de cuello. A Scott le enseñaron también diversas técnicas de relajación, como la meditación. Durante más de un año no sufrió dolores de cabeza. Hablamos por teléfono un par de veces, principalmente acerca de recomendaciones cinematográficas. Lamentablemente, el año pasado, Scott volvió para que lo visitara después de haber sufrido lo que él calificó como «la peor migraña de mi vida». Su descripción de la migraña me hizo evocar los más terribles recuerdos de mis propias cefaleas. En su explícito relato decía:

> Comenzó con un sordo dolor en la sien derecha y en la frente. Cuando era más joven las migrañas siempre venían precedidas de señales visuales: el aura. Esta vez no fue así, pero tuve la misma sensación irresistible de pánico. Transcurrida una hora, el dolor de cabeza se acentuó y comencé a tener náuseas. Era como si me aporrearan la cabeza, y al tocarme me dolía el cuero cabelludo. Al ejercer presión sobre la arteria que me martilleaba la sien el dolor disminuía. No podía soportar ningún tipo de luz ni de sonido. Me tuve que echar en un lugar oscuro y silencioso. Al principio me sentí acalorado y enrojecido; y a continuación frío y sudado. A medida que la cefalea fue remitiendo, el miedo y la ansiedad se apoderaron de mí. Durante las doce horas siguientes estuve irritable y deprimido. Finalmente, la migraña desapareció; pero unos días más tarde volví a tener otro episodio.

Conocía por mi propia experiencia las sensaciones que Scott describía. En el curso de los diez años anteriores había sufrido cefaleas migrañosas como las de Scott cada varios meses. Cuando esto me sucedía me pasaba varios días intentando dilucidar por qué motivo había comenzado el dolor de cabeza. Tanto Scott como yo removíamos cielo y tierra para averiguar la causa estructural de las cefaleas. No había nada que encontrar.

Dos de cada tres estadounidenses dicen padecer por lo menos un dolor de cabeza molesto al mes. Cada año, en Estados Unidos, se realizan 18 millones de visitas médicas para evaluar y tratar los dolores de cabeza. Y éstos constituyen el síntoma que más empuja a la gente a acudir al médico. En algún momento, el 50 % de las mujeres y el 40 % de los hombres sufrirán un dolor de cabeza lo suficientemente intenso como para impedirles acudir al trabajo. Como ocurre con la fibromialgia y el SFC, se desconoce la causa exacta de la mayoría de las cefaleas. De forma muy ocasional, los dolores de cabeza pueden constituir una señal temprana de alguna enfermedad grave subyacente, como cáncer, apoplejía o infección. Por regla general, estas afecciones se diagnostican de forma rápida, especialmente con los avances de los medios de diagnóstico por las imágenes, como la resonancia magnética nuclear (RMN). Sin embargo, la mayoría de las cefaleas no se deben a una enfermedad sistémica o a una lesión cerebral.

Los dolores de cabeza, como ocurre con la fibromialgia, se diagnostican basándose en los síntomas que presenta el paciente. Una vez más, el examen físico, las radiografías y los análisis de sangre se utilizan únicamente para excluir enfermedades estructurales. No existe un estándar diagnóstico infalible. Los dos tipos de dolor de cabeza más frecuentes son los musculares o «tensionales» y los vasculares o migrañosos. Ambos tipos de cefaleas tienen muchas características comunes. A falta de una terminología mejor, respecto a la mayoría de los pacientes con dolores de cabeza de tipo muscular se dice que padecen «cefaleas tensionales». Esto implica que su dolor es una manifestación de una «tensión psíquica». No existe una investigación sólida que refrende esta teoría. No hay pruebas de que las personas con dolores de cabeza musculares tengan más estrés psicológico o más enfermedades psiquiátricas que quienes no los padecen. Entre el 70 y el 90 % de los enfermos de fibromialgia dice padecer cefaleas musculares con frecuencia.

«Migraña» proviene del término «hemicránea» o «medio cráneo», puesto que el dolor suele ser más intenso en una de las sienes. Las cefaleas migrañosas se definen como «vasculares» debido a que dan lugar a unas palpitaciones similares a las del pulso. Se subdividen en migraña clásica, con alucinaciones visuales o aura, y migraña común, sin aura. Los dolores de cabeza que padecía Scott de joven eran una migraña clásica; y los últimos que experimentó eran de tipo migraña común. En Estados Unidos, 20 millones de mujeres y 10 millones de hombres sufren migrañas. Casi la mitad de estas personas afectadas experimenta una incapacidad entre moderada y grave. El coste por la pérdida de productividad laboral derivada de estos dolores de cabeza, en Estados Unidos, asciende a 17.000 millones de dólares anuales.

La migraña fue descrita por primera vez en el año 3000 a.C. y ha afectado a muchos personajes históricos, tanto a los famosos, como Julio César y Sigmund Freud, como a los de infausta memoria. Hipócrates, en el año 400 a.C., describió el caso de un paciente que sufría una cefalea migrañosa: «La mayoría de las veces parece ver algo que brilla frente a él, como una luz. Esta sensación la suele experimentar en una parte de su ojo derecho. De forma repentina, le sobreviene un dolor agudo en la sien derecha; a continuación el dolor se extiende por la cabeza y por el cuello, en el lugar de unión de la columna vertebral y la cabeza». Sin embargo, durante siglos, se consideró que la migraña era una enfermedad psicogénica. Abundaron las teorías que sostenían que la neurosis, tal vez asociada a los cambios hormonales que experimentan las mujeres, era la principal causa de la migraña. El profundo impacto que tuvo Freud en la neurología y la psiquiatría promovió la idea de que la migraña era un fenómeno psíquico.

Igual que sucede con la fibromialgia y el SFC, la migraña es una enfermedad sistémica con síntomas que afectan a todos los órganos del cuerpo. Estos síntomas incluyen náuseas, vómitos, diarrea, dolor abdominal, mareo, fatiga y trastornos del estado de ánimo. Un ataque de migraña puede adquirir la apariencia de una apoplejía con manifestaciones de ceguera temporal o pérdida del habla. Algunos de los síntomas más extraños son: vértigo, párpados caídos, ojos llorosos, goteo de nariz, hinchazón facial, hemorragias nasales. La migraña, al igual que la fibromialgia, es una enfermedad biopsicológica. El neurólogo Oliver Sacks, autor de *El hombre que confundió a su mujer con un sombrero* y *Despertares* (obra sobre la que se hizo una película), describió la interacción existente entre mente y cuerpo: «Una migraña es un evento físico, que también puede empezar siendo, o más tarde devenir, un evento emocional o simbólico. Una migraña expresa necesidades fisiológicas y emocionales: es el prototipo de las reacciones psicofisiológicas».

Cuando aparece la migraña, los síntomas físicos suelen dominar. Los dolores de cabeza se asocian con hipersensibilidad a la luz (fotofobia), o al ruido (fonofobia). El aura de la migraña, un fantasma de alucinaciones visuales, representa un microcosmos de síntomas neurológicos. A menudo, el aura consiste en la visualización de líneas en zigzag, con destellos de luz brillante, y de formas geométricas. Esto puede oscurecer la visión. Con frecuencia, las migrañas vienen acompañadas de parestesias (como sucede con la fibromialgia), que provocan la percepción de una quemazón o de una pérdida de sensibilidad, las cuales se extienden a lo largo de un miembro hasta llegar a la cara. Después del ataque se puede producir la falta de movilidad en un miembro o incluso una parálisis. A continuación aparecen los síntomas emocionales, que incluyen depresión, apatía y retraimiento social.

Con frecuencia, los cambios de estado de ánimo asociados a la migraña son profundos. Después de la cefalea, y a veces precediéndola, se puede producir una fatiga irresistible, una sensación de miedo y una repentina y profunda depresión. Tras su migraña, durante horas, Scott se sentía emocionalmente vacío. La depresión asociada a la migraña suele aparecer repentinamente, sin un estrés emocional externo, y desaparece a los pocos minutos o transcurridas unas horas. No conozco ninguna otra enfermedad que transforme de esta forma a una persona, que pasa de sentirse perfectamente sana y feliz, a estar física y emocionalmente destrozada.

En el transcurso de los tres meses siguientes, Scott padeció, por lo menos, una cefalea migrañosa a la semana. Esto le impedía trabajar. También cayó deprimido. Yo me sentía estrechamente identificado con Scott, puesto que después de mis dolores de cabeza, que persistieron durante varios meses, también me deprimía.

La depresión y la migraña interactúan entre sí. Como sucede con la fibromialgia, el dolor y la incertidumbre de la cefalea migrañosa provocan una depresión reactiva. El dolor causa preocupación y pesimismo, al tiempo que reduce la funcionalidad. La migraña y la depresión también comparten determinados factores causales. Si se tiene un historial pasado de depresión, existe un riesgo mayor de sufrir ataques de migraña. Esto también ocurre con la fibromialgia. Los factores biológicos y genéticos predisponen a una persona a padecer migraña, fibromialgia y depresión. En algunas familias con muchos miembros afectados de migraña se ha trazado un mapa del modelo genético hereditario. Tanto la fibromialgia como la migraña son más frecuentes entre las mujeres. Ambos síndromes están influidos por cambios en los estrógenos. Antes de la pubertad, los índices de migraña en chicos y chicas son similares; pero después de la pubertad la migraña es tres veces más frecuente en las mujeres. Algunas tienen únicamente un ataque de migraña al comienzo del ciclo menstrual, en tanto que otras lo tienen cuando ovulan. El estrés, el exceso o la falta de ejercicio, determinados alimentos, la falta de sueño, la deshidratación, las luces excesivamente brillantes o algunos olores demasiado intensos, pueden precipitar un ataque de migraña. Observe las similitudes clínicas que tiene la migraña con la fibromialgia.

Cuando se empieza a manifestar una cefalea migrañosa se produce una disminución del flujo sanguíneo en determinadas partes del cerebro. Estos cambios dinámicos en el flujo sanguíneo cerebral son parecidos a los que he descrito en la fibromialgia y en el SFC. En las regiones donde el dolor de cabeza es más intenso se observa una disminución del aporte sanguíneo al hemisferio cerebral. Este déficit está asociado a cambios en las descargas eléctricas de las células cerebrales, que se califica como extensión de la depresión cortical de Leao. Se produce también un aumento del flujo sanguíneo en la base del cerebro, en un área rica en serotonina. Los pacientes con migraña grave muestran una síntesis más elevada de serotonina en muchas regiones cerebrales. La liberación de serotonina en el lugar donde se manifiesta la migraña provoca la constricción de las arterias cerebrales, impidiendo el normal flujo sanguíneo. Los pacientes con migraña presentan unos niveles de serotonina y de metabolitos de esta sustancia en las plaquetas, el plasma, la orina y el líquido cefalorraquídeo distintos a los de las personas normales. Las alteraciones de la serotonina influyen de manera importante en la migraña, la depresión y la fibromialgia.

Muchos de los agentes farmacológicos que se utilizan para tratar la migraña interactúan con la serotonina. Algunos de los medicamentos más específicos y más efectivos para la migraña contienen triptanos, como el sumatriptano (Imitrex), que son receptores antagonistas de la serotonina o activantes. La metisergida, que también actúa en el lugar de los receptores de la serotonina, se suele utilizar para la profilaxis de los ataques de migraña. Los antidepresivos tricíclicos, como la amitriptilina, y los inhibidores de la reabsorción de la serotonina, como el Prozac y el Zoloft, son también útiles en el tratamiento de la migraña. Durante el siglo pasado, se utilizó el óxido nitroso, el gas de la risa, como analgésico y anestésico. Uno de sus efectos es que incrementa el flujo sanguíneo cerebral. Recientemente se ha descubierto que tiene cierta eficacia en el tratamiento de la migraña aguda. Las investigaciones sobre la fibromialgia han demostrado un aumento de la síntesis cerebral de óxido nitroso.

La terapia farmacológica es más previsible y efectiva en la migraña que en las cefaleas musculares o en la fibromialgia. Normalmente, los dolores de cabeza musculares se tratan con analgésicos, FAINE o fármacos antidepresivos como los que se emplean para la fibromialgia. Los medicamentos para tratar la migraña pueden ser de dos tipos: los que previenen los ataques, y los que combaten un ataque que ya se ha producido. Cuando la migraña es frecuente y debilitante se tiene que considerar la necesidad de prevenir los ataques. Entre los fármacos que previenen la migraña están los bloqueadores beta, como el propranolol; los bloqueadores del canal del calcio, como el verapamil; y los antiguos antidepresivos tricíclicos, como la amitriptilina.

El sumatriptano (Imitrex) y los más recientes triptanos abortan los ataques de migraña antes de que se manifiesten con plena intensidad. Actúan bloqueando la respuesta dolorosa que transmiten las neurohormonas y relajando la constricción de los vasos sanguíneos. Otros medicamentos que pueden reducir la intensidad de la migraña son los FAINE, los esteroides, diversos analgésicos narcóticos y los derivados de la ergotamina, como el Cafergot. La ergotamina es un hongo que infecta las plantas de centeno. Sus efectos sobre el sistema nervioso humano pueden ser beneficiosos o perjudiciales, dependiendo de cómo se administre. Para la migraña es habitual administrar dihidroergotamina en forma autoinyectable. La migraña de Scott respondió muy bien al Imitrex (sumatriptano). Durante los seis meses siguientes únicamente tuvo tres ataques más, y todos remitieron una o dos horas después de tomar el fármaco.

Una mejor comprensión científica de la acción de los fármacos ha ayudado a olvidar el viejo debate respecto a la preponderancia de la mente o del cuerpo en la migraña. Como sucede con la fibromialgia y el SFC, la mayor incidencia de la migraña en las mujeres ha contribuido a fomentar la fantasía de que se trata de una enfermedad meramente psicogénica. Oliver Sacks describió la tipología de un migrañoso como «ambiciosa, exitosa, perfeccionista, rígida, prudente, emocionalmente constreñida y guiada, de vez en cuando, por arrebatos y crisis que adoptan una forma indirecta y somática».

En la actualidad, la mayoría de los médicos han cambiado sus puntos de vista y reconocen que la migraña no es un trastorno psicogénico, sino que tiene un origen neurobiológico. Los neurólogos han sido quienes han impulsado esta concepción. Irónicamente, estos especialistas han sido los más críticos con la fibromialgia. Los neurólogos sostienen que la migraña es una enfermedad física, pero consideran que la fibromialgia es un trastorno psicológico. Los hallazgos clínicos y fisiológicos, de análoga naturaleza a los de la migraña, sugieren que los neurólogos no tienen razón.

Para tratar los dolores de cabeza que le provocaba la fibromialgia, Scott utilizó métodos reductores del estrés. Se inscribió en nuestro programa de reducción del estrés para enfermos de fibromialgia, que tiene una duración de diez semanas (véase la tabla 1 sobre el tratamiento, pág. 171). Este programa consta de elementos de terapia cognitiva comportamental, meditación y yoga. El objetivo de la terapia cognitiva comportamental es modificar los pensamientos negativos y fomentar métodos más sanos de adaptación a la enfermedad. Para alcanzar este objetivo, impartimos sesiones informativas seguidas de programas de ensayo y mantenimiento.

La parte cognitiva comportamental se centra en las actividades cotidianas de nuestros pacientes y en las responsabilidades que tienen contraídas. Se trata de proporcionar métodos para que se detengan a reflexionar, en lugar de estar inmersos en una constante actividad. Se erradican los sentimientos de impotencia y desesperanza. En sesiones de grupo se enseña meditación y yoga simple, y todos los pacientes practican a diario. Con este programa los resultados son mejores que los que muestran nuestros estudios farmacológicos sobre la fibromialgia utilizando medicamentos como la amitriptilina y el Prozac.

Le pedí a Scott que modificara su horario de trabajo. Él había reconocido abiertamente que el volumen de trabajo que tenía le afectaba, pero nunca había podido eludir su carga de responsabilidad. Scott no podía delegar trabajo en terceras personas. Excepción hecha de su pasión por el cine, tenía muy pocas aficiones o intereses. Cuando se iba de vacaciones con su familia siempre se llevaba el ordenador portátil y el teléfono móvil. Scott estaba en contacto permanente con su oficina, tanto si estaba en Japón como haciendo una barbacoa en el jardín de su casa.

Scott describió cómo aprendió a controlar sus dolores de cabeza:

> Inmediatamente después de que se insinúen los primeros síntomas de una migraña, dejo de hacer lo que estoy haciendo y me retiro a una habitación tranquila, apago las luces, entorno los ojos y me centro en la respiración. Al respirar de forma lenta y profunda noto cómo el estómago y el tórax se expanden y se relajan. En cada espiración tengo la sensación de que me libero. Me concentro en relajar cada parte de mi cuerpo, y empezando por los pies voy ascendiendo hasta llegar a la cabeza. En ese momento, cuando llego a la cabeza, la presión en la frente y alrededor de los ojos ya ha disminuido de forma notable. Si todavía noto cómo el pulso me golpea las sienes, me imagino que ese latir se suaviza y se enlentece. Finalmente, trato de visualizar un escenario donde reine la paz, como un lago cristalino en la montaña. En ocasiones mis técnicas de relajación son tan efectivas que no preciso tomar fármacos para la migraña. La respiración y la imaginería se han convertido para mí en un excelente método de relajación en cualquier momento, incluso aunque no tenga dolor de cabeza. Para mí constituyen un modo de «medicina preventiva».

A menudo, los médicos consideran que los dolores de cabeza, de forma similar a lo que ocurre con la fibromialgia, son un problema fastidioso. Muchos médicos opinan que la evaluación y el tratamiento de los dolores de cabeza ocupan más tiempo del que merece la pena dedicarles. El diagnóstico es difícil; el tratamiento, inadecuado. Como sucede con la fibromialgia y el dolor de espalda, a los pacientes se les dice que «deben aprender a vivir con esa molestia». Puesto que las cefaleas son tan frecuentes, y dado que los médicos, a menudo, las pasan por alto, los pacientes suelen recurrir a tratamientos alternativos o no tradicionales, como las hierbas y los suplementos nutricionales. Pero a medida que se van conociendo las causas fisiológicas de los dolores de cabeza, éstos se comprenden mejor y los tratamientos se hacen mucho más efectivos.

CREENCIAS ERRÓNEAS

- La migraña es una cefalea vascular y es biológicamente distinta de las cefaleas musculares y de enfermedades como la fibromialgia.
- El dolor miofascial está provocado por cambios musculares químicos o estructurales, en contraste con lo que sucede con la fibromialgia.
- El SAT es una afección estructural del maxilar.
- Existen pruebas objetivas de que la migraña es una enfermedad orgánica, contrariamente a lo que ocurre con las cefaleas tensionales o la fibromialgia.

HECHOS REALES

- Los cambios fisiológicos en la migraña son similares a los que se dan en la fibromialgia. Entre las personas que padecen fibromialgia, el 50 % sufre cefaleas musculares crónicas y el 50 % migraña.
- Las cefaleas musculares y los dolores facial y maxilar son característicos del síndrome del dolor miofascial, que es una forma localizada de fibromialgia.
- Los problemas estructurales de cabeza y de cuello no suelen ser la causa del dolor crónico y de las cefaleas.
- En la migraña son importantes los factores genéticos, psicológicos, de sexo y biológicos; éstos son similares a los que inciden en la fibromialgia. Los principios del tratamiento son parecidos.

Capítulo 6

¿Qué sucede con la irritación intestinal y de la vejiga?

Jane, una universitaria de 21 años, empezó a tener ataques musculares y dolor articular durante su último año de enseñanza secundaria. También tenía un largo historial de calambres abdominales, con alternancia de estreñimiento y diarrea. Jane me dijo:

> He tenido problemas de estómago desde los 5 años. Siempre he sufrido estreñimiento o diarrea; y con frecuentes calambres. En ocasiones el dolor era tan intenso que me tenía que quedar en casa y faltar al colegio. Mi madre sufría colitis ulcerosa, y a los nueve años me dijeron que yo probablemente también la padecería. Sin embargo, durante los años siguientes me realizaron todo tipo de pruebas, incluyendo una biopsia intestinal. Entonces los médicos llegaron a la conclusión de que no tenía colitis ulcerosa, aunque ignoraban qué es lo que me sucedía.
> A los 12 años, un médico holístico me dijo que tenía una infección parasitaria crónica. Envió muestras de mis heces a un laboratorio especializado, que estaba en Montana o en algún lugar que no recuerdo bien. Me recomendó seguir una dieta evitando el trigo y el azúcar; y me prescribió diversos antibióticos. Mi intestino no mejoró. Finalmente, pienso que para librarse de mí, un gastroenterólogo me dijo que sufría el síndrome del intestino irritable. Me explicó que necesitaba relajarme más y no tomarme la vida con tanta seriedad. A partir de ese momento los médicos dejaron de interesarse por mi caso.

Jane, en el colegio, como estudiante y como deportista era excepcional. Era una gimnasta espléndida y a los 11 años se planteó irse a vivir a Texas a fin de prepararse para las Olimpiadas. Durante la enseñanza secundaria tuvo pocos amigos y raramente salía con ellos. Académicamente obtuvo muy buenos resultados y la aceptaron en el Ivy League College. Sin embargo, en su primer año de universidad perdió siete kilos de peso y su irritación intestinal crónica empeoró. Para contrarrestar su afección dejó de tomar muchos alimentos. Esto le condujo a un sufrir un período de bulimia que duró seis meses. Janet argumentaba abiertamente que estaba «de moda» provocarse, con alguna regularidad, el vómito después de comer. Esto era especialmente cierto entre las mujeres gimnastas, que sufrían grandes presiones para continuar teniendo un cuerpo minúsculo.

Durante toda su etapa universitaria Janet se sentía agotada y se quejaba de frecuentes dolores en el abdomen, la pelvis y la vejiga. También empezó a experimentar dolores musculares y articulares generalizados. Su madre había leído algunos estudios sobre la fibromialgia y estaba convencida de que los síntomas de Janet coincidían con los de esa afección. Cuando nos conocimos, le pedí a Janet que describiera sus síntomas:

> El año pasado, cada mañana al levantarme me sentía agotada y me dolía todo el cuerpo. Era como si hubiera estado haciendo ejercicio durante horas. Pensé que estaba entrenando demasiado y el preparador de la universidad me dijo que descansara durante un tiempo. Pero esto hizo que me sintiera peor. Seguí notando que los músculos de la espalda y de la ingle me tiraban. Los médicos de la enfermería no encontraban ninguna anomalía y me dijeron que probablemente lo único que me sucedía es que estaba demasiado estresada. Yo no estaba de acuerdo. Sabía que me había alimentado de forma adecuada, y por ello empecé a tomar carbohidratos antes de los entrenamientos. A continuación probé una dieta rica en proteínas y eliminé el trigo y los cereales. Nada alivió mi cansancio ni los calambres abdominales. El dolor muscular aumentó. El simple hecho de abrir un tarro ya provocaba que me dolieran los brazos. Notaba los codos como si los tuviera en carne viva. Finalmente tuve que dejar el equipo de gimnasia. El último mes me encontré tan mal que me perdí dos semanas de clases. Tenía tanto dolor que en ocasiones apenas podía mantenerme en pie. Noto una extrema sensibilidad en todas mis terminaciones nerviosas. En la espalda tengo constantemente espasmos. La mitad

de las ocasiones soy incapaz de determinar si el dolor proviene del estómago o de la espalda. Estoy totalmente entumecida. Me siento como si tuviera 80 años.

Jane era muy menuda: medía 1,52 m y pesaba 44,5 kg. Cualquier persona al verla, ignorante de la preparación física que tenía, pensaría de inmediato que estaba muy enferma. Raramente me miraba a los ojos y se mostraba muy inquieta. El examen físico no reveló ninguna prueba de artritis ni anormalidades en el intestino o en la vejiga. Tenía muy tensos los músculos del cuello y de la espalda. Localicé numerosos puntos de dolor característicos de la fibromialgia. También tenía el abdomen tenso y sensible, pero el resto de la exploración, así como los análisis de laboratorio, fue completamente normal.

A continuación, Jane me describió los síntomas que tenía en la vejiga y en la pelvis:

> Tengo la sensación de que nunca termino de vaciar por completo la vejiga. En el preciso momento en el que me pongo cómoda por la noche tengo que correr al cuarto de baño a orinar. Constantemente tengo esta urgencia y una sensación de pesadez en la vejiga. El año pasado me trataron dos veces a causa de infecciones en la vejiga, pero los antibióticos sólo fueron efectivos unas cuantas semanas. Las dos últimas veces que el médico ordenó cultivos de orina no tenía ninguna infección. Entonces me enviaron a un urólogo, que me practicó una cistoscopia. Me dijo que padecía una cistitis intersticial. Sin embargo, otro urólogo me diagnosticó uretra irritable. Los fármacos que me administraron no resolvieron el problema.
>
> Siempre he tenido períodos menstruales irregulares y unos calambres terribles. Hace dos años dejé de menstruar durante diez meses. Desde que recobré el período, los dolores han sido aún peores. Siempre tengo una sensación de profunda incomodidad en la ingle y en la región pélvica. El reconocimiento ginecológico fue normal y nadie pudo decirme qué me sucedía. Mi novio y yo hemos planeado casarnos el año que viene. Ahora me da pánico practicar el sexo porque me resulta muy doloroso.

Al principio Jane estaba callada y retraída, pero a medida que fuimos conversando se relajó y se mostró más animada. Cuando le pregunté acerca de su historial infantil de problemas intestinales, se echó a llorar. Después de unos cuantos minutos en silencio, me explicó que sus problemas intestinales empezaron cuando su padrastro la maltrató de palabra y físicamente. Ella nunca había hablado de esto con su madre, por miedo a que su colitis ulcerosa empeorara. El año anterior a la visita, la madre de Jane había desarrollado un cáncer intestinal, que es una de las temidas complicaciones de la colitis ulcerosa. El diagnóstico se lo hicieron justo antes de que Jane comenzará a tener dolores en los músculos, la vejiga y la pelvis.

Los síntomas gastrointestinales crónicos de Jane eran los típicos del síndrome del intestino irritable (SII). También tenía fibromialgia. Entre los enfermos de fibromialgia, el 70 % padece SII. Los restantes síntomas que presentaba Jane son habituales del síndrome del intestino irritable. Entre las mujeres que tienen SII, el 80 % sufren disfunciones sexuales, el 60 % se quejan de fatiga crónica, y el 60 % están aquejadas de irritación en la vejiga. Durante sus dos primeros años en la universidad, a Jane la examinaron diversos urólogos y ginecólogos. A los 21 años ya le habían dicho que padecía fibromialgia, SII, SFC, cistitis intersticial, síndrome de la uretra irritable y vulvodinia. La cesación de la menstruación (amenorrea) podía haber estado provocada por cambios hormonales inducidos por el estrés y asociados con los trastornos nutricionales, que son bastante frecuentes en mujeres atletas jóvenes. Como es habitual que suceda con la fibromialgia y el síndrome de fatiga crónica, los especialistas médicos intentaban encontrar un diagnóstico en ausencia de cualquier enfermedad orgánica aparente.

El síndrome del intestino irritable (SII), como la fibromialgia, el SFC y la migraña, se diagnostica sobre la base de unos síntomas. No existen hallazgos físicos específicos ni pruebas de laboratorio que corroboren el diagnóstico. Estos síntomas incluyen un cambio en los hábitos intestinales, con alternancia de diarrea y estreñimiento, así como dolores intestinales. Suele existir distensión abdominal, alivio del dolor cuando se dan movimientos intestinales, mucosidad en las heces y sensación de evacuación incompleta. Del mismo modo que con la fibromialgia y el síndrome de fatiga crónica, la determinación de los síntomas que se deben emplear para el diagnóstico del síndrome del intestino irritable se ha hecho a través del consenso de los expertos. Existen tres conjuntos de criterios distintos para la concreción diagnóstica del SII. Los criterios de Rome son los más utilizados e incluyen síntomas continuos o recurrentes de dolor o molestias abdominales, que se alivian al defecar. Estos dolores intestinales están asociados a los cambios en la frecuencia de las deposiciones, a la consistencia de las heces, así como a la hinchazón o a la sensación de distensión abdominal.

Para que se pueda considerar el diagnóstico de SII, los síntomas descritos tienen que manifestarse por lo menos durante tres meses. Los trastornos intestinales inflamatorios o estructurales, incluyendo la colitis ulcerosa o la colitis de Crohn, también pueden provocar estos síntomas. Es preciso excluir estas enfermedades a través de un detenido examen físico y del historial médico.

Para excluir enfermedades intestinales estructurales, neoplásticas o inflamatorias, muchas veces será necesario practicar una sigmoidoscopia, o un examen radiológico del intestino.

Entre un 10 y un 20 % de las personas adultas presenta síntomas compatibles con el SII. El SII es tres veces más frecuente en las mujeres. A menudo, el SII es tan benigno que quien lo padece nunca busca la atención médica. Sólo un pequeño número de personas con síntomas de SII son diagnosticadas y tratadas. Para más del 70 % de los trastornos gastrointestinales que se le plantean a los facultativos nunca se encuentra una causa orgánica. El SII es el trastorno que genera mayor número de consultas a los gastroenterólogos. Sin embargo, las ayudas para investigar el SII, igual que ocurre con la fibromialgia, son muy exiguas. En 1992, de los 140 millones de dólares dedicados por el NIH [National Institutes of Health] a la investigación gastrointestinal, sólo se empleó el 0,4 % de esa cantidad al estudio del síndrome del intestino irritable u otros trastornos gastrointestinales de carácter funcional.

Los factores demográficos y psicosociales del SII son similares a los que se dan en la fibromialgia. Existe una mayor incidencia en las mujeres. Ambos síndromes se acentúan durante el período menstrual. El pico de edad de los casos diagnosticados se sitúa entre los 25 y los 45 años. La edad más temprana del diagnóstico puede estar relacionada con una mayor tendencia del médico a enviar el paciente al especialista. Como causa de dolor generalizado entre las personas ancianas, los médicos son más propensos a diagnosticar una artrosis que una fibromialgia. Entre esos pacientes de mayor edad, también son más propensos a diagnosticar enfermedades como la diverticulitis que el SII.

Las investigaciones sobre el SII sugieren que existen importantes conexiones entre el intestino y el cerebro, que son similares a las que hay entre los músculos y el cerebro en la fibromialgia. Las células enteroendocrinas de las paredes intestinales transmiten estímulos dolorosos a la médula espinal. La serotonina y otros neurotransmisores regulan estos mensajes. En el SII se activan las mismas vías de dolor que en la fibromialgia (de ellas ya se ha tratado con anterioridad), en las cuales intervienen la médula espinal, el cerebro y las fibras moduladoras descendentes. La sensibilización central provoca hiperalgesia intestinal y alodinia. En lugar de basarse en la tolerancia al dolor en los puntos sensibles, método al que se recurre para demostrar la posible existencia de hiperalgesia muscular en la fibromialgia, los gastroenterólogos utilizan balones rectales o distensión de volumen para constatar si hay hipersensibilidad muscular intestinal en el SII. Los estudios de imágenes de los centros álgicos cerebrales tras una distensión rectal muestran que en los pacientes de SII, comparados con personas normales, la actividad es mayor.

Las infecciones activan o agravan el síndrome del intestino irritable, igual que se postula respecto a la fibromialgia y al SFC. Una gastroenteritis viral o bacteriana aguda puede desencadenar un SII. De igual forma a lo que ocurre con la fibromialgia, en el SII los factores psicosociales interactúan con los biológicos. Los niveles de estrés psicosocial constituyeron el mejor método para predecir quién desarrollaría un síndrome del intestino irritable después de sufrir una infección gastrointestinal aguda. Los malos tratos físicos y emocionales, como los que infringieron a Jane, son un factor de riesgo especialmente relevante para el SII. Más del 40 % de los pacientes que acuden a una clínica gastroenterológica por un SII tiene un historial de malos tratos físicos o abusos sexuales. Los recuerdos traumáticos y las analepsias dejan una marca indeleble en el cerebro.

El SII es otro ejemplo de que la psique y el cuerpo interactúan en la causalidad de la enfermedad y el sufrimiento. A lo largo de la historia se ha reconocido que existe una conexión entre las emociones y el intestino. Moisés Maimónides, médico y sabio rabino, escribió en el siglo XII: «Los hombres deben luchar por tener los intestinos relajados todos los días de su vida». En las décadas de 1920 y 1930, se caracterizaba a los pacientes de SII diciendo que «sufren estreñimiento, dispepsia, depresión, introspección y fatiga; y son emocionalmente inestables o asténicos. Externamente pueden parecer calmados, pero en su interior bullen; y cualquier emoción fuerte es probable que afecte a aquellos órganos que están bajo el control de los nervios autónomos».

Los factores psicológicos forman parte de todo trastorno y enfermedad. Cuando no se descubre una afección estructural, los médicos se centran en los factores emocionales. El estrés psicosocial es muy importante para entender nuestra respuesta frente a cualquier enfermedad crónica. El factor causante del estrés puede ser simple, como la insatisfacción en el trabajo o en el hogar; pero también hay factores complejos. Para algunas personas, el estrés puede provenir de un pasado distante, como una infancia infeliz. Nuestra mente tiende a enterrar las experiencias desagradables. La represión del trauma físico y emocional de Jane le dejó cicatrices imborrables. Las mujeres que han sufrido diversos tipos de malos tratos durante la infancia presentan respuestas contundentes al cortisol y reacciones de ritmo cardíaco exageradas, similares a las que se describen para los pacientes de fibromialgia. Un informe reciente del departamento de psiquiatría de la Harvard Medical School demostraba que los malos tratos físicos, sexuales o verbales durante la infancia provocaban cambios físicos en el cerebro. Uno de los hemisferios cerebrales de los niños que sufrían este tipo de abusos era más pequeño que el otro, y la comunicación entre ambos hemisferios cerebrales era deficiente. El doctor Martin Teicher comentaba: «El cerebro se moldea básicamente a partir de nuestras experiencias. Las experiencias adversas moldean el cerebro de formas distintas».

Las personas que sufren fibromialgia y síndrome del intestino irritable han experimentado a lo largo de su vida eventos negativos en una proporción tres veces superior al resto de las personas. Si se compara a los pacientes de SII y de fibromialgia con un historial de trauma emocional crónico con pacientes sin ese trauma psicológico, se observa que los primeros manifiestan más dolor, utilizan más recursos sanitarios, recurren con mayor frecuencia a la cirugía y padecen una incapacidad mayor. Observe cómo la aparición de la fibromialgia de Jane y sus síntomas de vejiga coincidieron con el diagnóstico de cáncer que le hicieron a su madre.

El tratamiento del síndrome del intestino irritable ha cambiado radicalmente. En la actualidad se basa en la conexión entre cerebro e intestino. Ya no se centra de forma exclusiva en mejorar la movilidad intestinal. El tratamiento que antes se hacía del síndrome del intestino irritable consistía en la recomendación de una dieta, la administración de agentes laxantes o para aumentar el volumen de las deposiciones y la prescripción de antiespasmódicos. Este tratamiento tenía una eficacia limitada. Hoy en día, los métodos farmacológicos han cambiado y se basan en la administración de medicamentos que reducen la sensibilidad intestinal. Los antidepresivos, como los que se utilizan en el tratamiento de la fibromialgia y el síndrome de la fatiga crónica, cumplen modestamente ese cometido. En el momento actual se están desarrollando nuevos fármacos que bloquean los receptores de la serotonina intestinales.

La terapia más efectiva para el SII se basa en un enfoque multidisciplinar de equipo. En estos síndromes es importante que exista una buena relación con un médico comprensivo y que no adopte posturas sentenciosas. Yo envié a Jane a un gastroenterólogo que trata a muchos pacientes con el síndrome del intestino irritable. Algunos reumatólogos se sienten a gusto visitando a decenas de pacientes con trastornos dolorosos de difícil explicación, y lo mismo cabe decir de muchos gastroenterólogos. El médico que le recomendé a Jane le dijo que sus síntomas intestinales se podían tratar, pero que su curación no era segura. La dieta de Jane había agravado sus síntomas. Algunos productos lácteos y determinados vegetales irritaban su intestino y fueron progresivamente eliminados. Pero lo más beneficioso para ella fue debatir sus hábitos dietéticos generales y la forma de lograr seguir una dieta sana. El médico se centró en su historial pasado de anorexia y de bulimia. La comida dejó de ser uno de los epicentros de la vida de Jane.

Jane también recurrió al uso moderado de fármacos antidiarreicos y contra el estreñimiento, dependiendo de los síntomas que predominaran en cada momento. Cuando tenía dolores y gases, y se encontraba especialmente hinchada, le era útil la administración de agentes antiespasmódicos, como la belladona o la diciclomina. Los síntomas intestinales y la fibromialgia de Jane mejoraron con pequeñas dosis de antidepresivos tricíclicos. No está claro si estos fármacos actúan como antidepresivos, anticolinérgicos o analgésicos. Sin embargo, algunos de los efectos de estas sustancias son claramente independientes de su impacto en el estado de ánimo de la persona.

Jane estuvo de acuerdo en acudir a un profesional de la salud mental para tratar las cuestiones relativas a su trauma de la infancia. Al principio, esto fue muy difícil para ella. Era necesario prestar atención tanto al bienestar físico como al emocional. Los psiquiatras con los que colaboro hablaron con Jane sobre la influencia que en sus síntomas tenían su pasado y el intenso estrés que acababa de padecer.

Las terapias centradas en los aspectos psicológicos a las que se ha sometido Jane constan de psicoterapia y de terapia comportamental cognitiva. En los últimos años sus síntomas han mejorado, aunque todavía tiene que vigilar la dieta. Los síntomas de la fibromialgia han experimentado un notable progreso y Jane ha vuelto a realizar ejercicio, aunque ha reducido la intensidad del mismo. Jane todavía acude al psicólogo, pero ya no toma antidepresivos. Las conversaciones acerca de los malos tratos que sufrió durante la infancia fueron muy traumáticas, pero quedó demostrada la importancia que tuvieron. Ahora Jane es más abierta, menos sintomática y mucho más optimista.

CREENCIAS ERRÓNEAS

- El SII es un trastorno gastrointestinal estructural.
- El SII está provocado por una sensibilidad hacia los alimentos y se puede reducir mediante cambios en la dieta.

- El SII está provocado por infecciones intestinales bacterianas, parasitarias y micóticas.
- El SII es un problema de estrés y afecta a personas del tipo A o a quienes han sufrido malos tratos durante la infancia.

Hechos reales

- El SII es un trastorno de la percepción intestinal del dolor. Afecta al 70 % de los enfermos de fibromialgia.
- No hay pruebas de que las infecciones bacterianas o por levaduras sean la causa del SII; y tampoco las hay de que un tratamiento antimicrobiano cure este síndrome.
- Los pacientes con fibromialgia y SII tratados en clínicas especializadas tienen un historial más amplio de trastornos del estado de ánimo y de estrés emocional que el resto de las personas con síntomas similares.
- La mayoría de los enfermos de SII responden positivamente a una combinación de cambios dietéticos y modificaciones comportamentales.

Capítulo 7

¿Cuál es la causa?

Cynthia, una programadora informática de 39 años, acudió a visitarse, siguiendo la recomendación de un abogado, para saber si sufría fibromialgia. En los tres últimos años se había visto implicada en dos accidentes de circulación; y en ambas ocasiones había sufrido un traumatismo cervical. Después del primer accidente se recuperó y volvió a su trabajo, aunque todavía le dolía el cuello. Después del segundo, un dolor generalizado se extendió por todo su cuerpo y desde entonces no ha reemprendido su actividad laboral.

Cynthia estaba convencida de que el traumatismo había dañado definitivamente su columna vertebral. Había acudido a cirujanos ortopedas, a neurocirujanos y a quiroprácticos. Algunos profesionales le dijeron que no estaba aquejada de ningún daño estructural. Otros le diagnosticaron lesión cerebral postraumática, síndrome del túnel carpiano, tenosinovitis en la muñeca, subluxación de las vértebras cervicales, enfermedad degenerativa de los discos cervicales y lumbares, escoliosis y compresión de un nervio. Durante los dieciocho meses anteriores a la visita, Cynthia se sometió a una intervención quirúrgica del túnel carpiano y otra de la columna cervical, sin que ninguna de estas operaciones mejorara sus dolores.

En la exploración no encontré ninguna prueba de lesión nerviosa o de columna. Tenía hipersensibilidad en todos los puntos de dolor característicos de la fibromialgia. Cynthia se quejaba también de fatiga, fuertes dolores de cabeza a diario, insomnio, depresión, dolor abdominal y diarrea. Examiné las radiografías, la RMN y la TC, y no descubrí daños óseos o articulares. Los síntomas de Cynthia concordaban con la fibromialgia, las cefaleas musculares y el SII.

Le expliqué a Cynthia que un trauma, ya sea de carácter físico o emocional e independientemente de que su intensidad sea mayor o menor, puede precipitar la fibromialgia. Sin embargo, la extensión de su dolor era consecuencia de alteraciones en su percepción del dolor, y no de daños en los tejidos. Ella mostró su firme desacuerdo con mi valoración:

> Mis otros médicos me dijeron que tenía la columna vertebral dañada. Una RMN lo demostraba. El quiropráctico me enseñó las radiografías y en ellas se observaba cómo se habían desplazado las vértebras del cuello. ¿Por qué motivo habían de operarme del cuello si no tenía una lesión permanente?

Cuando la interrumpí para indicarle que analizaríamos los mecanismos del dolor crónico, Cynthia se levantó y se marchó de forma precipitada de mi despacho al tiempo que exclamaba: «Usted es igual que otros médicos que piensan que estoy haciendo todo esto para obtener una indemnización del seguro».

Dos años después de un traumatismo cervical relativamente poco importante, el 20 % de los accidentados se queja de dolor crónico en el cuello, los hombros y la parte superior de la espalda. También sufren dolores de cabeza, fatiga, trastornos del sueño y sensibilidad a la luz y al sonido. Muchos de mis pacientes con fibromialgia me explican que sus síntomas comenzaron después de un lesión en la cabeza o en el cuello. Un estudio realizado por el doctor Dan Buskila y sus colaboradores, en Israel, constató que las probabilidades de sufrir fibromialgia después de una lesión en el cuello son treinta veces superiores a si la lesión consiste en una fractura en la pierna. ¿Existe alguna peculiaridad en los traumatismos en el cuello si se los compara con los traumatismos en otras partes del cuerpo? ¿La mayor incidencia de fibromialgia después de un trauma de este tipo constituye una manifestación de carácter social y un fenómeno cultural? En Israel, la declaración de incapacidad y los litigios no son factores importantes desde el punto de vista médico. Por lo tanto, los sorprendentes índices de enfermos de fibromialgia después de una lesión de cuello no pueden atribuirse simplemente a posibles reclamaciones legales de incapacidad. Sin embargo, no se puede ignorar el papel que desempeñan la culpa y el victimismo en la percepción que se tiene del dolor y las lesiones. Es más fácil atribuir a un accidente las propias desdichas cuando se es la víctima que cuando se es el sujeto causante.

Muchos de mis pacientes se alarmaron cuando leyeron la primera plana del artículo sobre la fibromialgia que se publicó en *The Wall Street Journal* el 11 de noviembre de 1999. El artículo se titulaba «High Hopes: Surgery on the Skull for Chronic Fatigue? Doctors Are Trying It» [Grandes esperanzas: ¿intervenciones quirúrgicas en el cráneo para la fatiga crónica? Los médicos lo están intentando]. El doctor Sam Banner y la señora Jozan Plaza proclamaban que una intervención quirúrgica cerebral les había curado la fibromialgia y la fatiga crónica: «Jozan Plaza, una mujer de 45 años de Alabama, visitó recientemente Chicago para que le trepanaran la parte posterior del cráneo. ¿Era una buena idea? La señora Plaza es una de los 8 millones de estadounidenses a los que se les ha diagnosticado una enfermedad denominada "síndrome de la fibromialgia", que provoca dolor muscular generalizado, insomnio, fatiga y depresión. Se trata de un trastorno poco comprendido y polémico. Muchos médicos dudan de que sea una verdadera enfermedad y sospechan que algunos pacientes en realidad están aquejados de depresión con manifestaciones físicas. A las personas a las que se les diagnostica fibromialgia (o síndrome de fatiga crónica, trastorno que está íntimamente relacionado con ella) se les suele prescribir únicamente pastillas para dormir, antidepresivos y terapia psicológica. En conclusión, dicho de forma lisa y llana, el tratamiento que se les administra a los pacientes con este diagnóstico no es cirugía cerebral».

Estuve de acuerdo con la valoración efectuada hasta ese punto. Sin embargo, a continuación este artículo exponía la opinión de dos neurocirujanos, según la cual la causa de la fibromialgia era un cráneo o un conducto raquídeo demasiado estrechos. Este estrechamiento de la columna vertebral podía ser congénito, en cuyo caso se denomina «síndrome de Arnold-Chiari», o adquirido, a causa de una artritis en el cuello. Por unos 30.000 dólares la intervención, se ofrecían para aliviar el exceso de presión cerebral cortando algunos trozos de hueso de la parte posterior del cráneo.

Quedé extremadamente sorprendido de que un periódico tan prestigioso publicara semejantes conceptos médicos, aún no demostrados. Y si bien en *The Wall Street Journal* se citaba la opinión de expertos médicos, como el doctor Dan Clauw, quien decía que una intervención quirúrgica de este tipo era poco probable que tuviera éxito, salvo en muy raras circunstancias; a continuación aparecía la réplica del cirujano de la señora Plaza: «Es como explicar la historia del descubrimiento de la insulina. Se trataba de una idea completamente nueva, que ha dejado perpleja a la gente desde el comienzo de los tiempos modernos». Este neurocirujano de Chicago declaró que el 100 % de sus pacientes había mejorado gracias a este método tan absolutamente novedoso. El doctor Michael Rosner, un neurocirujano de Alabama, fue el primero en sugerir que una intervención quirúrgica podía ayudar a muchos enfermos de fibromialgia. Proclamaba que había curado a cientos de personas. Empecé a imaginarme la posibilidad de que se practicaran miles de operaciones cerebrales, innecesarias y potencialmente peligrosas, a los enfermos de fibromialgia.

El despliegue publicitario en torno a esta historia se magnificó cuando el doctor Tim Johnson entrevistó a los dos neurocirujanos y a Sam Banner en un episodio del programa «20/20» que se emitió el 12 de marzo de 2000. Barbara Walters presentó la entrevista anunciando «un tratamiento innovador [...] la cirugía puede ser la respuesta y el remedio». Banner, un médico de familia de Alabama, hacía cinco años que estaba aquejado de fatiga crónica y había tenido que abandonar el ejercicio profesional. Casualmente descubrió que varios pacientes, a los que el doctor Rosner había operado a causa de un síndrome de Arnold-Chiari y cuyos síntomas eran muy similares a los suyos, habían experimentado una mejoría. Atando cabos decidió someterse a una RMN, la cual reveló que padecía una compresión de la médula espinal. Dos días más tarde se dirigió al doctor Rosner para que lo operara. Tim Johnson interrumpió el relato y dijo: «Esa intervención quirúrgica propició el milagroso restablecimiento del doctor Banner». Y Banner prosiguió: «Me dirigí a la iglesia, me postré juntando las manos y le di gracias a Dios». Entonces, el doctor Banner empezó a enviar pacientes de fibromialgia al doctor Rosner. Ambos constataron que entre el 50 y el 80 % de esos enfermos mejoraba con la intervención. Banner creó un grupo de soporte y una web en Internet para personas afectadas de fibromialgia y de síndrome de fatiga crónica. A través de esa web y mediante anuncios en la prensa, la idea de que la cirugía podía curar a muchas personas se extendió como un reguero de pólvora.

El programa «20/20» no explicó que los síntomas de la malformación de Arnold-Chiari y los de la compresión de la médula espinal son muy distintos de los de la fibromialgia y el SFC, trastornos éstos que se caracterizan por el dolor crónico y la fatiga. En el programa televisivo tampoco se hizo referencia a las investigaciones que estaba previsto desarrollar con el fin de averiguar si las observaciones de estos cirujanos tenían una base científica. Un estudio, que en la actualidad ya ha concluido, comparó las RMN de la cabeza y la médula espinal de pacientes de fibromialgia con las de individuos sanos de la misma edad y sexo. En los dos grupos no había diferencias respecto al predominio de la malformación de Arnold-Chiari o de la estenosis medular. Casi un 50 % de las personas completamente sanas y sin ningún tipo de dolor, así como un 50 % de los enfermos de fibromialgia, presentaba un cierto estrechamiento en la base del cráneo. Éstas son las reminiscencias del entusiasmo inicial que suscitó la cirugía de la hernia de disco lumbar. Esas intervenciones quirúrgicas innecesarias y potencialmente peligrosas estaban basadas en una interpretación excesivamente entusiasta de una nueva tecnología, como es la RMN.

¿Cómo se explican los resultados milagrosos proclamados por el doctor Banner y aquellos dos neurocirujanos? Algunas personas con fibromialgia y síndrome de fatiga crónica pueden padecer también una compresión del conducto raquídeo. Los síntomas neurológicos, como debilidad, reflejos anormales, vértigo y parestesias pueden mejorar si se alivia la presión. Después de una actuación médica tan drástica como una intervención quirúrgica existe también un poderoso efecto placebo. Puedo afirmar de forma categórica que la mayoría de las personas con fibromialgia y SFC no sufren una alteración que se pueda resolver mediante una intervención quirúrgica.

En los más de veinte mil pacientes con fibromialgia que he examinado, el evento desencadenante más frecuente ha sido un traumatismo físico, como un accidente laboral o de tráfico. La siguiente causa más habitual es la infección, normalmente una enfermedad vírica o la gripe. Denise me había dicho que sus síntomas empezaron con una afección vírica: «Parecía como si tuviera una gripe de la que nunca me fuera a recuperar».

La convicción de Denise de que padecía alguna infección no detectada era comprensible si se tiene en cuenta lo que había leído y oído. Un médico le dijo que sus análisis de sangre demostraban que sufría una infección crónica por el virus Epstein-Barr. Otros facultativos y centros analíticos continuaron insistiendo en la necesidad de que se sometiera a análisis de sangre para detectar el virus Epstein-Barr u otra infección vírica de carácter crónico. Estas pruebas no son útiles. Denise se incorporó a un grupo de soporte, donde le dijeron que los científicos estaban a punto de descubrir una causa infecciosa del SFC. Diversos virus, incluyendo el herpesvirus humano número 6, se perfilaban como la posible causa. Ninguno de estos virus con los que se especulaba ha resultado ser el causante de estos trastornos. Los fármacos antivirales, como el aciclovir, no han sido eficaces en el tratamiento del síndrome de fatiga crónica.

Es posible que la ciencia médica llegue a descubrir que uno o más microbios son importantes agentes causales del SFC y la fibromialgia. Sin embargo, lo más probable es que se descubra que alguno de estos agentes constituye uno de los múltiples factores que pueden desencadenar o exacerbar la enfermedad. Los virus y las bacterias estresan nuestro sistema inmunológico. Activan las neurohormonas. Esto no significa que el microbio continúe estando en el organismo (o en el cerebro). Denise había leído la descripción de Hillary Johnson sobre el SFC: «Una devastadora enfermedad infecciosa que está adquiriendo proporciones de epidemia, mientras los investigadores del gobierno ignoran la evidencia y las espantosas estadísticas». Se trataba de una idea falsa alarmante. Una paciente con SFC, ya atormentada por la incertidumbre acerca de su enfermedad, se termina de convencer de que ha contraído alguna extraña infección. La controversia sobre el papel que puede desempeñar una infección es similar a la variopinta enfermedad crónica de Lyme.

La enfermedad de Lyme, así denominada porque los primeros casos ocurrieron cerca de Lyme, Connecticut, es una dolencia infecciosa clásica, como la neumonía y la tuberculosis. Un microbio entra a través de la piel a raíz de la picadura de una garrapata (que generalmente puede evitarse apartándose de las malezas o llevando ropas protectoras adecuadas). Si se detecta, se puede observar un revelador sarpullido en el lugar de la picadura. Mediante la administración de antibióticos después de la picadura o cuando aparecen los primeros signos del sarpullido, se resuelve cualquier posible complicación. Sin embargo, si no se trata, la bacteria de Lyme, denominada *Borrelia burgdorfei*, puede desarrollarse en el tejido articular, provocando dolor artrítico e hinchazón; o bien entrar en el sistema nervioso y causar la parálisis del séptimo nervio craneal (parálisis de Bell) u otros síntomas neurológicos. El microbio invade el organismo y daña directamente los tejidos. Los antibióticos casi siempre curan la enfermedad de Lyme, incluso después de que haya afectado a las articulaciones o a los nervios.

No ha existido ninguna controversia médica en torno a la enfermedad aguda de Lyme, pero sí que se ha suscitado una polémica en torno a la infección crónica de Lyme. Las autoridades más relevantes en la materia, incluyendo al doctor Allen Steere, que descubrió la enfermedad, creen que la afección crónica es poco frecuente. Sin embargo, algunos médicos atribuyen a la enfermedad crónica de Lyme algunos síntomas inexplicables de dolor crónico, fatiga y cefaleas. Como sucede con el SFC, se ha producido una polarización entre la comunidad académica y determinados grupos de pacientes con sus abogados. Estos grupos, y los médicos que les prestan su respaldo, argumentan que la bacteria de Lyme se suele esconder en el interior de las células del organismo, las cuales resultan relativamente inaccesibles a una terapia con antibióticos sistemática. No hay pruebas que demuestren que esto sea así. El doctor Steere y otros científicos han recalcado que los diagnósticos erróneos y la ansiedad respecto a la enfermedad de Lyme se han convertido en un problema peor que la enfermedad en sí misma.

Algunos pacientes continúan estando enfermos mucho después de que la infección de Lyme haya sido aparentemente erradicada. Éste era el caso en el que se encontraba Betsy, quien me consultó en el año 1998, después de haber estado sufriendo dolores musculares y articulares, así como fatiga crónica, durante tres años. En la primavera de 1995, mientras se encontraba de vacaciones en el norte de Nueva Inglaterra sufrió un extenso sarpullido circular en el muslo derecho. Aunque no recordaba que la hubiera picado una garrapata, había estado caminando por un pantano en el que se habían dado casos de la enfermedad de Lyme. Durante los siguientes días, Betsy había tenido fiebre, sin que la temperatura le subiera en exceso, se había sentido cansada y dolorida, y le había molestado la rodilla derecha. Acudió a su médico de familia quien le dijo que el sarpullido era el característico de los estadios iniciales de la enfermedad de Lyme. Un análisis de sangre demostró la existencia de anticuerpos, lo cual confirmaba una infección reciente de la enfermedad de Lyme. El médico le prescribió antibióticos durante dos semanas, que es la terapia estándar para la enfermedad de Lyme contraída de forma reciente.

En el curso de las siguientes semanas, Betsy se fue sintiendo progresivamente mejor. La fiebre y el sarpullido le desaparecieron, sin que volvieran a manifestarse más. Sin embargo, seis meses después, volvió a experimentar fatiga. También sufrió de nuevo dolores musculares y articulares, mareos, confusión mental e intensas cefaleas.

Fue a consultar a un especialista, quien le dijo que sospechaba que la enfermedad de Lyme se había extendido al sistema nervioso central. Para determinar si la bacteria estaba presente en el cerebro y en el líquido cefalorraquídeo, Betsy se sometió a dos punciones lumbares, un EEG, una RMN del cerebro y de la médula espinal, y a múltiples análisis de sangre. Todos los resultados fueron normales, pero el especialista le dijo a Betsy que sufría una infección de Lyme crónica en el sistema nervioso central. Durante un mes le administraron un tratamiento de antibióticos por vía intravenosa. En el curso de ese mes sintió que recobraba parcialmente su energía, pero a lo largo del año siguiente los dolores musculares, la fatiga, las cefaleas y los trastornos cognitivos persistieron. En 1997 la sometieron a otra tanda de cuatro semanas en la que le dieron distintos antibióticos «más potentes». No experimentó ninguna mejoría.

Cuando exploré a Betsy, se quejaba de intensa fatiga y dolor muscular. En el examen físico no observé nada notable excepto una extrema sensibilidad en los «puntos de dolor» de la fibromialgia. El examen neurológico fue normal. Los análisis de sangre demostraban que en el pasado había sido infectada por la bacteria de Lyme, pero unas pruebas muy precisas no indicaban que la infección continuara siendo activa. Le dije a Betsy que padecía fibromialgia y síndrome de fatiga crónica, afecciones éstas que podían haberse desencadenado a causa de la infección de Lyme. Los antibióticos habían erradicado la infección de Lyme original. La traté con una dosis baja de amitriptilina en el momento de acostarse, lo cual le ayudó a dormir mejor e hizo que le disminuyera el dolor muscular. Durante los seis meses siguientes, se fue sintiendo menos cansada y los mareos desaparecieron. Quedó aliviada al saber que la bacteria de Lyme no había invadido su cerebro.

Un caso todavía más frecuente es el de la persona que cree que sufre la enfermedad de Lyme, aunque en realidad nunca ha estado infectada. El año pasado, Verónica vino a la consulta para averiguar si padecía o no la enfermedad de Lyme. Verónica me explicó:

> En diciembre, durante tres días, tuve un intenso dolor de garganta y 39,5 °C de fiebre. Mi médico de familia me prescribió antibióticos y comencé a sentirme mejor. Cuatro días después tuve un sarpullido con muchos picores en las piernas y en la espalda. Mi médico pensó que podía ser alérgica al antibiótico, por lo que me hizo dejarlo y me ordenó tomar tetraciclina en forma oral. Entonces comencé a tener molestias y dolores por todo el cuerpo. Durante tres meses estuve postrada y con dolor. Todos los análisis de sangre eran normales. En los meses posteriores reemprendí y abandoné la medicación con antibióticos en varias ocasiones. Finalmente, me visitó un especialista en enfermedades infecciosas. Me realizó un análisis de sangre y me dijo que probablemente padecía la enfermedad de Lyme. Cuando hablé con él recordé que el verano anterior me había picado algún insecto. No recuerdo ningún sarpullido. Ahora, desde hace seis meses, tomo antibióticos intravenosos y orales. Todavía me siento fatal.

Cuando examiné a Verónica no encontré ningún indicio de sarpullido o de artritis. Le practiqué un exhaustivo examen neurológico, que fue normal. En el resto de la exploración no hubo nada destacable, excepto la sensibilidad muscular en los puntos típicos de la fibromialgia. Le dije a Verónica que no tenía la enfermedad de Lyme, sino que, en realidad, estaba aquejada de fibromialgia.

Cuando se administran antibióticos debido a la sospecha de que se padece la enfermedad de Lyme, y *no se experimenta una mejoría,* es bastante probable que nunca se haya tenido esta enfermedad. Lo más probable es que se sufra fibromialgia o fatiga crónica, que son trastornos mucho más frecuentes que la enfermedad de Lyme. Incluso en los lugares donde la enfermedad de Lyme es endémica, como Nueva Inglaterra, menos del 0,01 % de la población (una persona de cada 10.000) desarrolla la enfermedad. En contraste, el 5 % de la población sufre fibromialgia y síndrome de fatiga crónica.

Esto significa que la fibromialgia y el SFC son 500 veces más frecuentes que la enfermedad de Lyme. Por otra parte, los análisis de sangre para determinar la presencia de esta afección son tan engañosos como los del SFC. Las personas que viven en zonas infectadas de garrapatas suelen desarrollar anticuerpos contra la bacteria de Lyme, pero nunca llegan a enfermar. En esas personas, un «falso positivo» en un test de anticuerpos puede conllevar un tratamiento con antibióticos inútil y que se ignore el problema real. Para evitar este error, los médicos únicamente deben ordenar realizar esta prueba cuando los pacientes presenten signos y síntomas que sugieran clínicamente la enfermedad de Lyme.

Con la atención que le prestan los medios de comunicación y con el miedo que suscita la enfermedad de Lyme, las personas tienden a pensar que los dolores y las fatigas que les aquejan se deben a esa enfermedad, aún no detectada. Un eminente médico escribió: «Cientos de personas con estrés o aquejadas del síndrome de fatiga crónica escogen la enfermedad de Lyme y, en ausencia de pruebas reales que demuestren la afección, buscan a médicos que deseen ser sus cómplices y que quieran tratarlos con costosos antibióticos, que incluso tienen carácter experimental. Como es de esperar, su salud no mejora». Un artículo en el *New York Times*

Magazine, publicado el 8 de julio de 2001 y titulado «Stalking Doctor Steere» [Acechando al doctor Steere], trataba sobre «el creciente número de médicos y de grupos de defensa del paciente que sostienen que la enfermedad crónica de Lyme se ha convertido en una epidemia a gran escala, una plaga de los tiempos modernos que está afectando a miles de estadounidenses. Dado que el doctor Steere, el más destacado experto mundial en esta enfermedad, piensa que muchas de estas personas no tienen la enfermedad de Lyme, sino otro trastorno (fatiga crónica, una enfermedad mental o fibromialgia), se ha negado a tratarlos con antibióticos [...] multitudes de pacientes han comenzado a acecharlo. En la prensa lo describen como un demonio, peor que la espiroqueta, la bacteria proveniente de las garrapatas, que habita en sus cuerpos, y de la cual su sistema inmunológico no se puede librar; todo ello por culpa del diagnóstico restrictivo del doctor Steere». Tardé meses en convencer a Verónica de que sufría fibromialgia, y no la enfermedad de Lyme.

Un médico, especialista en la denominada «ecología clínica», diagnosticó a Denise un síndrome de sensibilidad química múltiple. Los ecologistas han popularizado unas supuestas «enfermedades medioambientales», como el síndrome de la hipersensibilidad a la candidiasis (más conocido con el nombre de «The Yeast Connection»), el síndrome de la alergia total y la desregulación inmunológica químicamente inducida. Estos profesionales postulan que las «enfermedades medioambientales» afectan al sistema inmunológico de personas sensibles que no pueden adaptarse a la profusión social de sustancias químicas sintéticas. Realizan análisis para averiguar las sustancias específicas a las que es sensible una persona. De forma progresiva se eliminan estas sustancias de la dieta del paciente o de su entorno.

Sin embargo, no existe la evidencia científica de que las sustancias alimentarias o ambientales *causen* síndromes como el SFC y la fibromialgia. Es difícil rebatir la idea de que las sustancias químicas que hay en el ambiente provocan enfermedades. Todos hemos experimentado dificultades al exponernos a agentes irritantes nocivos, como el humo, los gases de los tubos de escape, el amoníaco, los pesticidas, la pintura y la cola. Todos podemos enfermar a causa de estos compuestos. Pero estas reacciones raramente provocan problemas de salud crónicos. No puedo descartar por completo que alguna sustancia en el lugar de trabajo de Denise haya sido un factor causante de su enfermedad, aunque no hay pruebas de que las toxinas medioambientales provoquen enfermedades crónicas como la fibromialgia o el SFC. Muchos de los análisis de sangre, orina y piel realizados para averiguar las sensibilidades químicas no están científicamente probados. Los resultados positivos son muy difíciles de interpretar. Se inunda al público con explicaciones cuasicientíficas, y raramente se difunden las pruebas científicas que rebaten las teorías infundadas.

Los seres humanos tienden a atribuir sus enfermedades médicas a circunstancias que están fuera de su alcance. Si los pacientes con SFC o fibromialgia comprenden que sus enfermedades no están necesariamente «provocadas» por una infección oculta o una toxina no descubierta, se sentirán menos víctimas y controlarán mejor la situación. Los agentes infecciosos, las toxinas medioambientales y los traumatismos físicos desempeñan un importante papel en la fibromialgia y en el síndrome de fatiga crónica. Se trata de factores que tienen alguna incidencia en la mayoría de las enfermedades crónicas. No tienen más o menos importancia, con respecto al modo en que sentimos la enfermedad, que nuestros genes, nuestra infancia y nuestra cultura.

Creencias erróneas

- La compresión de la médula espinal y del cerebro son la causa de la fibromialgia y el SFC; y esto se puede corregir mediante una intervención quirúrgica.
- La sensibilidad química múltiple y el síndrome del edificio enfermo son enfermedades específicas provocadas por sustancias tóxicas.
- La enfermedad de Lyme crónica es muy frecuente, y suele pasar desapercibida. Su tratamiento requiere la administración de antibióticos durante un largo período de tiempo.
- La mayoría de las enfermedades crónicas están causadas por microbios o por toxinas medioambientales.
- No se puede mejorar hasta que no se conoce la causa de la enfermedad.

HECHOS REALES

- La mayoría de las enfermedades crónicas no están causadas por un mecanismo patológico singular.
- Los traumas físicos y las infecciones pueden desempeñar un papel en el desencadenamiento o exacerbación de una enfermedad crónica.
- Muchas de las pruebas que se comercializan y que supuestamente demuestran asociaciones de enfermedades, como la fibromialgia o el SFC, con una infección o una sustancia química no son fiables.
- Muchas personas a las que se les diagnostica una infección crónica, hipotéticamente relacionada con la enfermedad de Lyme o la enfermedad de Epstein-Barr (VEB), en realidad padecen fibromialgia y SFC.
- En las enfermedades crónicas inciden múltiples factores, algunos externos, otros internos.
- Nos debemos concentrar en tratar los síntomas de las enfermedades crónicas, no en buscar la causa.

Capítulo 8

¿Está todo en mi mente?

Virginia vino a visitarse enviada por un colega mío de Atlanta, Georgia. Mi compañero se había quedado perplejo por los múltiples síntomas médicos que presentaba la paciente. Cuando Virginia acudió a mi consulta con su marido, Alan, en la primavera de 1997, tenía 65 años. De inmediato recelé cuando Virginia se presentó a sí misma exclamando:

> Doctor Goldenberg, usted es mi última esperanza. Si no descubre lo que me sucede, no sé lo que haré. Mis médicos piensan que soy una hipocondríaca, pero ellos ignoran cómo me siento.

Nunca estoy cómodo cuando me convierto en «la última esperanza» de alguien. Mi desasosiego aumentó cuando Alan introdujo en el despacho una grandiosa maleta que contenía todos los historiales médicos de Virginia. Ella ya había visitado a muchos especialistas por todo el país.

Virginia había elaborado una minuciosa cronología de todo su periplo médico. Cada una de las seis largas hojas estaba dedicada a uno de sus principales trastornos. La primera página se titulaba «Mi estómago y mi enfermedad intestinal». Los títulos de las siguientes páginas eran: «Dolor articular y muscular», «Enfermedad cardíaca», «Dolores de cabeza y pérdida de memoria», «Enfermedad neurológica» y «Problemas inmunológicos». Cada una de las páginas tenía por lo menos cinco apartados. Las fechas de las múltiples visitas a los distintos médicos y de las hospitalizaciones aparecían indexadas, y había notas de remisión. Le dije a Virginia que tardaría horas, pero que revisaría sus historiales. Le sugerí que para empezar me hablara de sí misma.

Ella, de forma enojada, comenzó a explicarme la aparición de los primeros síntomas médicos cuando aún era una niña. La interrumpí a media frase y le dije que antes que nada me interesaba conocer cómo era su vida, independientemente de su enfermedad. Virginia estaba desconcertada. Su vida y su identidad giraban en torno a su dolencia. Le dije que ya escucharía sus afecciones, pero que también quería entenderla como persona, no sólo como paciente. Con alguna renuencia, empezó a hablarme de su infancia.

Virginia se crió en un suburbio, al oeste de Atlanta. Era hija de un conocidísimo y respetado cirujano general, y la menor de cuatro hermanos, dos de los cuales eran médicos. Virginia, que aparte de ser la pequeña era la única chica, había estado muy mimada. Se sentía muy vinculada a sus hermanos, y no a sus padres. Virginia recordó:

> Teníamos dinero, aunque no diría que éramos ricos. En casa había una criada y una cocinera, y yo tenía una niñera. Ella cuidaba de mí y sólo veía a mi madre «de manera concertada». En aquellos tiempos todo era mucho más formal. Cada noche hacíamos una cena de dos platos y postre, y mi padre siempre se ponía corbata y chaqueta.
>
> Nuestras costumbres en casa giraban alrededor de la apretada agenda de mi padre. Durante la cena le colocaban el teléfono al lado y las llamadas de los pacientes o de otros médicos constantemente interrumpían la comida. La familia entera tenía que permanecer en silencio. Recuerdo que me sentía orgullosa de que él fuera tan importante, pero también estaba algo resentida de que todo girara en torno a su agenda. Todo el mundo en la ciudad conocía a mi padre y siempre me comentaban lo brillante y maravilloso que era. Durante la semana nunca lo veía demasiado, aunque los domingos por la mañana se sentaba a mi lado y me hablaba. Me leía historias. Cuando me hice más mayor, comentábamos libros o charlábamos sobre el trabajo del colegio o sobre chicos. Cada verano mi padre tomaba un mes de asueto, y toda la familia íbamos a algún lugar especial. Con nosotros venían la criada, la cocinera y la niñera. Pasábamos las vacaciones en un rancho en el oeste o en una cabaña de pescadores en los bosques de Maine.

A continuación, Virginia describió lo enferma que se había sentido a lo largo de toda la infancia:

> Falté al colegio en muchas ocasiones debido a los dolores de cabeza y de estómago. Recuerdo que durante el tercer curso apenas acudí a clase en todo el año. Mi padre pensó que podía estar aquejada de una forma leve de polio. Por eso me hizo permanecer en casa durante todo el invierno. Después de esto nunca me sentí bien. En el colegio no podía seguir el ritmo de los demás niños. Siempre me dolían las piernas y tenía la sensación de que me fallaban las fuerzas. Fuimos a ver a muchos especialistas. Uno de ellos creyó que podía tratarse de una fiebre reumática. Pero poco tiempo después, los médicos concluyeron que mis molestias no eran más que «dolores de crecimiento».

Entonces Virginia se refirió a su primera hospitalización:

> Era mi primer año de universidad. Recuerdo que estaba totalmente agotada y que no podía dormir. Comencé a tener una sensación horrible en los brazos y en las piernas: notaba frío y luego un entumecimiento. Sufría unos dolores de cabeza terribles y continuamente tenía náuseas. Finalmente me hospitalizaron en el servicio sanitario de la universidad; sin embargo, no encontraban mi dolencia. Mi padre vino a buscarme y me dijo que tenía una úlcera. Yo pensaba que sólo los ancianos sufrían de úlcera. Papá me llevó a su hospital, en Atlanta, donde me trataron durante dos semanas. Pero desde entonces siempre he tenido problemas de estómago.

Virginia prosiguió explicando los siguientes veinte años de problemas médicos. Continuó sufriendo dolores de estómago, calambres y estreñimiento o diarrea de forma alternativa. Se sometió a tres operaciones quirúrgicas, la primera por una úlcera, a los 30 años; más tarde, a los 35, le extirparon la vesícula biliar; y por último, a los 48 le extirparon unas adherencias intestinales. Cada una de estas intervenciones le alivió el dolor durante unos meses, pero después todos los síntomas gastrointestinales volvían a aparecer. Las cefaleas fueron empeorando de forma progresiva, y con frecuencia tomaba codeína o Percocet.

Aproximadamente a los 40 años empezó a experimentar una intensa y constante sensación de entumecimiento en los brazos y las piernas. Se fue debilitando y de forma repentina cayó enferma. En el transcurso de los diecinueve meses posteriores, la hospitalizaron en doce ocasiones, con el objeto de buscar la causa del dolor, la debilidad y el entumecimiento que tenía. A los 56 años ingresó en el hospital dos veces por un dolor en el tórax, que inicialmente atribuyeron a una angina de pecho o a un infarto menor. No le encontraron ninguna dolencia cardíaca. Su cardiólogo le dijo que sospechaba que el dolor se debía a una costocondritis, una inflamación de las costillas y cartílagos del pecho.

Virginia voló por todo el país en busca de un diagnóstico para sus múltiples afecciones. Fue a la Mayo Clinic en dos ocasiones, a la Lahey Clinic de Boston y al Duke Medical Center. Dos neurólogos le diagnosticaron posible esclerosis múltiple, pero otros dos especialistas discreparon de ese dictamen. Se alteró mucho cuando fue a visitar a un famoso neurólogo en Nueva York:

> Me dijo que todo mi dolor y los restantes problemas médicos estaban en mi cabeza. Ese neurólogo insinuaba que era una histérica y que me inventaba todos esos síntomas para llamar la atención. Me pidió que fuera a ver a un psiquiatra, el cual me dijo que sufría una depresión. ¡Naturalmente que estaba deprimida! Después de todo aquel dolor y sufrimiento, ¿quién no lo hubiera estado? ¿Cómo podía pensar que mi dolor y mi debilidad no eran reales? Después de eso me negué a acudir a ningún otro médico.

Durante la década de 1990, la salud de Virginia se siguió deteriorando. Decidió utilizar un andador o un bastón para desplazarse. Alan, un próspero hombre de negocios, se pasaba la mayor parte de la semana en casa para cuidar de ella. En el momento de acudir a mi consulta, Virginia tomaba nueve medicamentos distintos cada día, tres para el corazón, tres para el «dolor nervioso» y tres «tranquilizantes». Le pedí a Virginia que me describiera el dolor de piernas:

> El dolor siempre está ahí. En ocasiones las molestias las tengo cuando me muevo o al empezar a andar; es como si un atizador caliente recorriera mi pierna en sentido descendente hasta alcanzar mi pie. El dolor en el pecho es una presión intensa sobre el esternón.

Cuando a los 50 años comencé a tener dolor en el pecho, me angustiaba mucho pensando que se trataba de un ataque cardíaco. Ahora ese dolor no me resulta tan intimidador. Pero el dolor en las piernas es terrible. No hay nada que lo alivie. Incluso cuando no experimento dolor, no tengo equilibrio, y me caería de bruces al suelo si intentara andar demasiado. Últimamente, apenas me levanto de la cama en todo el día.

Examiné los extensos informes médicos de Virginia. Durante los últimos veinte años, le habían hecho todas las pruebas neurológicas, ortopédicas, gastrointestinales y cardíacas que se puedan imaginar. Tenía seis RMN distintas, cuatro TC e incluso dos punciones lumbares. No se había encontrado nada. En el examen físico no descubrí nada destacable, excepto los puntos de dolor típicos de la fibromialgia. No era demasiado difícil colegir que los numerosos síntomas médicos inexplicables que padecía se debían a una compleja fibromialgia. La extensión del dolor muscular, la sensación de quemazón y entumecimiento en las extremidades, las cefaleas crónicas y la fatiga crónica eran síntomas característicos de la fibromialgia. El dolor de pecho no cardíaco y la dispepsia no ulcerosa son también frecuentes en este síndrome.

Lo que era diferente en el caso de Virginia era la intensidad con la que se manifestaban todos los síntomas. Cuando le aplicaba una presión moderada sobre cualquiera de sus músculos, reaccionaba de forma aparatosa. Estas respuestas tan exageradas alertan a los médicos sobre los posibles factores emocionales del dolor. Aproximadamente el 10 % de los pacientes con fibromialgia muestra este tipo de reacciones extremas al más ligero roce en cualquier parte de su cuerpo. Como Virginia, estos pacientes presentan hiperirritabilidad frente a todo lo que les rodea. No pueden soportar la luz, el ruido o los olores. Algunos de estos enfermos ni siquiera se dejan examinar. Teniendo en cuenta la histriónica naturaleza de sus síntomas, no es de extrañar que los médicos pensaran que Virginia era una histérica.

Aunque parezca raro, casi nunca acusamos a un hombre de ser un histérico. De hecho, la palabra «histeria» deriva del vocablo griego *hystera*, que significa «útero». En la medicina antigua tradicional se pensaba que la histeria se debía a que el útero se desplazaba por el interior del organismo. Platón escribió: «La matriz es un animal que desea concebir hijos. Cuando después de la pubertad permanece demasiado tiempo infecunda, sufre angustia y una inquietud acuciante; y por ello vaga por el interior del organismo, obstaculiza el paso del aire y dificulta la respiración. Esto provoca una gran desazón en la mujer aquejada y propicia todo tipo de trastornos». En la jerga médica actual se emplea la expresión *globus hystericus* para referirse a las asfixiantes sensaciones psicogénicas descritas por Platón.

Los médicos y los científicos siempre han luchado por comprender los síntomas médicos cuando no hay constancia de una patología objetiva. La histeria se considera un trastorno emocional. En 1667, el doctor Thomas Willis, el padre de la neurología, advirtió: «Como hemos mostrado antes, las pasiones vulgarmente denominadas "histéricas" no siempre proceden de la matriz, sino que a menudo provienen de la cabeza de la persona afectada». Después de Freud, las explicaciones psicológicas y psicosexuales de las personalidades histéricas pasaron a competer a los psiquiatras.

Las diferencias de sexo también desempeñan un papel importante en los debates sobre los componentes emocionales de las enfermedades crónicas. Fibromialgia, SFC, migraña, SII y depresión son más frecuentes entre las mujeres que entre los hombres. Algunos médicos y muchas personas en nuestra sociedad creen que las mujeres reaccionan de modo más emocional frente al estrés. En una sociedad dominada por los hombres, no se le suele dar demasiada importancia a los problemas de las mujeres. Los antecedentes de la histeria se caracterizan por las influencias enfermizas y psicosexuales femeninas. A menudo oigo a mis colegas masculinos decir que lo único que necesita una mujer con fibromialgia es «guardar la compostura».

«Histeria», «psicosomático», «hipocondriasis», «somatización» y «enfermedad funcional» son términos que se utilizan cuando una enfermedad orgánica no explica los síntomas médicos que se observan. La hipocondriasis se ha definido como un miedo excesivo o injustificado a la enfermedad. En la jerga psiquiátrica actual los términos *histeria* e *hipocondriasis* se sustituyen con bastante frecuencia por la palabra «somatización», que es la conversión del estrés psicológico en síntomas físicos. Estos términos definen a personas que, como Virginia, están convencidas de que sufren una enfermedad física, sin que sea posible averiguar cuál es su patología. Rechazan cualquier insinuación respecto a que sus síntomas tienen una base emocional. Con independencia de que sean calificadas de histéricas, hipocondríacas o somatizadoras, se opina que estas personas, con una predisposición a somatizar las emociones, tienden a magnificar los síntomas físicos. Somatizar es distinto de fingir la enfermedad. Más que simular una dolencia, lo que hace el paciente que somatiza es expresar unos síntomas reales que él cree que tienen una causa orgánica. La somatización no es una enfermedad. Significa simplemente que una persona está excesivamente preocupada por sus síntomas. En enfermedades como la fibromialgia es casi inevitable tener una inquietud exagerada por el propio estado de salud. Cuando el diagnóstico es difícil, los enfermos se suelen centrar en su cuerpo y temen lo peor.

Determinadas denominaciones patológicas, como «hipocondriasis» y «psicosomatización», son peyorativas e insinúan que los síntomas físicos son imaginarios. Estos términos se tienen que desechar. El término actual más apropiado para referirse a una enfermedad de la que no se han obtenido hallazgos físicos es «síndrome funcional». De esta denominación se desprende que existen anormalidades en el funcionamiento físico del organismo, pero que éstas no se pueden explicar a partir de cambios estructurales.

Es difícil determinar si los síntomas físicos tienen una base total o parcialmente psicológica. El dolor en el pecho llevó muchas veces a urgencias a Virginia, que fue hospitalizada en diversas ocasiones. Tanto ella como los doctores creían que podía estar sufriendo un ataque al corazón. Así describía ella los síntomas habituales: «El dolor me despertaba por la noche con un sobresalto. Era como si alguien estuviese sentado sobre mi pecho. Mi respiración se hacía dificultosa, temblaba de frío y sudaba. Notaba que mi corazón latía a toda velocidad. Cuando permanecía acostada, el pulso sonaba tan fuerte en mis oídos que tenía que apartar la cabeza».

Hay indicios de que los problemas físicos pueden obedecer a causas psicológicas. Virginia, durante muchos años, se había quejado de una amplia variedad de problemas médicos. Los mejores especialistas mundiales en el diagnóstico no eran capaces de encontrar una enfermedad que provocara al mismo tiempo cefaleas, dolores de estómago y dolores en el tórax. La descripciones que Virginia hacía de sus trastornos eran histriónicas. Me decía: «Es como si un atizador caliente recorriera mi pierna»; y refiriéndose a las cefaleas: «Es como si me fuera a explotar la cabeza». Este tipo de respuestas tan teatrales son frecuentes en enfermedades que tienen un componente psicológico. Sin embargo, pese a su vívida descripción del dolor, Virginia parecía estar emocionalmente embotada. En lugar de demostrar aflicción, frustración, miedo o tristeza, todas sus emociones estaban canalizadas hacia los síntomas físicos.

Una preocupación exagerada por el estado de salud no es una característica exclusiva de los hipocondríacos. Todos tenemos momentos en los que nos sentimos especialmente inquietos y en los que exageramos nuestros problemas de salud. Cuanta más atención prestamos a nuestro cuerpo, más síntomas surgen. Entonces empezamos a acudir al médico una y otra vez. Es más fácil imaginar que padecemos algún tipo de problema orgánico, que descifrar los factores potencialmente estresantes de nuestra vida emocional. Nos hemos convertido en una sociedad de personas sanas preocupadas. Por lo menos dos tercios de todas las visitas a médicos de familia son de personas que no están enfermas. En las consultas de medicina general, más del 50 % de las dolencias aducidas no tienen una base orgánica.

Gran parte de esta excesiva preocupación hacia la enfermedad la genera la clase médica. La mayoría de los facultativos están mejor preparados y se sienten más cómodos buscando dolencias físicas que tratando de resolver problemas emocionales. Por lo tanto, se efectúan extracciones de sangre, se realizan radiografías y se consulta a otros especialistas; con lo que a los pacientes se les transmite el mensaje de que los trastornos físicos merecen más respeto y atención que los emocionales. El doctor Arthur Barsky, un psiquiatra de Harvard, ha escrito sobre la «paradoja de la salud», que consiste en la creciente preocupación por la enfermedad y la discapacidad pese a la mejora de nuestro estatus de salud. El estrés de la vida diaria y las experiencias personales se enmarcan en un contexto médico, y no en uno psicosocial. Los seres humanos han ido fraguando la convicción de que cualesquiera dificultades o incomodidades son anormales y que deben aliviarse. Síntomas universales, como fatiga, dolor de cabeza, dolor de espalda, sarpullidos, mareos o diarreas, son elevados a la categoría de enfermedad. Este fenómeno ha sido denominado *medicalización*. Los medios de comunicación nos bombardean con las últimas panaceas para combatir los dolores de cabeza y de espalda. La industria y los servicios sanitarios obtienen grandes beneficios de esta medicalización de las dolencias cotidianas.

El doctor Barsky y otro psiquiatra, el doctor Edward Shorter, han escrito ampliamente sobre los factores sociales y culturales que fomentan la medicalización de los síntomas. Barsky atribuye gran parte de este fenómeno al aumento del sentimiento social contrario a la ciencia. Existe un deterioro de la autoridad y el prestigio de los médicos. Unas palmaditas en la espalda y unas palabras amables ya no alivian la ansiedad de la gente. La abundancia de información no filtrada y el acceso a Internet propician que los rumores y las anécdotas se extiendan. Shorter se ha referido a estos estados no patológicos como «estrambóticas atribuciones de nuevas enfermedades, mantenidas como actos de fe por los pacientes, pero que no están respaldadas por pruebas científicas ni por la pátina de la verosimilitud».

La fibromialgia y el SFC son por definición trastornos funcionales. No hay una base física objetiva para sus síntomas característicos. Esto no significa que quienes padecen fibromialgia sean histéricos o hipocondríacos. Lamentablemente, la denominación de «funcional» o de «psicosomático» se suele interpretar como perteneciente al ámbito de lo psicológico. El doctor John Sarno, autor de un popular libro sobre el dolor de espalda, relaciona los síndromes funcionales con el trauma emocional, especialmente la furia inconsciente reprimida. Esto abarca todo el espectro, desde la fibromialgia al síndrome del dolor miofascial, el síndrome del túnel carpiano, la distrofia simpática refleja, el síndrome de la fatiga crónica, el síndrome articular temporomandibular, los dolores de cabeza, el SII, las alergias, la enfermedad de la úlcera péptica y el reflujo esofágico. Criticando la actual preponderancia que se le da a la biología del cerebro, Sarno comenta lo siguiente: «Según mi experiencia, los dolores de espalda, estómago y cabeza casi siempre tienen una causa psicológica. El rechazo del papel que desempeñan los fenómenos emocionales inconscientes forma parte de la tendencia actual a criticar a Freud. Para tratar a los pacientes, la psiquiatría contemporánea prefiere utilizar fármacos y técnicas comportamentales, en lugar de abordar la complicada tarea de explorar el inconsciente de la persona». Sarno llega a la conclusión de que, dado que esos síntomas dependen de las emociones, la persona puede erradicarlos por su propia y libre voluntad.

Estos médicos equiparan las enfermedades no orgánicas con las que se exageran emocionalmente. A menudo, la medicina cambia sus puntos de vista respecto al carácter orgánico de una enfermedad. En el siglo pasado, la opinión más extendida era que la enfermedad ulcerosa péptica estaba íntimamente relacionada con el estrés. Las personalidades del tipo A estaban predispuestas a las úlceras. En la actualidad se sabe que una bacteria, denominada *H. pylori*, constituye una de las causas importantes de úlcera de estómago. Eso no significa que el estrés no siga considerándose un factor. Hoy en día se estima que la migraña se debe más a elementos biológicos que a elementos psicogénicos. Sin embargo, ignorar el papel que desempeña el estrés en la migraña constituye un grave error. Los cambios fisiológicos en la fibromialgia, el SFC y el SII parecen sugerir que en un futuro próximo estas enfermedades también tendrán una mayor aceptación desde el punto de vista biológico.

Normalmente, los médicos, tanto los internistas como los psiquiatras, se quedan muy frustrados cuando tienen que tratar a pacientes como Virginia. La persistente preocupación de una persona respecto a múltiples e inexplicables síntomas físicos constituye la peor pesadilla para un médico. El doctor Barsky advertía que las personas con fibromialgia «son víctimas de la creencia de que sus síntomas se deben a una enfermedad y de que están predestinadas a un progresivo debilitamiento y a la muerte. Ello hace que aumenten la vigilancia sobre su organismo, lo cual provoca la intensificación de sus síntomas».

A menudo, los medicamentos no son efectivos. La terapia suele rechazarse o resultar de poca utilidad. Virginia, como la mayoría de las personas que somatizan, visitó a muchos médicos a lo largo de todo el país; y sin embargo, nunca le diagnosticaron en firme una enfermedad. La sondaron, la pincharon y la abrieron. A continuación se la sacaban de encima o le daban un sermón.

Los médicos presuponen que las personas como Virginia exageran sus síntomas físicos y utilizan su papel de enfermo para llamar la atención. Virginia, como la mayoría de los pacientes de fibromialgia, ni fingía la enfermedad ni deseaba estar enferma. Probablemente, las vivencias de la infancia y las experiencias familiares conformaron un ambiente que fomentaba excesivas preocupaciones somáticas. Su madre era fría y distante. Personal y profesionalmente, el padre de Virginia era meticuloso, exigente y serio. La enfermedad se podía suprimir o eliminar. En su infancia, Virginia se había sentido más próxima a su padre cuando había estado enferma. Era entonces cuando él se mostraba cariñoso y preocupado, más pendiente de ella que de sus pacientes. Después de cuarenta años de adoptar «el papel de enferma», como hija y como esposa, no cabía esperar que la psicoterapia o el asesoramiento profesional tuviera una gran incidencia en ese acervo emocional.

En la determinación de las preocupaciones de una persona en relación con los síntomas orgánicos, los factores genéticos son tan importantes como los ambientales. Aquí, también, la naturaleza y la educación se combinan. Partiendo de una investigación sobre hermanos gemelos se pudo constatar que una tercera parte de las preocupaciones somáticas estaban asociadas a diferencias genéticas específicas. Un trauma en un momento temprano de la vida puede alterar permanentemente las formas iniciales de actuar frente al estrés y al dolor.

La mayoría de los enfermos de fibromialgia no son somatizadores o hipocondríacos. Sin embargo, a quienes sufren la incertidumbre de ese síndrome les resulta difícil no preocuparse en exceso o no quejarse de forma ostensible cuando los médicos no encuentran ningún trastorno. A las personas con fibromialgia se las observa de forma escéptica; han de demostrar que sufren una «verdadera enfermedad». Virginia había estado buscando la confirmación de que se encontraba enferma. Cada nuevo especialista al que visitaba le daba esperanzas de que su trastorno sería calificado de «real», y que debido a ello le prestarían la oportuna asistencia. Y en cada ocasión rehusaban atenderla al considerar que no estaba enferma.

De forma gradual, siguiendo una terapia y con las atenciones adecuadas, los síntomas de Virginia fueron mejorando. El psiquiatra con el que trabajo y yo mismo hablamos con Virginia sobre el papel de enferma que había adoptado a lo largo de toda su vida. Esto no significaba que sus síntomas fueran imaginarios. Quería decir que debía prestarle menos atención a su enfermedad y fijarse más en su salud. Fueron necesarias bastantes visitas antes de que deseara analizar en profundidad su dinámica familiar, la cual había desempeñado un papel tan importante en su patología. También aceptó mi consejo de tomar una pequeña dosis de un fármaco inhibidor de la recaptación de la serotonina. Esto propició que disminuyeran los síntomas de la fibromialgia e hizo que se sintiera menos abrumada. Gradualmente sus síntomas disminuyeron.

Debemos evitar equiparar los síntomas físicos *inexplicables* con los síntomas físicos *exagerados*. No es fácil observar o medir el dolor y el sufrimiento en la fibromialgia, el SFC, las migrañas y la depresión. Sin embargo, se trata de un dolor tan real como el causado por una lesión o una inflamación.

Creencias erróneas

- La fibromialgia es un trastorno somático; quienes dicen padecer fibromialgia, SFC o SII son hipocondríacos.
- La causa de los trastornos más frecuentes, como la fibromialgia, los dolores de cabeza y el SFC es una furia emocional reprimida.
- La persona puede curarse por sí sola de estos síntomas únicamente si acepta que tienen una base emocional.

Hechos reales

- Las enfermedades como la fibromialgia y el SFC no tienen una base estructural, pero existen cambios psicológicos funcionales. La denominación adecuada de estas enfermedades es la de «síndromes funcionales».

- En la mayoría de las enfermedades crónicas inciden factores biológicos, emocionales y culturales.
- Cuando no se encuentra una explicación para los síntomas físicos, una preocupación somática excesiva desempeña un papel importante. Debemos evitar los temores exagerados acerca de nuestra salud.

Capítulo 9

¿Simplemente estoy deprimido?

Sarah acudió a mi consulta por primera vez hace unos años. Tenía 42 años, pero su historial de dolores musculares generalizados y fatiga era largo. Era alta, de aspecto bohemio, llevaba un vestido largo y una capa a juego. Hizo una entrada espectacular en mi despacho. Al observarla, mientras buscaba de forma torpe y nerviosa los informes y partes médicos, me pareció una mujer desordenada. Sus penetrantes ojos azules reflejaban tristeza. Tenía la frente surcada de profundas líneas que expresaban preocupación.

Me explicó que durante años había padecido dolores musculares y articulares. Avanzada la veintena había acudido a numerosos médicos, sin que le detectaran ningún trastorno. Sarah me comentó: «Decidí que me limitaría a aprender a vivir con ese dolor. Pensé que era normal tener molestias y dolores constantemente».

Cuando examiné a Sarah, tenía una sensibilidad extrema en los puntos de la fibromialgia del cuello, los hombros, la pared torácica y la espalda. El resto de la exploración física y neurológica fue normal. Sarah parecía muy deprimida. Le pedí que me contara más cosas acerca de su vida.

Sarah creció en un barrio de clase media en las afueras de Boston. Me describió su infancia y sus primeros años de la edad adulta como felices, aunque «estresantes». Me dijo:

> Durante mi etapa educativa era muy exigente conmigo misma. Aunque era popular, tenía muy pocos amigos íntimos. Sobre los 15

años comencé a experimentar muchos altibajos. Cuando me encontraba en un momento álgido, mis energías eran ilimitadas. Podía estar despierta toda la noche y nunca me cansaba. Fue entonces cuando empecé a pintar y a escribir poesía. Pero durante los momentos bajos me sentía triste y deprimida. Mi madre también sufría muchos cambios de estado de ánimo, por lo que pensé que se trataba de un rasgo hereditario. Y dado que, normalmente, los períodos depresivos duraban sólo uno o dos días, no estaba preocupada.

Mi padre escribía críticas cinematográficas para un importante diario local. Antes de que se estrenaran en las salas de proyección, veíamos todas las películas, tanto las nacionales como las extranjeras. Con mi padre nos llevábamos bien, pero yo siempre quería impresionarlo. En alguna ocasión incluía mis ideas en su columna. Le gustaba su trabajo, pero su ilusión era escribir una novela seria. Después de haber dedicado diez años de trabajo a escribir su «obra», papá se sintió frustrado cuando no consiguió que se la publicaran.

En la universidad aumentó mi pasión por la pintura. Estudié arte y poesía y adoraba ambas actividades. Me puse eufórica cuando vendí mis primeros cuadros. Me sentía indestructible. Podía estar días enteros durmiendo tan sólo unas pocas horas y me pasaba las noches enteras pintando. Faltaba a la mayoría de las clases y en el segundo curso abandoné los estudios para concentrarme en mi carrera artística. Mi novio y yo nos mudamos a Nueva York y alquilamos un *loft* en el Village. Durante los cinco años siguientes viajamos por todo el mundo. Nos casamos y tuvimos una hija, Meredith. Entonces todo se desmoronó, incluido nuestro matrimonio. Tras unos años de discusiones y disgustos, nos separamos.

Esto sucedió en un momento en el que me encontraba especialmente deprimida. Muchos días no tenía ánimos ni para levantarme de la cama. Perdí el apetito y me tenía que forzar para comer. Los dolores musculares se hicieron insoportables. Al poco tiempo no podía ni pintar ni escribir. Notaba los brazos y el cuello tan debilitados y doloridos que me era imposible sostener el pincel. Era incapaz de concentrarme en el trabajo. Me sentía sin fuerzas y constantemente nerviosa. Cuando podía pintar, todos los colores parecían grises. Las tareas más simples, como comprar comida, eran abrumadoras. Mis amigos dejaron de visitarme o telefonearme porque yo los ignoraba.

Un buen amigo me convenció para que fuera a ver a un psiquiatra. Éste rápidamente concluyó que sufría depresión. Me dio unas muestras de Prozac, que nunca llegue a tomar. Era muy reacia a tomar cualquier clase de medicamento. Cuando tenía 25 años había vivido durante un año en una colonia de artistas en Sausalito, California.

Uno de los gurús de aquel lugar se oponía con vehemencia a cualquier fármaco, pues, según decía, «envenenan nuestros cerebros y embotan nuestra creatividad». Pero yo estaba cada vez más deprimida. Me dolía cada rincón del cuerpo. Estuve dos meses seguidos sin salir de mi apartamento. Meredith se fue a vivir con mi madre después de que yo convenciera a mi familia de que tenía una fecha límite para presentar un nuevo libro de poesía. No soportaba estar con nadie. Varias veces consideré la posibilidad de suicidarme. Lo tenía todo planeado. Si no hubiera sido por Meredith, estoy segura de que lo hubiera terminado haciendo.

Cierto día me arreglé para salir a comprar al supermercado. Era un día precioso, pero para mí era como si fuera un oscuro día de invierno. En el supermercado me sentí tan extraviada que no podía recordar qué estaba haciendo allí, ni el motivo por el cual me encontraba en ese lugar. En la caja no me acordaba de lo que tenía que hacer con la tarjeta de crédito. El dependiente se puso nervioso al ver que estaba entorpeciendo la fila. Entonces le grité y a continuación me desmoroné y comencé a llorar desconsoladamente. Mi madre me fue a buscar y me ingresó en un servicio psiquiátrico. Tras tomar varios fármacos antidepresivos y ansiolíticos y tras recibir varias sesiones de terapia, de forma gradual me fui sintiendo mejor.

Durante los dos últimos años estuve tomando y dejando la medicación. No he vuelto a tener deseos suicidas, pero todavía estoy deprimida. Siempre estoy agotada. Nunca me desaparece el dolor en el cuello, los hombros y la espalda. Cuando estoy tan deprimida, la fatiga que experimento parece tener una naturaleza distinta. Es un cansancio más de tipo físico. Me siguen cambiando la medicación, pero ningún fármaco es efectivo durante mucho tiempo.

Sarah tenía un largo historial de depresión, la cual, en ocasiones, tenía una naturaleza bipolar (maníaco-depresiva). Como ocurre con la fibromialgia y el SFC, el diagnóstico de la depresión se basa en los síntomas clínicos. No hay hallazgos físicos o pruebas de laboratorio que sirvan para confirmar el diagnóstico. La clasificación diagnóstica actual de la depresión clínica requiere la presencia de por lo menos cinco de los siguientes nueve síntomas: pérdida de interés por las actividades agradables, trastornos del sueño, culpabilidad, pérdida de energía, problemas de concentración, pérdida del apetito, inquietud, ideas suicidas y estado de ánimo deprimido. Obviamente, muchos de estos síntomas coinciden con los propios de la fibromialgia y el SFC. El dolor muscular generalizado, los dolores de cabeza y la irritabilidad intestinal son también frecuentes en la depresión.

En algún momento de su vida, entre el 10 y el 20 % de los estadounidenses sufrirán un episodio importante de depresión. Entre las mujeres el número de casos es el doble que entre los hombres. Para muchas personas, la depresión es recurrente. Si se sufre un episodio de depresión, hay un 50 % de probabilidades de sufrir otro. Para algunos pacientes, la depresión es un trastorno crónico.

La depresión tiene un importante coste para nuestra salud y bienestar. La depresión clínica hace perder más jornadas de trabajo que la artritis, la diabetes, la enfermedad pulmonar crónica o la hipertensión. En Estados Unidos, el año pasado la depresión supuso un gasto de 50.000 millones de dólares. Las personas deprimidas no pueden vivir con normalidad, son incapaces de «dar un paso». A menudo no pueden trabajar. Muchos enfermos recurren al consumo de drogas ilegales. Como en el caso de Sarah, los matrimonios entran en crisis. Hasta un 15 % de los enfermos de depresión no tratados se suicida. En 1995, un 20 % de los estudiantes de enseñanza secundaria con depresión consideró la posibilidad de suicidarse y el 8 % lo intentó. El suicidio es aún más frecuente entre las personas mayores deprimidas.

Sarah sufría una depresión clínica. También tenía los síntomas característicos de la fibromialgia. Hacía ya años que padecía ambos trastornos. Me preguntó cuál de ellos era anterior, pero no pude responder a esa pregunta. Además, esto no tenía importancia. Se tenía que tratar de ambos.

En el momento del diagnóstico, entre el 30 y el 40 % de los enfermos de fibromialgia padece depresión o un grado significativo de ansiedad. Todavía es mayor el porcentaje de enfermos de fibromialgia con un historial pasado de depresión. Más del 70 % de las personas con fibromialgia ha sufrido por lo menos un episodio de depresión a lo largo de su vida. Se trata de un porcentaje significativamente superior al de la población en general, y es más elevado al que se da en enfermos de artritis reumatoide o de otras afecciones dolorosas crónicas.

Los trastornos del sueño son tan importantes en la depresión como en la fibromialgia y el SFC. Sin embargo, el tipo de anormalidades difiere. La mayoría de las personas deprimidas tienen una larga latencia de sueño, que es el tiempo necesario para entrar en una fase de sueño profundo. La depresión altera el ritmo circadiano normal. De hecho, en ocasiones, la depresión mejora «reajustando» el sueño a través de la privación deliberada de éste. En la fibromialgia no se dan estas alteraciones del ritmo del sueño.

La depresión provoca un penetrante dolor físico y emocional imposible de describir. Los autores que han sufrido depresión tratan en vano de encontrar las palabras adecuadas que definan su estado. En su obra *Esa visible oscuridad*, William Styron escribió: «En mi mente sentía una sensación próxima, aunque indescriptiblemente distinta, al dolor verdadero [...]. Recurrir a una palabra como "indescriptible", con su connotación, no es fortuito, pues es preciso subrayar que si el dolor se pudiera describir, una gran mayoría de la ingente cantidad de aquejados por esta ancestral aflicción habría podido explicar a sus amigos y a sus seres queridos (y también a sus médicos) alguna de las dimensiones reales de su tormento [...]. Para mí, el dolor se asemeja al ahogo o a la asfixia; pero incluso lo que evocan estas imágenes es insuficiente».

Las personas enfermas no reconocen que la depresión abre la caja de Pandora de los síntomas físicos. La fatiga, los dolores abdominales, el dolor muscular y las cefaleas acompañan a la depresión. También se dan importantes problemas de memoria y de concentración.

Sarah quedó consternada cuando le expliqué que los síntomas físicos que padecía estaban asociados a la depresión. Me dijo:

> Antes pensaba que los síntomas físicos se debían a la fibromialgia. Ahora usted me dice que incluso estos síntomas se deben a la depresión. Odio pensar que todo mi dolor es emocional. Me hace sentir culpable.

Sarah aceptaba mejor su enfermedad física porque «no está bajo mi control». Pero para ella, la depresión era un defecto del carácter. Yo era consciente de su dilema. Personalmente, nunca había aceptado la idea de que los dolores de cabeza, los trastornos del sueño y la fatiga que había padecido estuvieran relacionados y se agravaran con la depresión y la ansiedad. Después de todo, mis infecciones en los senos nasales parecían ser una explicación lógica para las cefaleas y la fatiga. Si padecemos una «enfermedad física» nos autoconvencemos de que estamos abatidos e irritables a causa del trastorno médico. Esto se suele denominar «depresión reactiva».

Cuando estamos físicamente enfermos, cualquier depresión coexistente no se tiene en cuenta, y por lo tanto no se trata. Las dos terceras partes de los facultativos no prestan atención a las depresiones que padecen los pacientes que sufren otros problemas médicos. La depresión clínica se manifiesta en el 50 % de los enfermos que han sufrido un infarto, una apoplejía o un cáncer. Después de un ataque cardíaco, el 75 % de las víctimas permanecen deprimidas durante por lo menos un año. En ese intervalo de tiempo, la depresión constituye un factor de riesgo de muerte independiente. La depresión es una carga añadida a cualquier enfermedad y empeora las consecuencias patológicas.

A menudo, los médicos se erigen en jueces respecto a «lo adecuada» que resulta una depresión que se presenta junto a otro trastorno. Un colega dijo que en los pacientes con artritis reumatoide paralizante o con cáncer la depresión era natural; es decir, apropiada y aceptable. En cambio, en afecciones «menos graves» no consideraba que fuera tan aceptable. La depresión es una enfermedad grave, tanto si se presenta de forma aislada como junto a otra patología. El no tratarla provoca unos daños muy importantes y puede causar la muerte. En la actualidad, menos de la mitad de los estadounidenses con depresión grave reciben tratamiento.

¿Por qué la mayoría de nosotros nos escondemos ante esta enfermedad? La noción misma de que se padece una depresión o un estado de ansiedad grave, en lugar de un «trastorno físico», supone un obstáculo en el camino que tiene que recorrer el enfermo para conseguir la curación. Incluso los enfermos con amplios conocimientos médicos saben que, pese a la visión más o menos preclara que puedan tener de su propia depresión, muchas personas no les entenderán. La permanente falta de aceptación de los trastornos del estado de ánimo por parte de nuestra sociedad fomenta los sentimientos de culpa y vergüenza. Sarah se sentía culpable por «acudir a mí con ese problema».

Los profesionales de la psiquiatría son en parte responsables de esta situación al envolver con un velo de misterio y conmiseración a las enfermedades mentales. Los tratamientos psiquiátricos se han realizado de «puertas adentro» (y a menudo con las «puertas cerradas»). En nombre de la protección de la intimidad del paciente, el diagnóstico psiquiátrico o la información han sido inaccesibles. Tememos que cualquier persona, en especial nuestros jefes o las aseguradoras, sepa que padecemos una enfermedad psiquiátrica. El secretismo conduce a la falta de comprensión.

Hasta fechas muy recientes, la psiquiatría se ha centrado en los aspectos emocionales de la enfermedad. El psicoanálisis, que es una evaluación interior, profunda e intensa de uno mismo, dominaba este campo. Las ciencias médicas, basadas en la biología, miraban con recelo a los «loqueros». La idea de que la depresión es un trastorno biológico es relativamente reciente. Antes del siglo XVIII se creía que las personas mentalmente enfermas estaban poseídas por el demonio. A esas personas se las aislaba en manicomios. En los albores de la Ilustración médica se consideró que la psiquiatría era una rama de la neurología.

El padre de la psiquiatría y la psicoterapia, Sigmund Freud, empezó su carrera como neurólogo. Al principio, Freud creía que las enfermedades mentales estaban íntimamente relacionadas con fenómenos fisiológicos perceptibles. Sin embargo, de forma gradual, Freud abandonó esa teoría biológica y adoptó una interpretación estrictamente psicológica de la depresión. La neurología y la psiquiatría se escindieron y pasaron a ser dos disciplinas distintas. La neurología continuó estando relacionada con las anormalidades objetivas, pero se desvinculó de enfermedades como la esquizofrenia, la depresión y la manía. La psiquiatría se convirtió en la especialidad de lo desconocido. La psicoterapia y el psicoanálisis confiaban en la observación y la interpretación del comportamiento humano. La fisiología interna del cerebro no interesaba.

En los últimos cincuenta años se han aclarado las bases biológicas de la depresión, la ansiedad y otras enfermedades mentales. Se ha descubierto que para la depresión son efectivos los tratamientos físicos, como la terapia electroconvulsiva (TEC), o los biológicos, como los fármacos antidepresivos. En enfermedades como la esquizofrenia o la depresión se tienen en cuenta las influencias genéticas. Estudios realizados con hermanos gemelos han revelado que entre el 30 y el 60 % de los factores determinantes de la personalidad se hereda genéticamente. La investigación neurobiológica ha demostrado que existen cambios químicos y eléctricos cerebrales específicos que están relacionados con el estado de ánimo deprimido.

Se ha estudiado de forma exhaustiva la importancia que en la depresión tienen la serotonina, cuyo trascendente papel en la fibromialgia ya he analizado anteriormente. La serotonina es una sustancia química que se encuentra en las plantas y en muchas partes del organismo y del cerebro. En la fibromialgia afecta a la percepción del dolor, como ya hemos visto. Facilita el sueño profundo y reparador. La serotonina controla el diámetro de los vasos sanguíneos e influye en la agregación plaquetaria, factores éstos que son importantes en las cefaleas migrañosas. La serotonina ayuda a regular la motilidad intestinal, un elemento clave en el síndrome del intestino irritable. Esta sustancia interviene también en la sensación de apetito, el interés sexual y la cognición.

La serotonina es uno de los neurotransmisores más importantes en relación con los trastornos del estado de ánimo. En la depresión se observa una disminución en los niveles de serotonina o un cambio en los receptores de esta sustancia. La eficacia de todos los fármacos antidepresivos se basa en aumentar el nivel de serotonina y de otras neurohormonas. Los antidepresivos tricíclicos, así como los inhibidores selectivos de la recaptación de la serotonina, actúan bloqueando la eliminación de la serotonina en la sinapsis de los nervios.

Sarah y yo analizamos la similitud de los cambios fisiológicos que se dan en la depresión y en la fibromialgia. Las imágenes del flujo sanguíneo cerebral utilizando RMN, SPECT y PET han demostrado que existen anormalidades fisiológicas en los trastornos del estado de ánimo parecidas a las que se dan en la fibromialgia y el SFC. Los pacientes deprimidos sufren hipotensión ortostática (caída de la presión arterial) y una variabilidad exagerada del ritmo cardíaco parecidas a las habituales en la fibromialgia y el SFC. La desregulación del sistema nervioso autónomo puede desempeñar un importante papel en el aumento de los índices de mortalidad en los pacientes deprimidos que han sufrido un infarto si se los compara con las víctimas de un infarto que no padecen depresión.

Se ha demostrado que tanto las personas con fibromialgia como las deprimidas tienen niveles bajos de serotonina en el sistema nervioso central. Una dosis simple de Zoloft mejora la tolerancia al dolor y aumenta el flujo sanguíneo cerebral en los pacientes con fibromialgia. La respuesta directa del eje hipotalámico-hipofisario-suprarrenal que se da en algunos pacientes con fibromialgia es similar a la que se produce en la depresión melancólica.

La predisposición genética a ambas enfermedades, fibromialgia y depresión, podría estar asociada a neurohormonas como la serotonina. Se están estudiando los genes receptores de la serotonina en familias con estos trastornos. Algunas familias pueden tener factores genéticos que determinen una predisposición al espectro de enfermedades caracterizadas por deficiencias en la serotonina, entre las que cabe incluir la fibromialgia, la depresión, el SFC, el SII y la migraña.

Gradualmente, Sarah aceptó que sus síntomas físicos y emocionales estaban relacionados. Ambos tipos de síntomas provenían de unas mismas alteraciones biológicas. Sarah compuso un pequeño poema:

> Qué satisfacción descubrir
> que no todo está en mi mente.
> Pues a los neurotransmisores cabe atribuir
> el proceder extravagante.

Las personas con fibromialgia y SFC se muestran reacias a reconocer que la depresión es un componente importante de su enfermedad. Cuando lo hacen, se considera una reacción normal a su afección médica. Tanto Sarah como Virginia dijeron: «Estoy deprimida debido a la fibromialgia. ¿Quién no lo estaría?». A menudo, se compara esta depresión reactiva con una depresión endógena, supuestamente biológica. En la actualidad sabemos que esta división es arbitraria. No se puede decir que haya una depresión de carácter biológico, que se trate mejor con fármacos; y otra de carácter psicológico, que responda mejor a la psicoterapia. Todas las depresiones vienen determinadas tanto por aspectos biológicos como ambientales.

No admitir ni tratar la depresión asociada a la fibromialgia, el SFC y el dolor crónico puede tener consecuencias fatales. El 17 de agosto de 1996, un viernes, tres periodistas de la televisión y de la prensa escrita de Boston me telefonearon al despacho buscando desesperadamente saber cuál era mi opinión respecto al último auxilio al suicidio prestado por el doctor Jack Kevorkian. No sabía nada al respecto, por lo que me explicaron que una mujer de Massachusetts enferma de fibromialgia y SFC se había suicidado en Michigan con la ayuda de Kevorkian.

Puesto que no sabía nada del caso me mostré renuente a efectuar cualquier comentario. Sin embargo, manifesté que «es triste oír que alguien adopta una decisión tan desesperada». Además, expliqué a los reporteros que había tratado a pacientes, como Sarah, que me habían comentado sus deseos suicidas. Dos enfermos de fibromialgia a los que había visitado unos años antes se habían suicidado algún tiempo después de acudir a mi consulta. Los reporteros insistieron para poder utilizar estos sucesos en su reportaje. Yo era reacio, pero di mi consentimiento con la condición de que mencionaran que estos dos suicidios habían sido los únicos casos entre los más de diez mil pacientes que había visitado en los dieciocho años anteriores. Quería asegurarme de que el público conociera lo excepcional que resulta el suicidio en estas enfermedades. Pero yo también conocía, personal y profesionalmente, el tormento del dolor crónico y de la incertidumbre médica; y me constaba que esa desesperación y la depresión pueden conducir al enfermo a plantearse el suicidio.

La fibromialgia, el SFC y el dolor crónico nunca son mortales por sí solos, pero una depresión asociada puede tener unas consecuencias fatales. El auxilio al suicidio prestado por el doctor Kevorkian a una paciente suya aquejada de fibromialgia y SFC fue impactante. Es especialmente dramático que unas enfermedades que no son terminales y que se pueden tratar tengan una consecuencia así. Sin embargo, yo tengo un sano respeto hacia los estragos que puede causar la depresión. Si no se trata, una depresión grave es una bomba de relojería preparada para explotar en cualquier momento.

No es una novedad el hecho de considerar que la depresión constituye un factor de pronóstico muy importante de una futura fibromialgia. Los trastornos del estado de ánimo preexistentes, como una depresión grave o un trastorno de ansiedad, son el factor más importante para determinar si un individuo con dolor musculoesquelético terminará padeciendo fibromialgia y requerirá tratamiento en una clínica especializada. Las alteraciones del estado de ánimo concurrentes son uno de los factores más decisivos para predecir cómo responderá un enfermo de fibromialgia a cualquier forma de tratamiento.

A Sarah le preocupaba mucho el hecho de que se le administrara medicación antidepresiva. La mayoría de mis pacientes se expresan en el mismo sentido. Existe un temor malsano hacia estos fármacos. Las probabilidades de que causen efectos secundarios no son mayores que las de cualquier otro agente biológico activo. Le dije a Sarah que tomar medicamentos para la depresión y la ansiedad no es distinto a tomar insulina para la diabetes o la hormona tiroidea para el tratamiento del hipotiroidismo. Las estadísticas revelan que el 50 % de los pacientes con depresión no toma los fármacos que se le han prescrito. En parte, esta resistencia se debe a los desagradables efectos secundarios de estos fármacos, pero principalmente las reticencias hay que buscarlas en la falta de comprensión respecto a los mismos. Las personas temen que los antidepresivos diluyan sus emociones reales o cambien su personalidad. Sarah comentó: «Quiero sentir mis emociones, estar feliz o triste. Necesito ser capaz de sufrir». Los fármacos antidepresivos raramente bloquean las respuestas emocionales «normales». Actúan filtrando los sentimientos anormales o exagerados, y de esta forma pueden aliviar un sufrimiento inmenso.

Sarah había estado tomando inhibidores selectivos de la recaptación de la serotonina (ISRS). Entre éstos están la fluoxetina (Prozac), la sertralina (Zoloft), la paroxetina (Paxil) y el citalopram (Celexa). Los viejos antidepresivos tricíclicos como la amitriptlina

(Elavil) son igual de efectivos que los ISRS, pero éstos suelen tener menos efectos secundarios. Provocan menos somnolencia, sequedad de boca o problemas cardíacos. La mayoría de los ISRS pueden causar una pérdida de la libido. A las personas que no responden a los ISRS se les pueden administrar inhibidores de la monoamino oxidasa (IMAO), pero estos medicamentos imponen diversas restricciones dietéticas. El litio es el fármaco que se suele prescribir cuando se padece depresión bipolar. Determinados anticonvulsivos, como la gabapentina (Neurontin), la carbamazepina (Tegretol) y el ácido valproico (Depakote) ayudan a estabilizar el estado de ánimo y disminuyen el dolor.

Aunque entendamos mejor los aspectos genéticos y biológicos de la depresión y la fibromialgia, no podemos perder de vista las influencias psicosociales en estos trastornos. Una explicación meramente bioquímica de la depresión ignora los profundos efectos que tiene el entorno en nuestra mente y en nuestro cuerpo. Si los problemas personales se acumulan, los medicamentos no son una terapia suficiente. Necesitamos examinar nuestros problemas. Hemos de encontrar soluciones con la ayuda de médicos, terapeutas, amigos y familiares.

Incluso los expertos en la salud mental dicotomizan sus terapias. Actualmente, algunos psiquiatras sólo prescriben fármacos y recurren a una mínima terapia. Los pacientes permanecen en la consulta diez minutos escasos. Otros profesionales de la salud mental no creen en el uso de los fármacos antidepresivos y sostienen que la curación real se consigue con la psicoterapia y la autoconciencia. Para ellos la administración de medicamentos es una solución temporal. Los médicos de asistencia primaria y sus pacientes pueden quedar atrapados en medio de la contienda.

El espacio artificial existente entre las enfermedades médicas y las psiquiátricas se está reduciendo. Los trastornos más frecuentes como la fibromialgia, el síndrome de fatiga crónica y el síndrome del intestino irritable no encajan de forma clara en ninguna de ambas categorías.

Sarah respondió bien a una combinación de terapia biológica (fármacos) y terapia psicológica (asesoramiento terapéutico). Siempre examino a mis pacientes para verificar si padecen trastornos anímicos. Suelo consultar con un psiquiatra (véase la tabla 1 sobre el tratamiento, en la pág. 171). La terapia está orientada al alivio de los síntomas actuales y se basa en los cambios cognitivo-comportamentales. Sarah aprendió mecanismos de afrontamiento. Con el tiempo supo valorar la sensación de placidez que le proporcionaban los medicamentos y la terapia. Durante su visita del año pasado me dijo:

> Finalmente me he dado cuenta de la importancia que tiene tomar medicamentos. El hecho de saber que la depresión es un trastorno químico y conocer las consecuencias que para mí ha tenido me facilita aceptar el ritual diario de los fármacos. A lo largo de toda mi vida me había sentido fuerte, con una necesidad extrema de ser independiente. Ahora acepto mis debilidades y valoro la ayuda de los médicos y de mi familia. Por fin mi mente y mi vida están alcanzando el equilibrio.

Creencias erróneas

- La fibromialgia es simplemente la expresión física de la depresión y la ansiedad.
- En la fibromialgia, la depresión es una reacción normal a la enfermedad crónica.
- La depresión es biológica en algunas personas y psicológica en otras.
- Todos los enfermos de fibromialgia han de recibir tratamiento antidepresivo.

Hechos reales

- La fibromialgia no es una enfermedad psiquiátrica. De los pacientes con fibromialgia, el 30 % padece depresión y el 70 % la ha sufrido en algún momento de su vida.
- Muchas de las dolencias y muchos de los trastornos de sueño y cognitivos que se dan en la depresión son similares a los característicos de la fibromialgia.
- La depresión es frecuente en cualquier enfermedad crónica. Provoca que aumente el riesgo de padecer fibromialgia. Afecta negativamente a las consecuencias patológicas y siempre se debe tratar.

- Existe una predisposición genética a la depresión y a la fibromialgia. Estas dos enfermedades pueden estar biológicamente asociadas.
- Para la consecución de unos resultados satisfactorios en enfermos de depresión y de fibromialgia, el asesoramiento y la terapia hablada son tan importantes como el tratamiento farmacológico.

Capítulo 10

¿Cómo me afecta el estrés?

David vino a visitarse el año pasado. En 1996, un reumatólogo del Walter Reed Army Medical Center le había diagnosticado fibromialgia. Repasé sus informes. David se quejaba de dolores generalizados y persistentes, fatiga, insomnio y dificultades para concentrarse. Estos síntomas empezaron poco después de que hubiera servido en la Guerra del Golfo.

David entró en mi despacho con un modo de andar vacilante. Era alto, enjuto y vestía unos tejanos, una cazadora de ir en moto y unas botas militares. Tenía la apariencia de uno de esos motoristas que recorren el país. Aunque su expresión facial no se correspondía con esa imagen, pues hacía una mueca de dolor cada vez que daba un paso. David había crecido en el Vermont rural y tenía seis hermanos. En 1983, con 18 años se alistó en el ejército. En 1991 fue dado de baja por motivos médicos. Me explicó lo que le había sucedido:

> Antes de volver de la Guerra del Golfo nunca había estado enfermo. Durante los primeros meses después de mi regreso me sentía cansado, pero me imaginaba que era algo normal. Entonces, poco a poco, comencé a estar absolutamente agotado, y a tener dolores musculares y articulares. Sufrí un sarpullido en las manos y en la cara. A lo largo de este año he estado destrozado. Los ojos se me resecan, adoptan un color rojo sangre y me duelen. Las molestias en el tórax son constantes. Tengo dificultades para respirar. Tengo trastornos intestinales y muchas náuseas. He perdido el sentido del equilibrio y

me mareo. A veces me siento hipoglucémico y hasta que no como tengo la sensación de que soy liviano como una hoja que agita el viento. Tengo muchos problemas para conciliar el sueño; y cuando lo consigo sufro pesadillas. Los médicos de la Veteran's Administration me han practicado una serie de pruebas y me han dicho que no había nada anormal. Pero cada vez me siento peor.

Algunos de mis compañeros tuvieron los mismos trastornos. Entonces empezaron a aparecer en la televisión y en las noticias reportajes sobre el síndrome de la Guerra del Golfo. Algunos veteranos caían enfermos: les sangraban las encías, sufrían parálisis e incluso cáncer. Volví a la Veteran's Administration y los médicos me dijeron que los síntomas que padecía no tenían nada que ver con mi estancia en el Golfo. Finalmente, me enviaron a un especialista, en Walter Reed, el cual estaba estudiando el síndrome de la Guerra del Golfo. Después de una semana en la que me sometieron a todo tipo de pruebas me dijeron que tenía fibromialgia, o algo así.

Los síntomas de David coincidían con los de veteranos a los que se les diagnosticó el síndrome de la Guerra del Golfo: fatiga sin una causa explicable, trastornos cognitivos, dolor corporal generalizado, dolores de cabeza, diarrea, mareos, problemas para conciliar el sueño y alteraciones del estado de ánimo. Estos síntomas no se distinguen de los característicos de la fibromialgia y el SFC. Cuando examiné a David, tenía los puntos de dolor típicos de la fibromialgia. El resto del examen físico y neurológico fue normal. Estaba de acuerdo con el reumatólogo que diagnosticó fibromialgia. No estaba claro el motivo por el cual David desarrolló este trastorno poco después de regresar de la Guerra del Golfo.

De los 700.000 soldados estadounidenses que estuvieron en el Golfo, cerca del 10 % (en concreto, 60.000) manifestó síntomas parecidos a los de David. La cifra de 60.000 soldados veteranos enfermos suena excesiva. Sin embargo, en la población en general el mismo porcentaje de personas sufren dolor crónico y fatiga. La incidencia de fibromialgia, síndrome del intestino irritable, dolores de cabeza y trastornos anímicos en la población general es de aproximadamente el 10 %.

Esto no implica excluir la posibilidad, muy plausible, de que algunos veteranos de la Guerra del Golfo hayan experimentado una nueva y singular enfermedad. Estos veteranos han desarrollado enfermedades como cáncer o artritis, pero en una proporción no mayor a la que es habitual en la población general. Los estudios científicos exhaustivos posteriores, realizados desde 1995 hasta la actualidad, constataron que el índice de fallecimientos y hospitalizaciones de los veteranos de la Guerra del Golfo no era superior al de otros soldados veteranos que no sirvieron en esa guerra. Recientemente, hay estudios que indican que entre los veteranos del Golfo puede haber una mayor incidencia de esclerosis lateral amiotrófica (enfermedad de Lou Gehrig), pero estos estudios en busca de síntomas se han realizado sólo con un grupo reducido de veteranos.

Hasta la fecha, se han gastado 115 millones de dólares en ciento veinte estudios de investigación sobre el síndrome de la Guerra del Golfo. Todos los estudios han concluido que no existe una causa única para los síntomas de los veteranos. Entre los posibles factores causales que se han considerado están las enfermedades infecciosas tropicales, la gran cantidad de vacunas y medicamentos administrados, las armas biológicas, el uranio empobrecido y los pesticidas. No se ha asociado ningún agente tóxico a los síntomas de los veteranos.

David tenía la firme convicción de que una sustancia tóxica a la que había estado expuesto durante la Guerra del Golfo era la causante de sus síntomas. David sospechaba que la CIA y los militares mentían acerca de lo que había sucedido en el Golfo. Dijo: «Todo forma parte de su maniobra de encubrimiento para evitar que los demandemos». Y citaba el libro que Patrick Eddington escribió en 1997, *Gassed in the Gulf: The Inside Story of the Pentagon-CIA Cover-Up of Gulf War Syndrome*. Eddington, un analista del Directorate of Inteligence of the CIA, declaró que ciertos documentos secretos «prueban que decenas de miles de soldados norteamericanos habían sido expuestos a agentes químicos mortales [...] a estas sustancias químicas cabe atribuir, por lo menos en parte, las enfermedades crónicas que sufren más de cien mil veteranos de la Tormenta del Desierto [...] y los defectos congénitos de innumerables niños nacidos después de la guerra».

Pese a las acusaciones vertidas en libros y prensa, entre los veteranos de la Guerra del Golfo no surgieron enfermedades nuevas. La mayoría de estos soldados sufrieron dolores idiopáticos crónicos en los músculos y las articulaciones, fatiga intensa, alteraciones del sueño, trastornos intestinales, depresión, dolores de cabeza y problemas de memoria. Al igual que David, muchos padecían fibromialgia. De hecho, la única enfermedad que pareció tener mayor incidencia en los veteranos del Golfo que en las personas de los grupos de control fue la fibromialgia. Este síndrome lo sufría un tercio de los veteranos, que fueron examinados por un reumatólogo.

Le dije a David que el intenso estrés físico y emocional de la Guerra del Golfo había sido el desencadenante de su enfermedad. No quedó satisfecho con mi explicación. Ni los militares, ni el Departamento de Defensa, ni los científicos independientes daban respuestas. Esto incrementó el enfado y el temor de David. Entonces los médicos le dijeron que todo lo que le sucedía se debía atribuir a una reacción psicológica, y no a una de tipo físico. A nadie le gusta oír algo así, y menos a los veteranos que sirvieron a su país y se jugaron la vida. Como dijo David:

> Cualquier alusión al estrés significa que están intentando tratarme de loco. Eso del estrés es la excusa que tiene el gobierno para desentenderse de la situación. Nunca en mi vida he sufrido estrés. Estuve en el ejército durante años y nunca me dejé llevar por el pánico. Se trata de una enfermedad que nunca antes se había visto y todos la contrajimos en el mismo lugar. ¿Cómo puede ser psicológica si tantos veteranos padecen la misma enfermedad?

La respuesta de David fue idéntica a la que dio otro soldado veterano entrevistado por Jeff Wheelwright en su libro *The Irritable Heart:* «John nunca aceptaría que su mente pudiera ser tan poderosa como para causarle temblores y dolor generalizado en todo el cuerpo. Para él, como para la mayoría de las personas, los síntomas físicos generados por la mente indicaban un carácter inadecuado y una personalidad deficiente, más que una genuina enfermedad».

Los síntomas de David no eran únicos. Eran los mismos que diariamente veía en los pacientes con fibromialgia y síndrome de fatiga crónica. Estos mismos síntomas los padecieron los veteranos de la Guerra de Secesión, las dos guerras mundiales y la Guerra del Vietnam. Se sospechaba que los veteranos de la Guerra de Secesión y de la Primera Guerra Mundial sufrían dolencias cardíacas a causa de la fatiga. A estas presuntas dolencias se aludía con los términos «corazón irritable» y «síndrome Da Costa», pero no se encontró ninguna prueba de que verdaderamente existiera una enfermedad cardíaca. En las dos guerras mundiales a algunos veteranos con fatiga crónica, cefaleas y dolores musculares se les diagnosticó el síndrome del esfuerzo o «astenia neurocirculatoria» (términos que guardan un paralelismo con el diagnóstico de neurastenia que se hace entre quienes padecen fatiga crónica). El doctor Paul Wood, un famoso cardiólogo, no encontró pruebas de enfermedad orgánica y sugirió que el trastorno se podía atribuir a factores psicológicos.

Posteriormente, durante la Segunda Guerra Mundial y la Guerra de Vietnam, cambió la opinión mayoritaria, que pasó a considerar que las enfermedades causadas por los conflictos bélicos tenían su origen en factores psicológicos. En la Segunda Guerra Mundial se acuñó el término «fatiga de guerra» para referirse al estrés que se sufría después de los combates; y en las Guerras de Corea y de Vietnam a muchos veteranos se les diagnosticó «trastorno del estrés postraumático». Se investigó la exposición al Agente Naranja, un herbicida, como causa potencial de los síntomas de la Guerra de Vietnam. Pero entre los soldados veteranos que enfermaron éste era un factor que se daba en un número muy reducido de casos. El debate en torno a las causas físicas o psicológicas de las enfermedades de los veteranos de guerra se ha puesto de actualidad con la controversia surgida a raíz del síndrome de la Guerra del Golfo.

David estaba enfermo y tenía dolores. Antes de servir en el Golfo gozaba de buena salud, y regresó enfermo del enfrentamiento bélico. Cualquiera podría extraer la conclusión de que algún germen o alguna sustancia química le habían causado la enfermedad. Sin embargo, no había evidencias científicas que avalaran tales suposiciones. En un reportaje de Jane Brody publicado en el *New York Times* el 16 de marzo de 1999, el doctor Simon Wessely afirmaba: «Sin duda, la estancia en el Golfo Pérsico ha afectado a la salud de los que allí sirvieron. Observamos consecuencias muy negativas para la salud. Pero esto no significa que la enfermedad que se contrajo sea nueva para la ciencia. Los veteranos padecen auténticos problemas de salud, pero no se trata de una única enfermedad ni existe tampoco una causa singular».

El doctor Steven Joseph, por aquel entonces ayudante del secretario de Defensa, dijo: «Cuando el Comité Asesor de la Presidencia sacó a la luz pública el tema del estrés psicológico, en referencia a este asunto, se generó una gran crítica. Cabe preguntarse por qué es tan difícil aceptar que cuando se envía a jóvenes norteamericanos, o a cualquier persona, a un lugar que es incómodo, peligroso e incierto, hay un determinado número de personas que regresan con una combinación de síntomas físicos y psicológicos. En cierta forma, opino que la mayor tragedia, en torno a todas las cuestiones relacionadas con las enfermedades de la Guerra del Golfo, es que tuvimos una oportunidad [...] de entender, debatir honestamente y asumir la combinación de síntomas físicos y psíquicos que siempre se dan después de un conflicto armado».

David escuchó de mala gana mis comentarios sobre las consecuencias que tiene el estrés grave. Los seres humanos y todos los seres vivos sobreviven gracias al mantenimiento de un estado de complejo equilibrio siempre cambiante. El estrés, cuya definición más correcta es decir que se trata de un estado inarmónico, amenaza aquella homeostasis. Los factores causantes de estrés pueden ser metabólicos (por ejemplo, bajo nivel de azúcar en sangre), físicos (por ejemplo, intervenciones quirúrgicas y anestesia), o emocionales (por ejemplo, acontecimientos dramáticos). La guerra propicia que intervengan los tres tipos de factores.

La ciencia médica se ha centrado en los efectos psicológicos del estrés. En un principio, el estrés se analizó desde un punto de vista psicosomático. Esto implicaba considerar que el estrés era producto de la cognición y que podía controlarse voluntariamente. Durante la Segunda Guerra Mundial, los psiquiatras aumentaron su prestigio y coparon este campo cuando trataron con éxito, mediante la psicoterapia, a los soldados que padecían fatiga de guerra.

En la década de 1920, Walter Cannon, un neurólogo de Harvard, y su pupilo Hans Selye demostraron que las respuestas físicas específicas se traducen en estrés. En el estrés agudo autolimitado acentuamos nuestro estado de alerta, el corazón late más rápidamente y la respiración se hace más profunda. Nuestras respuestas inmunológicas e inflamatorias pierden intensidad. Esto se denomina «reacción de lucha o huida».

Cuando el estrés es crónico, como sucede durante una enfermedad prolongada, es posible que se desarrolle una respuesta fisiológica o psicológica de falta de adaptación. El estrés crónico provoca pérdida del apetito y de la libido, una regulación defectuosa de la temperatura corporal, fatiga, trastornos del sueño y un aumento de la percepción del dolor. En el estrés crónico, la excitación y la alerta del estrés agudo son sustituidas por la ansiedad, la hipervigilancia y el insomnio crónico. La intensa focalización de nuestros pensamientos en el estrés agudo da paso a los pensamientos obsesivos, la pérdida de memoria y la melancolía durante el estrés crónico.

La respuesta del estrés se controla mediante dos ramas mutuamente competitivas del sistema nervioso autónomo. La rama simpática acelera los procesos, y la rama parasimpática los enlentece. Todas las glándulas, hormonas y neurotransmisores aquí citados intervienen en la respuesta reguladora del estrés. El hipotálamo controla los cambios y actúa a modo de interruptor. El hipotálamo forma parte del sistema límbico del cerebro. Este sistema, al que se suele aludir como el «centro de nuestras emociones», transmite mensajes al sistema endocrino e inmunológico, así como al sistema nervioso autónomo. Las neurohormonas, como la hormona adrenocorticotropa (ACTH), la hormona liberadora de corticotropina (CRH), el cortisol, la adrenalina, la noradrenalina, la serotonina, las citoquinas y los opiáceos endógenos, son las encargadas de transmitir los mensajes. Existe un intercambio constante entre el sistema inmunológico y el sistema nervioso central. La retroalimentación sincronizada coordina estas respuestas fisiológicas al estrés.

Durante el estrés crónico y persistente percibimos una tensión muscular constante. El ritmo cardíaco se acelera. Interiormente nos sentimos más débiles. Notamos cómo el estómago se descompone («cosquilleo» en el estómago). Las palmas de las manos transpiran. Estamos irritables.

El estrés crónico aumenta la vulnerabilidad a las infecciones y prolonga el restablecimiento. Entre las personas que contrajeron la gripe asiática durante la epidemia de 1957, las probabilidades de que con anterioridad hubieran padecido ansiedad y depresión eran tres veces superiores a las de las personas que no enfermaron. La exposición a un virus común termina más frecuentemente en infección en las personas que con anterioridad tienen niveles elevados de estrés. Quienes cuidan de familiares con la enfermedad de Alzheimer tienen una respuesta inmunológica notablemente más baja. Las mujeres que sufren elevados niveles de estrés conyugal tienen tres veces más probabilidades de sufrir un infarto que aquellas mujeres que no padecen este problema.

Hans Selye señalaba: «Un estrés insoportable puede quebrantar los mecanismos de defensa del organismo. Por este motivo, en tiempos de guerra y de hambruna hay tantas enfermedades que tienden a extenderse. Si un microbio está permanentemente en nuestro interior o en nuestro entorno, y sin embargo no desencadena la enfermedad hasta que no padecemos estrés, cabe preguntarse ¿qué es lo que origina la enfermedad, el microbio o el estrés? Yo creo que ambos, y con idéntica influencia».

El estrés tiene un importante impacto en las enfermedades cardíacas y en los infartos. Es por todos sabido que quienes tienen una personalidad de tipo A tienen mayor riesgo de sufrir infartos. Se han efectuado numerosos estudios que demuestran que las emociones fuertes pueden desencadenar ataques cardíacos. El estrés emocional o físico provoca una subida del nivel de adrenalina y noradrenalina que a su vez hace que aumente la tensión arterial y que se eleve el ritmo cardíaco. El enfado, el dolor y el miedo son tan importantes como los conocidos desencadenantes físicos, por ejemplo un elevado nivel de colesterol.

En el caso de David intentamos modificar sus reacciones al estrés. Repasamos estudios que demostraban las importantes consecuencias que se derivan de reducir el estrés. Esta reducción hace disminuir la presión arterial y el ritmo cardíaco. Nuestra forma de responder al estrés no está predeterminada. También es posible cambiar nuestra respuesta inmunológica. Con el fin de documentar la poderosa influencia de la mente en las enfermedades inmunológicas se realizó un experimento con ratones a los que se les infectó con una enfermedad autoinmune experimental, muy similar al lupus eritematoso sistémico (lupus). Los ratones con lupus fueron tratados con Cytoxan, un fármaco inmunosupresor que controlaba esta enfermedad. A continuación, los ratones asociaron cada dosis del fármaco con la ingestión de un líquido azucarado. Finalmente, terminaron bebiendo exclusivamente la bebida azucarada, la cual tuvo en los animales los mismos poderosos efectos inmunológicos que el Cytoxan.

Éste fue uno de los primeros estudios que sirvió para convencer a los científicos de que el cerebro y el sistema nervioso pueden tener una influencia directa en el sistema inmunológico. Estos estudios han propiciado el desarrollo de la apasionante materia de la psiconeuroinmunología. En la actualidad se cree que todos podemos aprender métodos para modificar nuestra respuesta al estrés y, en consecuencia, nuestra respuesta inmunológica. Cuando sobre la piel de un enfermo de fibromialgia se aplica capsaicina, el ingrediente activo del pimiento picante, la reacción inflamatoria es mayor que la que se da entre los individuos normales. Cuando los enfermos de fibromialgia aprendieron técnicas de reducción del estrés se consiguió atemperar esta respuesta inmunológica exagerada. En lugar de reaccionar automáticamente al estrés de modo negativo, podemos aprender técnicas para mitigar sus efectos psicológicos adversos.

Personalmente, nunca le había prestado excesiva atención al estrés hasta que hace unos años padecí de forma recurrente diversos trastornos. Mirando hacia atrás, observo que muchos de mis brotes de fatiga aparecieron después de momentos de intenso estrés. Hace treinta años sufrí una enfermedad similar a la gripe que me duró tres meses. Esta afección la tuve cuando me encontraba realizando el internado médico, un año en el que me veía forzado a dormir poco y en el que estaba sometido a un increíble esfuerzo físico e intelectual. Las cefaleas crónicas y el insomnio que comencé a sufrir hace diez años se fraguaron en unos momentos de estrés, el cual se debió a unos importantes cambios en mi carrera. La depresión empezó después de la intervención quirúrgica cerebral.

Fue en ese tiempo cuando comencé a practicar técnicas de meditación y yoga, especialmente concebidas para relajar la mente y el cuerpo. La relajación calma el sistema nervioso simpático, la respuesta de «lucha o huida». Durante un programa para pacientes con fibromialgia y artritis, realizado en un popular balneario de Tucson, Arizona, había sido testigo de los poderosos efectos de la reducción del estrés. Dicho programa constaba de sesiones diarias de ejercicios, técnicas de relajación (que incluían yoga, meditación y tai-chi), así como sesiones formativas. Antes y después de la realización del programa se medía la reactividad frente al estrés y la función inmunológica. Tras el seguimiento del programa se constataban mejoras significativas en ambas medidas. Dado que yo estaba realizando unas sesiones normales, me decidí a incluir en mi programa diario técnicas de relajación.

Estas técnicas incluían biorretroalimentación, hipnosis, meditación, yoga, oración, tai-chi, chi-gong y respiración profunda con imaginería o ejercicios repetitivos. Cada uno de estos métodos exige a la persona que los practica que se concentre en palabras pronunciadas de forma reiterativa, en sonidos, rezos o sensaciones corporales; y que se aclare la mente de pensamientos inadecuados. Es útil cualquier cosa que sirva para inducir la respuesta de la relajación. Dicha respuesta consiste en una disminución del ritmo cardíaco, un descenso de la presión arterial y un descenso de la reacción frente a las típicas hormonas del estrés. Asimismo, después de la biorretroalimentación o de la meditación, se produce un cambio en la actividad de las ondas cerebrales, lo cual provoca una menor excitación y un mayor estado de calma.

David comenzó a entender el impacto negativo que el estrés crónico tenía en su salud. Me comentó:

> Empezaba a pensar que nunca me encontraría bien. ¿Por qué me sucedía todo eso? No era justo. Estaba constantemente enfadado. Ahora controlo mejor todos los aspectos de mi vida. He aprendido a ver las cosas desde otra perspectiva.

Siempre padeceremos estrés. Hans Selye dijo: «El estrés es la vida, y la vida es estrés». Nuestra respuesta al estrés, en parte es heredada, y en parte adquirida. Se demostró que los hijos de las personas que sobrevivieron al Holocausto tenían unas respuestas exageradas al estrés, pese a que no experimentaron directamente ninguno de los horrores que padecieron sus padres. Pero la forma en que se reacciona frente al estrés puede modificarse. El estrés no es necesariamente causa de enfermedades, pero contribuye enormemente al impacto que éstas tienen en cada uno de nosotros. Descubrir modos más sanos de afrontar el estrés ayuda en gran medida a que nos hagamos cargo de los síntomas que padecemos, en lugar de permitir que estos síntomas nos dominen.

CREENCIAS ERRÓNEAS

- El síndrome de la Guerra del Golfo es una nueva enfermedad.
- Algunos de nosotros no podemos sobrellevar el estrés.
- El estrés es una reacción puramente psicológica.

HECHOS REALES

- En todas las guerras ha habido soldados veteranos que han enfermado con síntomas que coinciden con los que son característicos de la fibromialgia.
- El estrés provoca una cascada de respuestas físicas y psicológicas, algunas beneficiosas, otras nocivas.
- El estrés crónico provoca hiperexcitación y una disfunción del sistema inmunológico.
- Las respuestas frente al estrés pueden modificarse mediante técnicas de relajación y a través de la terapia cognitivo-comportamental.

Capítulo 11

¿Qué medicamentos debo tomar?

El principal síntoma de Jonathan era el dolor. Denise se quejaba amargamente de la fatiga que tenía de forma constante. A Patty le atormentaban por igual el insomnio, el dolor y la fatiga. El tratamiento de la fibromialgia requiere tratar cada uno de estos síntomas. Algunos fármacos son más efectivos para combatir el dolor, mientras que otros es posible que circunscriban su acción a aliviar los trastornos del sueño.

El tratamiento médico de la fibromialgia tiene que ser altamente individualizado (véase la tabla 1 sobre el tratamiento, pág. 171). La mayoría de las veces, prescribo medicamentos para aliviar el dolor, mejorar la energía y paliar los trastornos del sueño. Hay fármacos que son efectivos para las tres clases de síntomas.

Casi siempre, en los últimos cincuenta años, el tratamiento del dolor ha sido relegado a un segundo plano médico. Aparte del anestesista que combate el dolor perioperatorio o del oncólogo que alivia el sufrimiento asociado al cáncer, los tratamientos específicos para combatir el dolor han sido considerados una práctica incorrecta. Los médicos reciben formación para buscar la causa del dolor y erradicarla. Cuando no se encuentra el factor causante del dolor, su tratamiento resulta frustrante y, en ocasiones, vano. Los pacientes que sufren dolor crónico han sido mal entendidos, y se les ha compadecido o rechazado.

La aceptación y el tratamiento del dolor crónico como una entidad propia está adquiriendo relevancia. En la actualidad, los hospitales dan instrucciones para que se registren diariamente no sólo los signos vitales de todos los pacientes, como la temperatura, la presión arterial y el ritmo cardíaco, sino también los niveles de dolor. La mayoría de los hospitales cuentan con equipos especializados en el tratamiento del dolor. Sin embargo, en la comprensión y el tratamiento del dolor se emplea una mínima parte de los fondos destinados a la investigación. En las facultades de medicina raramente se enseñan los mecanismos del dolor.

Las tres principales clases de agentes para aliviar el dolor (analgésicos) son los fármacos antiinflamatorios no esteroides (conocidos como FAINE), los analgésicos opiáceos y los anestésicos.

Los analgésicos antiinflamatorios

Los analgésicos antiinflamatorios, tales como los FAINE, alivian el dolor, al tiempo que bloquean químicamente el proceso inflamatorio. Los corticosteroides, como la prednisona, son los más potentes. Los fármacos antiinflamatorios se aplican preferentemente para el dolor que provocan enfermedades como la artritis reumatoide, que hace que se inflamen las articulaciones, los músculos y otros tejidos. La fibromialgia, el SFC y los dolores de cabeza crónicos raramente están asociados a inflamaciones, por lo que los esteroides y los FAINE se utilizan de forma limitada. Los esteroides son muy tóxicos y tienen poca eficacia como analgésicos. En cambio, los FAINE tienen un efecto analgésico incluso a dosis bajas. Pequeñas dosis de algunos FAINE, como el ibuprofeno o el naproxeno pueden librar del dolor y son bastante seguros; aunque su uso a largo plazo puede causar problemas gastrointestinales o de riñón. El paracetamol (Tylenol) no suele provocar úlceras o hemorragias y puede ser igual de útil para paliar el dolor. Lamentablemente, ningún FAINE ni ningún esteroide alivió el dolor de Jon.

Jonathan también probó tomar Vioxx y Celebrex, los nuevos fármacos antiinflamatorios. Éstos se denominan «inhibidores Cox 2», debido a que bloquean de forma selectiva la segunda enzima ciclooxigenasa, en contraste con todos los fármacos antiinflamatorios anteriores, que también bloqueaban la primera enzima. Estas dos enzimas son importantes para controlar el dolor y las inflamaciones hísticas. El bloqueo selectivo de los inhibidores Cox 2 provoca menos hemorragias gastrointestinales, úlceras y gastritis. Estos fármacos tienen también una acción prolongada, lo cual, en el tratamiento del dolor crónico, es una ventaja. Una única dosis de Vioxx o de Celebrex al día tiene un efecto analgésico que dura veinticuatro horas.

Si los fármacos antiinflamatorios tienen alguna eficacia en la fibromialgia, ello se debe a sus efectos analgésicos sobre el sistema nervioso central. También son útiles cuando los enfermos de fibromialgia padecen de forma simultánea artritis o bursitis. El otro fármaco analgésico que Jonathan probó sin excesivo éxito fue el tramadol (Ultram). Como opiáceo agonista (estimulante), este medicamento tiene un efecto analgésico en el sistema nervioso central; al mismo tiempo, también inhibe la recaptación de la serotonina y la noradrenalina. Puede ayudar a reducir el dolor, pero normalmente se tienen que tomar dosis muy elevadas tres veces al día.

Analgésicos opiáceos

Durante los cuatro años previos a mi tratamiento, Jon había estado tomando Percocet y otros analgésicos opiáceos. El uso de opio para aliviar el dolor se remonta a los egipcios, en el año 1550 a.C. El opio se extrae de la vaina de la semilla de la amapola y contiene muchos componentes analgésicos, entre los que se encuentran la morfina, la codeína y algunos fármacos, como el Percocet. Los opiáceos reducen el dolor debido al efecto que tienen sobre determinados receptores que se encuentran en el cerebro y en la médula espinal.

Los opiáceos más conmunmente prescritos son: morfina, codeína, oxicodona, meperidina (Demerol), metadona y propoxifeno (Darvocet). Pueden administrarse mediante inyección, por vía intravenosa, bajo la lengua, o a través de la absorción de la piel, como sucede con los parches de fentanilo (Duragesic). Están en proyecto nuevos opiáceos con una toxicidad menor. Los analgésicos opiáceos actúan tanto sobre los componentes sensoriales del dolor, como sobre los emocionales. La mayoría de los opiáceos tienen una potencia similar a la morfina, una sustancia agonista opiácea relativamente pura. La hidrocodona (Vicodin) y la morfina tienen una semivida relativamente corta. La oxicodona (Oxycontin) y el fenantilo transdérmico tienen unos efectos que duran entre doce y setenta y dos horas.

Los opiáceos son los analgésicos más efectivos, pero el miedo a la adicción que pueden provocar limita su uso. A Jon le habían advertido repetidamente sobre su «dependencia» al Percocet. Gran parte del temor a la adicción que tienen los pacientes con dolor crónico es exagerado. La verdadera adicción suele circunscribirse a personas con un historial de consumo abusivo de drogas, alcohol u otras sustancias. Hay individuos que desarrollan una tolerancia a las drogas, la cual se caracteriza por un consumo progresivo de la sustancia para obtener la misma respuesta. Cualquier persona que esté tomando opiáceos es susceptible de padecer síndrome de abstinencia, pero los síntomas de este síndrome se pueden controlar si se disminuye progresivamente la dosis de opiáceos antes de dejar de administrarlos. Muchos fármacos que afectan al dolor, al sueño, al estado de ánimo o a la cognición pueden causar reacciones desagradables o incluso peligrosas si se interrumpe su administración de forma brusca.

Jon nunca tomó más opiáceos de los que le prescribieron. De hecho, a menudo trataba de saltarse dosis para evitar, según decía, «convertirse en una persona adicta a las drogas». Paradójicamente, si se toman opiáceos siguiendo esta pauta existe un riesgo mayor de desarrollar una dependencia psicológica. Es preciso que tanto los pacientes como los médicos entiendan que los opiáceos no se deben administrar según las necesidades. Este tipo de fármacos se tienen que administrar siguiendo una pauta de dosificación continuada, de tal forma que los efectos analgésicos ni aumenten ni disminuyan. El uso errático de los opiáceos es lo que crea más problemas, especialmente por lo que respecta al síndrome de abstinencia. Jon se quejaba más y experimentaba más dolor cuando dejaba de tomar Percocet. En una ocasión me contestó iracundo:

Antes de cada una de las intervenciones quirúrgicas, los médicos siempre me dicen que la operación solucionará el problema de mi dolor. Pero yo sigo empeorando. Cuando los cirujanos ya no pueden ayudarme, se cansan de visitarme. Entonces me envían a otro facultativo, que me hace más radiografías y nuevos RMN. Más de un médico me ha dicho que me estoy convirtiendo en un drogadicto. Yo odio tomar Percocet continuamente, pero es la única manera de poder pasar los días. Ahora ustedes quieren que deje lo único que me mantiene bien. A partir de ahora ya no confío en nadie.

Consulté a mis colegas de nuestro programa para el tratamiento del dolor; y a Jon le cambié el Percocet por Duragesic (un parche de fentanilo), administrado cada tres días. A partir de ese momento, Jon tuvo mucho menos dolor. Los analgésicos de acción prolongada son eficaces sin necesidad de intensificar las dosis, contrariamente a lo que sucede con los fármacos de acción corta, como el Percocet. Este medicamento, que es una combinación de paracetamol, opiáceos y oxicodona, sólo es efectivo durante tres o cuatro horas. También le prescribí a Jon dextrometorfano, el «DM» del Robitussin-DM, que todavía disminuyó más su algia. El dextrometorfano bloquea unos receptores químicos denominados NMDA, que son importantes en el inicio del proceso de la sensibilización central.

Anestésicos y otros analgésicos

Es difícil imaginar el mundo de la medicina sin la anestesia. Sin embargo, el primer uso de la anestesia en una intervención quirúrgica se produjo en 1846. Aunque la anestesia ha revolucionado el control del dolor durante las intervenciones quirúrgicas, se ha utilizado sólo de forma muy limitada en el tratamiento del dolor crónico. A los pacientes con fibromialgia y dolor miofascial se les suelen administrar analgésicos con anestésicos como la lidocaína, los cuales se inyectan en los puntos de dolor o en los puntos gatillo.

El dolor de Jon mejoró con inyecciones en los puntos gatillo. Se le administró un anestésico (lidocaína) en las áreas musculares especialmente tensas y sensibles. Estas inyecciones son más efectivas cuando anteriormente se han realizado estiramientos y movimientos musculares, a los que la doctora Janet Travell denominaba «liberación miofascial». Las inyecciones en los puntos gatillo son muy seguras y pueden aliviar los espasmos musculares locales y el dolor; sin embargo, esta mejoría dura sólo unos días. Los anestésicos, como la lidocaína, administrados por vía intravenosa o tópica, se pueden utilizar también para tratar el dolor crónico, pero los efectos secundarios tan desagradables que provocan y su acción tan corta han limitado su valor.

Seguidamente, prescribí a Jon Neurontin (gabepentina), así como amitriptilina en el momento de acostarse. Los anticonvulsivos, como el Neurontin, interfieren la actividad neuronal en lo relativo a la transmisión del dolor. Los antidepresivos tricíclicos, como la amitriptilina y la imipramina, tienen diversas acciones analgésicas, entre las que están la supresión de las descargas de las células nerviosas y la inhibición de la recaptación de la serotonina y la noradrenalina. La adición de estos dos fármacos permitió que Jon fuera dejando progresivamente los opiáceos en el curso del siguiente año.

Otros medicamentos

El principal síntoma de Denise era la fatiga. Después de haber tomado megavitaminas, antibióticos, agentes antivirales y numerosas infusiones intravenosas, aceptó de mala gana que se le administrara Zoloft. Empecé prescribiéndole 25 mg de Zoloft por la mañana, una dosis extremadamente baja; y fui incrementando la cantidad hasta llegar a los 100 mg. Denise no reunía los criterios necesarios para considerar que sufriera una depresión grave. Normalmente, para mejorar la energía se utiliza una dosis de antidepresivos más baja que para tratar la depresión. Ciertos antidepresivos, especialmente los inhibidores de la recaptación de la serotonina, como Zoloft, Prozac, Paxil y Celexa, pueden ser más efectivos que otros para restablecer la energía del paciente.

Los trastornos del sueño de Patty se desencadenaron como consecuencia de la fatiga y el dolor que sufría. La mayoría de los pacientes con fibromialgia y síndrome de fatiga crónica padecen alteraciones en el sueño profundo del estadio cuatro. No es extraño que también sufran trastornos primarios del sueño, como apnea del sueño o síndrome de las piernas agitadas. Si existe cualquier preocupación respecto a estos trastornos del sueño, es necesario enviar al enfermo a una clínica del sueño para que le efectúen un estudio a lo largo de una noche.

Después de la primera toma nocturna de 20 mg de Elavil, un antidepresivo tricíclico, Patty se sintió mejor de lo que se había sentido en los meses precedentes. Sus trastornos del sueño eran tan insoportables que cuando consiguió dormir mejor y de forma más profunda, inmediatamente mejoró. En los últimos veinte años, ella ha estado tomando pequeñas dosis de Elavil, normalmente entre 20 y 30 mg al acostarse, con el objeto de conseguir dormir de una manera adecuada y reparadora. Para aliviar el dolor y mejorar el bienestar general en la fibromialgia, la amitriptilina (Elavil) y la ciclobenzaprina (Flexeril) son más efectivas que el placebo y que los FAINE. Estos fármacos se utilizan en pequeñas dosis y al acostarse. Empezamos prescribiendo a los pacientes 10 mg una o dos horas antes de acostarse y normalmente no llegamos a administrar dosis superiores a 30 mg de Elavil o 20 mg de Flexeril.

Patty ha probado tomar otros medicamentos, debido a los molestos efectos secundarios de estos antidepresivos tricíclicos, como el estreñimiento. Sin embargo, ninguno de los que ha tomado ha sido efectivo. Los compuestos tricíclicos como el Elavil tienen un efecto analgésico independiente de su acción antidepresiva. Afortunadamente, la estimulación del sueño y los efectos analgésicos se producen con dosis más bajas de las que son necesarias para que estos fármacos desplieguen sus efectos antidepresivos. Por lo tanto, los efectos secundarios suelen ser de poca entidad; no obstante, algunas reacciones como la retención de líquidos, el aumento de peso, la taquicardia y la sedación pueden resultar intolerables para algunas personas. Patty tuvo que soportar sequedad de boca, estreñimiento y aumento de la sensación de apetito. El sueño profundo y reparador que consiguió y una disminución del dolor muscular compensaron en su caso las molestias de los efectos secundarios.

Otros antidepresivos, como Effexor, trazodona (Desyrel) y Serzone, pueden ser efectivos. Para tratar los trastornos del sueño son útiles también el clonazepam (Klonopin) y el lorazepam (Ativan), ambos en dosis de 0,5 a 1 mg, y administrados al acostarse. Estas benzodiazepinas o la L-Dopa/carbidopa (Sinemet) son los mejores fármacos para tratar el síndrome de las piernas agitadas, que es un trastorno de movimiento periódico de piernas que afecta al 5 % de la población. Además de aliviar la ansiedad y combatir el insomnio, el Klonopin o el Ativan pueden ayudar a disminuir el dolor, debido a su acción analgésica directa en el cerebro. Igual que ocurre con los opiáceos, existe un temor injustificado acerca de la posible adicción que pueden generar las benzodiazepinas. Si estos fármacos se administran a dosis bajas, no crean adicción. El Zolpidem (Ambien) es útil para tratar los trastornos del sueño derivados de la fibromialgia; sin embargo, este medicamento no alivia el dolor muscular. A menudo, se prescribe melatonina para inducir el sueño y para solucionar problemas a corto plazo, como el *jet lag*. Nuestras investigaciones demuestran que los enfermos de fibromialgia no presentan un déficit de melatonina. Esta sustancia no fue efectiva en el tratamiento de los síntomas de la fibromialgia en un ensayo clínico aleatorio. El modafinilo (Provigil), un nuevo fármaco que facilita el estado de vigilia, puede aliviar la fatiga en algunos pacientes.

Cabe minimizar los efectos secundarios de estos fármacos y realzar su eficacia combinando varios medicamentos, cada uno de ellos administrado en pequeñas dosis. Así, un paciente puede tomar, por la mañana, una dosis pequeña de algún nuevo inhibidor de la recaptación de la serotonina, por ejemplo 10 mg de Prozac o 50 mg de Zoloft; y por la noche, una dosis pequeña de un antidepresivo tricíclico, como por ejemplo entre 10 y 25 mg de Elavil. Dado que los medicamentos tricíclicos y los ISRS tienen efectos fisiológicos distintos en las neurohormonas, como la serotonina y la noradrenalina, la combinación de ambos tipos de fármacos no está contraindicada.

Otros síntomas comunes que se dan en la fibromialgia pueden requerir otros fármacos. Un tercio de las personas que padecen este síndrome sufren depresión y necesitan una medicación antidepresiva adecuada en dosis terapéuticas. Las pequeñas dosis de antidepresivos o de ansiolíticos que se administran para tratar el dolor y los trastornos del sueño no son suficientes. Las cefaleas migrañosas pueden responder mejor a fármacos más específicos como los triptanos. A menudo, el síndrome del intestino irritable se trata con antiespasmódicos o con uno de los nuevos antagonistas 5-HT3. El síndrome de la vejiga irritable se ha tratado con oxibutina.

Para tratar la fibromialgia se han recomendado diversos productos médicos que no precisan de prescripción facultativa. Aunque trataré de ellos con mayor detalle en el próximo capítulo, algunos entran dentro de la categoría de medicamentos. Por ejemplo, hay quien sostiene que el magnesio y el ácido málico ayudan a disminuir el dolor en la fibromialgia. Hay sólo un estudio sobre esta combinación, y fue decepcionante. El agente que más se promociona es la guaifenesina, que se encuentra en muchos expectorantes para la tos.

Un endocrinólogo afincado en California planteó como hipótesis que la causa de la fibromialgia es un exceso de ácido úrico y de fosfatos inorgánicos en el músculo. Postulaba que la guaifenesina servía para eliminar esas sustancias, con lo cual se restablecía la energía muscular. Sin embargo, las biopsias musculares y determinadas técnicas como la RMN espectroscópica no han demostrado que exista ninguna anormalidad metabólica en los músculos. Los ensayos clínicos aleatorios realizados con guaifenesina en enfermos de fibromialgia no demuestran que este agente sea más efectivo que el placebo. A menos que nuevas investigaciones pongan de manifiesto unos resultados distintos, personalmente no recomiendo la guaifenesina como tratamiento principal para los enfermos de fibromialgia.

Muchos de mis pacientes con fibromialgia señalan que no pueden tomar ningún fármaco. Presentan alergias o sensibilidad a numerosos tipos de medicamentos. En diversos libros se indica también que los enfermos de fibromialgia y de síndrome de fatiga crónica tienen más alergias y son más sensibles a toda clase de fármacos. Esto no ha sido demostrado científicamente. Los enfermos de fibromialgia tienen hipersensibilidad al frío y al calor, a los ruidos y a las luces brillantes. También son sensibles a los medicamentos.

Pero esto no significa que los medicamentos sean peligrosos para ellos o creen auténticas reacciones alérgicas o anafilácticas. Yo siempre introduzco los medicamentos muy lentamente y con cuidado; prescribiendo al principio la dosis más baja posible. Tambien valoro el hecho de que la ansiedad que provoca tomar medicamentos aumenta la respuesta del estrés. El estrés mimetiza psicológicamente una reacción farmacológica adversa.

A medida que los científicos entiendan mejor las relaciones entre mente y cuerpo que se dan en las enfermedades crónicas, se dispondrá de fármacos más específicos. Estos medicamentos interactuarán de una forma concreta y tendrán un objetivo claramente determinado (que además será un objetivo único) en el sistema nervioso central. Ello implicará que estos fármacos serán más efectivos y causarán menos efectos secundarios. En la actualidad, se está investigando activamente el desarrollo de nuevos recaptadores antagonistas de la serotonina. Los estudios iniciales realizados en Alemania sobre uno de estos recaptadores, el tropisetron, parecen prometedores. Asimismo, se están probando una nueva sustancia P y unos antagonistas NMDA.

Cuando el año pasado Jon volvió para que lo visitara, estaba mucho más animado. Bonnie ya no tuvo que hablar por él. Se movía con mayor libertad y tenía mucho menos dolor. Trabajaba a media jornada en la tienda de recambios para el automóvil y asistía a clases nocturnas en la facultad. Fuimos capaces de reducir progresivamente la medicación, y ya no estaba deprimido. Aunque nunca se libró por completo del dolor, Jon había conseguido tener una vida mucho más activa, feliz y productiva.

La experiencia de Jon con el dolor es similar a la de la mayoría de mis pacientes que sufren enfermedades crónicas. Durante más de diez años, la vida de Jon había tenido como objetivo acabar con el dolor. Una vez que aprendió que podía continuar viviendo pese al dolor, toda su existencia cambió. Si le pidiera a mis pacientes que escogieran entre librarse del dolor o volver a tener una vida normal, por regla general escogerían esto último. Sin embargo, la mayoría de nosotros no podemos entender cómo es posible vivir feliz y sentirse productivo si todavía se experimenta dolor. Jon constituye el ejemplo de que efectivamente eso es posible.

Los fármacos actuales para la fibromialgia tienen una eficacia moderada. Podemos albergar la fundada esperanza de que mejorarán en un futuro próximo. A medida que nos aproximemos a la comprensión de las complejas interacciones de las sustancias químicas que controlan el dolor y la energía, los fármacos serán más especializados. Los medicamentos que se administran hoy en día para la fibromialgia son más eficaces si se utilizan en combinación, y de forma conjunta, con diversas terapias no farmacológicas. No obstante, la complejidad de estas enfermedades hace que sea poco probable que se encuentre una «fórmula mágica».

Creencias erróneas

- Los opiáceos nunca deben utilizarse para tratar el dolor crónico.
- Todos los enfermos de fibromialgia se tienen que tratar con antidepresivos.
- Los enfermos de fibromialgia nunca deben tomar ansiolíticos, como las benzodiazepinas.
- Los medicamentos no son eficaces para tratar la fibromialgia.

Hechos reales

- Los analgésicos son efectivos, pero únicamente tienen un efecto paliativo. Los opiáceos son necesarios en un pequeño porcentaje de enfermos de fibromialgia y los deben prescribir expertos en el tratamiento del dolor.
- Los tratamientos deben estar dirigidos a los síntomas que son más perturbadores. Algunos fármacos son más adecuados para tratar el dolor, otros para mejorar el sueño y otros para la energía. Ciertos medicamentos, como los antidepresivos tricíclicos, son útiles para los tres tipos de síntomas.
- Los ansiolíticos, como las benzodiacepinas, y pequeñas dosis de inhibidores selectivos de la recaptación de la serotonina son efectivos en muchos enfermos de fibromialgia.
- No hay ningún medicamento óptimo para todos los enfermos de fibromialgia en general.
- El enfoque más adecuado es probar administrando diferentes fármacos, diversas dosis y una variedad de combinaciones.

Capítulo 12

¿Qué otros tratamientos son útiles?

Para los enfermos de fibromialgia, los medicamentos son sólo una parte de un programa terapéutico efectivo. Todos los pacientes de fibromialgia necesitan estar lo más activos que sea posible. El dolor y los espasmos musculares interfieren en las actividades diarias y en el ejercicio. Finalmente, el enfermo acaba padeciendo debilidad muscular, atrofia y falta de entrenamiento. Existen muchas técnicas que ayudan a reducir el dolor muscular, a mejorar la flexibilidad y a mantener en buen estado el sistema cardiovascular. Jonathan no consiguió mejorar después de varios meses de terapia física y tratamiento quiropráctico. Su primer terapeuta físico utilizó técnicas pasivas, como masajes y ultrasonidos. Jon me dijo que durante el masaje o la terapia física sentía que sus músculos estaban bien. Sin embargo, cuando regresaba a su casa, la tensión y el dolor se intensificaban. Lamentablemente, esto es lo que suele suceder. Aunque el masaje regular ayuda a disminuir los espasmos musculares, hay que tener en cuenta que acudir a un terapeuta profesional resulta caro. Yo suelo recomendar que el cónyuge aprenda a practicar un buen masaje.

Jonathan describió su experiencia con un quiropráctico:

> Comencé a acudir a un quiropráctico después de mi última operación en 1990. Al principio era lo que más me ayudaba. Sin embargo, progresivamente tuve la sensación de que mi maltrecha espalda aguantaba menos tiempo en buen estado. Entonces el quiropráctico

dijo que tenía que realizar más sesiones; pues, según afirmó, tenía varias vertebras desplazadas. Al final, acudía al quiropráctico dos veces por semana. Esto duró dos años y medio, hasta que no pude costearlo.

La quiropráctica es la forma más importante de medicina práctica alternativa, aunque para la gente se ha convertido en una terapia principal. Los quiroprácticos están autorizados a ejercer en todo el territorio de Estados Unidos, y uno de cada tres ciudadanos con dolor en la parte baja de la espalda ha acudido a uno para recibir tratamiento. Los pacientes con este tipo de dolor de espalda acuden con más frecuencia a los quiroprácticos que a los cirujanos ortopedas o a los reumatólogos. En la actualidad, en Estados Unidos hay cincuenta mil quiroprácticos, y se espera que esa cifra se doble en diez años. En 1990 se produjeron 160 millones de visitas a los quiroprácticos y se gastaron 4.000 millones de dólares en este tipo de asistencia. En Estados Unidos, Medicare y las compañías de seguros más importantes reembolsan a sus asegurados los gastos de la quiropráctica.

La medicina tradicional ha rechazado la asistencia quiropráctica, aunque esta tendencia ha empezado a cambiar. Hasta hace poco, la American Medical Association prohibía a los médicos consultar a los quiroprácticos. Sin embargo, en 1994 esta organización para la política sanitaria declaró que la manipulación de la columna vertebral puede aliviar el dolor en la parte baja de la espalda. Gran parte del conflicto con los médicos se debe a que los quiroprácticos sostienen que las vértebras se suelen desplazar o sufrir subluxaciones. Sin embargo, las vértebras nunca se desplazan de una forma sustancial, a menos que se produzca un trauma físico grave. Los quiroprácticos, de forma sistemática, han defendido que las subluxaciones vertebrales y los desplazamientos óseos afectan negativamente a la movilidad, la postura, el flujo sanguíneo y que, con frecuencia, estas lesiones inciden en los nervios medulares provocando un «bloqueo vertebral». Algunos quiroprácticos utilizan la terapia manipulativa para tratar los dolores de cabeza, el asma, las enfermedades neurológicas y el cáncer. Esta amplia gama de tratamientos tiene mucho que ver con la mala reputación que tienen los quiroprácticos entre los médicos. Un informe reciente sobre niños con asma demostró que la manipulación quiropráctica de la columna vertebral no reportaba ningún beneficio.

Respecto a diversos trastornos musculoesqueléticos, entre los que cabe incluir la fibromialgia, no hay pruebas de que la quiropráctica o el tratamiento osteopático sean de utilidad. Los quiroprácticos y los osteópatas tienen buenas manos. Comprenden el funcionamiento de los músculos y las articulaciones. A menudo, sus tratamientos mejoran la movilidad. Muchos de mis pacientes han obtenido beneficios de la asistencia quiropráctica y osteopática. Aunque se han realizado muy pocos ensayos clínicos aleatorios utilizando la manipulación quiropráctica u osteopática, dos estudios recientes demostraron que la quiropráctica y la terapia física eran igualmente eficaces en el tratamiento del dolor de la parte baja de la espalda. Sin embargo, los efectos de ambas técnicas eran sólo ligeramente mejores que los que se obtenían entregando al paciente un folleto explicativo sobre el dolor en la parte baja de la espalda.

¿Por qué la quiropráctica es efectiva si sus principios del tratamiento tienen un fundamento científico mínimo? La quiropráctica conforta a los pacientes. Los médicos no le pueden decir a los enfermos de fibromialgia cuál es la causa de sus síntomas. Los quiroprácticos señalan diversas alteraciones estructurales como la causa física clara del dolor. Estas explicaciones se entienden de una forma intuitiva y también refrendan los síntomas de los pacientes. Los quiroprácticos y los osteópatas tocan mucho más a los enfermos que los médicos tradicionales. A menudo, los pacientes consiguen una inmediata retroalimentación personal, como percibir determinados «cracs» en la columna. Esto reafirma la idea de que la manipulación está actuando sobre la fuente del dolor. Los médicos pueden aprender mucho de los quiroprácticos en lo que hace referencia a la relación médico-paciente.

Los quiroprácticos, osteópatas, terapeutas físicos y terapeutas neuromusculares tratan los desequilibrios posturales. Hacer que las personas se concien de la forma que tienen de sentarse, moverse, levantarse y hacer ejercicio reporta muchos beneficios. El tratamiento debe tener una duración limitada. Ningún tratamiento del dolor crónico debe durar indefinidamente, a menos que se observe una clara mejoría.

El objetivo de la terapia física, tanto para la fibromialgia como para el dolor crónico de espalda, es mejorar la movilidad, la actividad y la fuerza. Este enfoque contrasta con el tratamiento del dolor de espalda que se ha realizado durante los últimos cincuenta años. Hasta hace poco, la teoría era que la espalda estaba «lesionada» y que, en consecuencia, lo preceptivo era el reposo. Se tenía que evitar el movimiento. A los pacientes con dolor de espalda se les ordenaba permanecer en cama durante largo tiempo y estar inactivos; asimismo se les prescribían corsés dorsales o tracción dorsal. En la actualidad, los médicos reconocen que cuanto más se restringe el movimiento de la espalda, más difícil es la rehabilitación.

Para quienes se han educado de acuerdo con el antiguo enfoque, esta nueva concepción suele ser difícil de comprender o aceptar. La terapia física que siguió Jon en un principio estaba diseñada para fortalecer la espalda y para conseguir que se estuviera más activo. Empezó lentamente. Cada sesión incluía masaje, ultrasonidos y estimulación eléctrica. Los denominados «programas de trabajo de endurecimiento» o «terapias de medicina deportiva» no son adecuados para los enfermos de fibromialgia o de síndrome de fatiga crónica. La intensidad de la rehabilitación debe controlarse con sumo cuidado cuando el enfermo ha sufrido dolor crónico y fatiga durante meses o años. Tanto a Jon como a Denise les pedí que consultaran con la doctora Joanne Borg-Stein, fisiatrista de nuestro equipo de tratamiento, que es una pieza clave del mismo.

Muchos de mis pacientes ni siquiera saben lo que es un fisiatrista. Los fisiatristas son médicos especializados en la medicina musculoesquelética y rehabilitadora. Los fisiatristas son expertos en el asesoramiento de los problemas anatómicos y estructurales, así como en la aplicación de determinadas técnicas, como la administración de inyecciones en los puntos gatillo o la acupuntura. Suelen dirigir departamentos de terapia física.

Nuestra fisiatrista también utiliza acupuntura. Esta técnica le proporcionó a Jon un alivio duradero de su dolor. En China, la acupuntura ha sido el procedimiento médico más habitual durante los últimos dos mil años. La teoría de la acupuntura se basa en la premisa de que los canales de energía, qi, fluyen por todo el organismo. La finalidad de la acupuntura es corregir los desequilibrios

Tabla 1: Principios del tratamiento en la fibromialgia

Siempre

Sesiones educativas
- En grupo
- Charlas didácticas detalladas
- Contestación de las preguntas y las dudas que se planteen
- Finalizar con atención personalizada

Asesoramiento sobre ejercicio y actividad
- Ejercicio cardiovascular
- Estiramientos

Normalmente

Medicamentos
- Tricíclicos (como amitriptilina o ciclobenzaprina al acostarse), inhibidores de la recaptación de la serotonina (como la fluoxetina)
- Analgésicos (FAINE, paracetamol, tramadol)

Con relativa frecuencia

- Fármacos para el sueño
- Ansiolíticos
- Medicina física, especialista en terapia física
- Asesoramiento psicológico, profesional de la salud mental

Casos más problemáticos

- Clínica para el tratamiento del dolor, programas de rehabilitación
- Terapia cognitivo-comportamental, programa de reducción del estrés

que se producen en ese flujo. Hay veinte canales *qi*, o meridianos, principales. El acupuntor identifica el desequilibrio y escoge los puntos adecuados de entre los 360 existentes que están repartidos a lo largo de estos meridianos. En el punto de acupuntura se inserta manualmente una aguja larga y delgada. Sin embargo, se han popularizado también otros métodos como la aplicación de calor, presión (acupresión) o estimulación eléctrica (electroacupuntura). La medicina occidental cree que la acupuntura, igual que las inyecciones sobre los puntos gatillo, disminuye el dolor actuando sobre el sistema nervioso central, en contraposición con la idea oriental del desequilibrio energético. La conclusión es que la acupuntura puede ser efectiva.

En la actualidad existen siete estudios sobre la acupuntura en la fibromialgia, cada uno de los cuales pone de manifiesto algún efecto beneficioso. Se han obtenido resultados similares cuando se ha analizado la eficacia de la acupuntura en el tratamiento del dolor de espalda y de otros trastornos dolorosos musculoesqueléticos. La acupuntura la tiene que realizar un profesional con la formación adecuada. En Estados Unidos hay unos diez mil acupuntores titulados. A menudo, los fisiatristas reciben formación sobre acupuntura médica.

Una vez que el dolor de Jon se alivió, gracias a las inyecciones sobre los puntos gatillo y a la acupuntura, comenzó a realizar un programa progresivo de ejercicio. La mayoría de los pacientes con dolor crónico en la parte baja de la espalda, fibromialgia y síndrome de la fatiga crónica obtienen grandes beneficios de la práctica de ejercicios suaves para mantener un buen estado cardiovascular. A menudo, los pacientes que disfrutan haciendo ejercicio, al caer enfermos, abandonan cualquier tipo de actividad física debido al dolor, a la fatiga o al temor que les produce la posibilidad de empeorar en su afección. Sin embargo, normalmente, descubren que una práctica de ejercicio adecuada hace que se sientan mejor. Aunque Jon nunca anteriormente había participado en un programa de ejercicio regular, aceptó el reto de trabajar con nuestro grupo de rehabilitación física y ejercicio.

El objetivo de todas estas técnicas físicas es interrumpir el círculo vicioso del dolor que provoca espasmos musculares y disminuye el aporte sanguíneo, y que con todo ello causa más dolor. El hecho de que un tratamiento sea de acción local (masaje o inyecciones en los puntos gatillo) o de acción sistémica (fármacos, ejercicio cardiovascular, biorretroalimentación) es irrelevante en la medida que sea eficaz.

El ejercicio cardiovascular ayuda a mejorar el estado físico general. También eleva el espíritu. Un alto nivel de ejercicio produce un sensible efecto de alivio del dolor. El ejercicio intenso facilita la liberación de endorfinas en el cerebro. El ejercicio cardiovascular también mejora la función inmunológica y disminuye la vulnerabilidad frente a las infecciones. Incluso una práctica mínima de ejercicio reduce la posibilidad de padecer depresión e incrementa la energía de la persona. Hay estudios que indican que el momento óptimo para la práctica del ejercicio es la última hora de la tarde o por la mañana temprano, pero cualquier momento es bueno.

Un programa equilibrado debe incluir ejercicios de estiramiento y de fortalecimiento. Para los enfermos de fibromialgia los estiramientos son especialmente importantes. El dolor hace que el músculo, de forma automática, se ponga tenso y sufra espasmos. Esto interfiere en el aporte de oxígeno al músculo. Cuando están tensos, los músculos se acortan y su grado de movilidad disminuye. Por lo tanto, los músculos se tienen que estirar. Éste es el objetivo de los ejercicios de estiramiento. Con Patty efectuábamos estiramientos al ejecutar posturas de yoga simples. Denise empezó a asistir a clases de yoga, y lo encontró muy útil.

Yoga significa «unirse» o «concentrarse». El yoga simboliza la ejercitación de la mente y el cuerpo en armonía. El arte del yoga, cuyas enseñanzas se han impartido en la India desde hace más de dos mil años, enfatiza los aspectos psicológicos de la curación. Se trata de calmar la mente a través de posturas específicas y centrando la atención en la respiración o la meditación. Por lo que a mí respecta, no considero que tenga mucha flexibilidad, y nunca he conseguido realizar la postura del loto, ni hacer el pino. Pero el yoga no requiere necesariamente posturas de calistenia ni malabares. Simplemente realizo estiramientos de forma pausada, concentrándome y respirando profundamente. Muchos de los pacientes practican yoga, tai-chi, chi-gong o meditación. Estos ejercicios mejoran la flexibilidad, la resistencia y la concienciación sobre el propio cuerpo. Y, lo que es más importante, sirven para centrar la mente.

Para mí fue muy difícil aprender a mantener la calma mental y adoptar una actitud sosegada. Mis pacientes se expresan en el mismo sentido. Denise me dijo que su mente tenía un trasiego constante. Siempre estaba preocupada sobre lo que tenía que hacer a continuación, o sobre lo que debía haber hecho en el pasado. La meditación y otras técnicas como el yoga nos enseñan a concentrarnos en el momento presente. Cuando fui capaz de lograr un estado de calma, me sentí muy reconfortado. Este sentimiento de paz interior está íntimamente relacionado con la súbita popularidad que han alcanzado la meditación y el yoga en nuestra cultura occidental.

Patty siempre había hecho deporte con regularidad, pero dejó de practicarlo al enfermar. Jon, en cambio, nunca había hecho demasiado ejercicio. En la actualidad, a ambos les consta lo importante que es el ejercicio para mejorar la salud. Pero no les resultó una tarea fácil. A Denise le intimidaba especialmente el ejercicio cardiovascular. Cada vez que daba un paseo se sentía fatigada. En algunos grupos de soporte para el SFC, así como en algunas webs, le advertían de que el ejercicio enérgico podía dañar su sistema inmunológico. Yo le aseguré que esto no era así.

Cuando se experimenta fatiga, el ejercicio es lo último que se desea hacer. Desde tiempos victorianos, en los que el SFC se denominaba «neurastenia», se ha recomendado reposo para ese trastorno. Recientemente, un pediatra advirtió que el SFC debe ser tratado, en un principio, con «reposo total»; y que «forzar a los niños a participar en las actividades diarias normales empeora las cosas. Si el niño tiene el pulso o el ritmo cardíaco acelerado, el esfuerzo excesivo puede ser peligroso [...] como lo puede ser ejercitar los músculos antes del total restablecimiento; todo lo cual, en casos extremos, puede conducir a la parálisis». Este planteamiento es absurdo y asusta innecesariamente a los niños y a sus padres.

Le expliqué a Denise que la inactividad física prolongada tiene unos profundos efectos adversos, fisiológicos y psicológicos. Los síntomas mismos del SFC, concretamente la pérdida de fuerza y resistencia, la hipotensión postural y los trastornos del sueño, empeoran cuando se guarda reposo en cama. Además, los estudios científicos en pacientes con fibromialgia y SFC han constatado los efectos beneficiosos que tiene un programa de ejercicios.

Denise se inscribió en un programa de ejercicios supervisado y explicaba lo siguiente:

> Cuando empecé a hacer ejercicio estaba muy nerviosa. Me habían dicho que cualquier esfuerzo podía agravar mi SFC. Al principio, incluso andar despacio me producía molestias y dolores. Pero me

daba la sensación de que se trataba de un «dolor bueno». Era más fácil de soportar que el dolor que experimentaba cuando permanecía sentada sin hacer nada. Ésos eran los que yo denomino «dolores malos». Aprendí a evitar determinadas actividades y hábitos. Pasar la aspiradora me destrozaba el cuello. Dado que de todas formas odiaba esa tarea, no significó para mí un gran esfuerzo dejar que pasara la aspiradora otra persona. Mi fisioterapeuta me enseñó a realizar aerobic acuático, que es una actividad que ahora adoro. También aprendí técnicas de relajación. En ocasiones, cuando me siento estresada y exhausta, dejo lo que estoy haciendo y me relajo escuchando música. No tengo la misma energía que hace cinco años. Pero he aprendido a sosegarme. Mi marido y mis hijos también han aprendido a respetar mi rato de descanso.

Cualquier programa de ejercicios debe ponderar cuidadosamente la edad del paciente y el nivel previo de actividad física que éste tenía. Un fisioterapeuta o un entrenador personal puede diseñar este programa. Treinta minutos de actividad física moderadamente intensa tres o cuatro veces a la semana es lo recomendable. Un poco es mejor que nada. El entrenamiento cardiovascular, normalmente denominado «ejercicio aeróbico», es el más importante. Éste puede consistir en caminar, montar en bicicleta, nadar u otras actividades similares. Es importante hacer un calentamiento adecuado y seguir las pautas correctas cuando se termina de hacer ejercicio. Algunos ejercicios de fortalecimiento se deben introducir en el programa de forma gradual. Entre éstos están: los balones medicinales, las cuerdas elásticas denominadas *Thera-Bands*, las máquinas de resistencia y las pesas libres.

A Jon le enseñaron a prestar más atención a su postura y a la forma de levantar objetos. El fisiatrista y el fisioterapeuta del equipo se fijaron en cómo se sentaba, cómo se levantaba y en la forma que tenía de andar. El dolor de espalda le había producido rigidez en los músculos tensores de la cadera. La poca flexibilidad que tenía en la parte baja de la espalda y en las piernas le hacía caminar con dificultad y encorvado. Jon había perdido bastante fuerza muscular en el abdomen bajo y en las nalgas. Le enseñaron reajustes posturales, ejercicios de flexión de caderas e inclinaciones pélvicas; y le dijeron cómo tenía que sentarse. Al principio dedicaba unos treinta minutos, tres o cuatro veces a la semana, a realizar ejercicios de flexibilidad. Otra técnica de concienciación corporal y de entrenamiento postural es la técnica de Alexander, Feldenkrais y Pilates, que recientemente se ha hecho muy popular.

Cada vez que visitaba a Jon en mi consulta revisabamos cómo estaba respondiendo a la medicación y a los ejercicios. Hablábamos sobre el ciclo del dolor crónico y sobre la inactividad. Le expliqué a Jon que tenía que olvidar la idea de que el dolor de espalda se debía a una lesión en los tejidos. Jon pensaba que las tareas cotidianas o el ejercicio agravarían su dolor. Según su punto de vista, debía evitar todas estas actividades. Cada vez que intentaba realizar algún tipo de actividad física adoptaba una postura rígida como una vara. Pero en realidad, con la inactividad lo único que conseguía era empeorar su dolor crónico.

A menudo, los enfermos de fibromialgia interrumpen los programas de ejercicios, y me dicen que su dolor no mejora con el ejercicio. Sin embargo, el propósito del ejercicio no es disminuir el dolor, sino recuperar la funcionalidad y evitar la atrofia y nuevas lesiones. De forma ocasional, el ejercicio tiene un notable efecto analgésico, probablemente debido a la liberación de endorfinas.

A veces, la orientación psicológica, individual o a través de una terapia de grupo, es muy útil para los enfermos de fibromialgia y otros trastornos asociados (véase la tabla 1 sobre el tratamiento, pág. 171). Como Virginia, muchos pacientes con enfermedades mal definidas experimentan temores injustificados respecto a un supuesto diagnóstico o a un hipotético trastorno oculto. Este exceso de preocupación somática es difícil de superar. La mejor manera de afrontar este problema es ofreciendo una información adecuada y el oportuno asesoramiento. Lamentablemente, los médicos de asistencia primaria y los especialistas no suelen tener el tiempo suficiente para abordar estos temas.

Los profesionales de la salud mental conocen técnicas de orientación. Algunos de mis pacientes con fibromialgia han obtenido buenos resultados trabajando con asistentes sociales, enfermeras clínicas especializadas, terapeutas ocupacionales, psicólogos o psiquiatras. Cualquier enfermo que padezca de forma concurrente una depresión grave o un trastorno de pánico, como le sucedía a

Sarah, debe dirigirse a un psiquiatra, el cual tiene los conocimientos necesarios en psicofarmacia. Jane se ha incorporado a un programa de grupo para personas con un historial de trauma físico o sexual durante la infancia. Sin duda, el tratamiento de la fibromialgia estará determinado por la variedad y la gravedad de los síntomas que padezca el paciente.

CREENCIAS ERRÓNEAS

- Hay que evitar un exceso de actividad. Es necesario preservar las energías.
- El ejercicio debe aliviar el dolor; si esto no ocurre, hay que abandonar el ejercicio.
- El dolor está provocado por subluxaciones vertebrales.
- Con más empuje se consiguen mejores resultados.

HECHOS REALES

- El dolor y la fatiga afectan a la actividad. Si se reduce el nivel de actividad el dolor aumenta.
- Un programa ideal debe combinar ejercicios cardiovasculares, de estiramiento y de fortalecimiento. El ejercicio hace que disminuyan los espasmos, mejora el flujo sanguíneo y restablece la funcionalidad.
- La terapia física, la quiropráctica o el tratamiento osteopático, las inyecciones en los puntos gatillo y la acupuntura suelen ser útiles.
- El yoga y la meditación son técnicas baratas, que calman la mente y que ayudan a tener más flexibilidad, tanto física como emocional.
- El ejercicio se debe empezar a practicar de forma lenta, y con un asesoramiento adecuado. No hay problema si en la ejecución de los ejercicios se llega a sentir dolor y rigidez, pero si los síntomas empeoran hay que detenerse.

Capítulo 13

¿Qué es necesario saber acerca de los remedios complementarios y naturales?

La mayoría de mis pacientes han probado tratamientos médicos alternativos o complementarios. Un informe estimaba que el 91 % de los enfermos de fibromialgia y el 65 % de todos los pacientes con dolor musculoesquelético crónico emplean terapias complementarias. De entre todos los enfermos de fibromialgia, tres de cada cuatro han utilizado hierbas o lociones, el 50 % ha recurrido a la curación espiritual, el 40 % ha consultado con prestadores de cuidados sanitarios no tradicionales y el 30 % ha probado cambios en la alimentación. De entre quienes prestan este tipo de asistencia sanitaria complementaria, se consideraba que los más efectivos eran los quiroprácticos, los terapeutas del masaje y los acupuntores.

En la actualidad, aproximadamente el 50 % de los estadounidenses utiliza terapias complementarias para tratar diversos síntomas médicos. En 1997, se realizaron más visitas a estos prestadores de cuidados alternativos que a los médicos de asistencia primaria. En ese año, los estadounidenses gastaron 15.000 millones de dólares en terapias alternativas, la mayoría sin poder permitírselo.

No hay un acuerdo respecto a la definición de lo que constituye la práctica médica complementaria o alternativa. Los tratamientos alternativos no pertenecen al campo de la práctica médica ordinaria. Naturalmente, los tratamientos que se consideran alternativos cambian de forma continua. En determinados círculos todavía se considera que la meditación y la acupuntura son tratamientos alternativos; y sin embargo ambos forman parte de la asistencia sanitaria convencional en gran parte del mundo. Algunas formas de terapia alternativa, como la aromaterapia, el tacto curativo, los enemas, los imanes y la homeopatía, siguen siendo extremadamente controvertidas. Muchas de las técnicas para el tratamiento del estrés, como la meditación, la biorretroalimentación y la hipnosis, todavía se consideran terapias alternativas, aunque actualmente los médicos las recomiendan a menudo.

La terapia alternativa más extendida es la de tipo dietético, herbal o nutricional. La dieta ha desempeñado un importante papel en la salud a lo largo de toda la historia. Por motivos tanto médicos como religiosos se ha defendido la necesidad de seguir determinadas dietas o formas de ayuno. Hipócrates escribió: «Hay ciertas personas que no pueden cambiar la dieta impunemente; si algún día, incluso aunque sólo sea parcialmente, efectúan cualquier cambio, sufren un gran trastorno». Se ha escrito más sobre las terapias dietéticas para la fibromialgia y el síndrome de fatiga crónica que sobre cualquier otro tipo de tratamiento.

Jane había intentado todo tipo de modificaciones en la dieta con el fin de tratar el SII y la fibromialgia. Le habían dicho que era alérgica a toda una serie de productos: trigo, maíz, cerdo, naranjas, leche, huevos, cacahuetes, caña de azúcar y extractos nutricionales. De forma gradual los fue eliminando todos de su dieta. No existen datos contrastados científicamente que avalen que estas restricciones dietéticas puedan reportar un beneficio en el tratamiento de la fibromialgia. Es posible que la supresión de determinados alimentos o la adición de otros pueda resultar beneficiosa. Por ejemplo, la leche y el pavo son ricos en triptófano, que al metabolizarse se convierte en serotonina. Una ingestión abundante de alimentos ricos en triptófano puede resultar útil para aumentar las reservas de serotonina del organismo. El quedarse dormido después de beber un vaso de leche o después de haber comido pavo el día de Acción de Gracias puede incrementar los niveles de serotonina. Los innumerables libros y recetas en los que se aconsejan tratamientos dietéticos específicos para la fibromialgia y la fatiga crónica están basados en este tipo de informaciones anecdóticas. Sin embargo, no se ha podido demostrar que haya alguna modificación dietética que resulte útil para la fibromialgia y el SFC. Lo mejor que puede hacerse es tomar alimentos nutritivos, evitar la cafeína y el alcohol seis horas antes de acostarse, e intentar hacer varias comidas poco copiosas, en lugar de dos comidas fuertes al día. Hay que llevar un control de los alimentos que no nos sientan bien, y evitarlos. Conviene recibir consejo de un dietista titulado.

Nadie tenía más experiencia con los tratamientos no tradicionales que Andrea. Hacía años que tomaba remedios herbales, siguiendo las instrucciones de un naturópata. Cada mañana, Andrea se tragaba puñados enteros de vitaminas y suplementos; tomaba equinácea, St. John's-wort, ginkgo, raíz de kava, ginseng y cartílago de tiburón. Según me dijo, la equinácea y el St. John's-wort le daban más energía. Pero no estaba segura de para qué servían las restantes sustancias.

En la categoría de las hierbas hay que incluir cualquier planta o producto de las plantas, como una raíz o un fruto, que se utilice con fines medicinales. En siglo XVI, los jardines botánicos y las hierbas medicinales que en ellos se plantaban florecían en los terrenos de las facultades de medicina. A comienzos del siglo XIX, las hierbas se dejaron de utilizar pues se asociaban al curanderismo, que raramente se practicó en Estados Unidos. Sin embargo, en la medicina oriental nunca han perdido su estatus.

Durante los últimos treinta años ha habido un gran auge de la terapia herbal en Estados Unidos. Actualmente, hay más de veinte mil productos herbales disponibles en el país. Las ventas de hierbas con fines medicinales generan unos ingresos de 1.500 millones de dólares al año. Entre los productos que las farmacias ofrecen, las hierbas son el que ha experimentado un mayor incremento de ventas. Este incremento ha sido muy superior al de los fármacos convencionales.

La equinácea es el remedio herbal más vendido. Es una flor parecida a la margarita y su presentación comercial es en forma líquida, para tomar directamente, o en infusión. De ella se dice que estimula el sistema inmunológico. La publicidad indica que disminuye la gravedad y la duración de los resfriados y la gripe. Un estudio reciente demostró que esto no era cierto. Su consumo es seguro y está ampliamente extendido por todo el mundo. El St. John's-wort es otro producto herbal. Está disponible como suplemento dietético. Se ha descubierto que tiene efectos antidepresivos similares a los inhibidores selectivos de la recaptación de la serotonina. En Alemania este producto se ha convertido en el antidepresivo más utilizado, superando en ventas al Prozac en una proporción de siete a uno.

El ginkgo biloba es un derivado del árbol de ginkgo, que como especie vegetal ya existía hace trescientos millones de años. Los componentes químicos del ginkgo afectan a las plaquetas y a los radicales libres, los cuales son importantes para el flujo sanguíneo. Los defensores del ginkgo sostienen que mejora la memoria y la energía relacionada con las acciones moleculares indicadas. La raíz de kava, que se extrae de una planta pimentera que se encuentra en el Pacífico Sur, se dice que induce un estado de relajación. Se ha utilizado para tratar la ansiedad y como relajante muscular. El ginseng se elabora a partir de plantas que crecen de forma silvestre por todo el mundo. Algunas provienen de China y otras de Estados Unidos. Se dice que mejora el empleo del oxígeno y que evita la acumulación de ácido láctico. También se afirma que refuerza el sistema inmunológico.

Andrea me dijo: «Soy alérgica a prácticamente todos los medicamentos. Casi todos los fármacos que he probado me han sentado mal. A partir de ahora sólo voy a tomar productos naturales». El naturópata de Andrea le inculcó la idea de que los productos naturales, como las hierbas, eran seguros. En la pared del despacho de ese médico naturista había una placa que rezaba: «Las hierbas son el método divino para curar la enfermedad». Le había dicho a Andrea que la clase médica desaconseja el uso de hierbas porque las firmas farmacéuticas no obtienen beneficios de la venta de estos productos. También le aseguró a Andrea que la eficacia de las hierbas para el tratamiento de la fibromialgia *estaba avalada por estudios científicos*. Sin embargo, los estudios que yo he podido encontrar tienen carácter anecdótico y no aportan pruebas válidas.

¿Por qué estos productos naturales gozan de tanta popularidad? Los pacientes con enfermedades crónicas quieren participar más y tener un papel más activo en su salud. Las terapias herbales les permiten desempeñar este papel. Dado que se comercializan como suplementos no se suele pensar que se trata de fármacos. En todos los supermercados y en las tiendas dedicadas a productos para la salud hay una amplia sección en la que tienen cientos de compuestos que supuestamente evitan todo tipo de enfermedades. Por lo tanto, en las tiendas que se comercializan estos productos se pueden escoger libremente sin tener que afrontar el inconveniente y el coste de visitar a un profesional de la salud. Se tiene la idea de que los productos herbales son más seguros y saludables que los fármacos elaborados sintéticamente. Las creencias religiosas pueden reforzar esta idea. Resulta tranquilizador saber que durante más de mil años se han estado utilizando hierbas con fines medicinales.

La gente olvida que el 30 % de todas las sustancias farmacológicas deriva de las plantas. Esto incluye medicamentos como digoxina, colchicina, codeína, taxol y aspirina. Tampoco se tiene conciencia de que la mayoría de los suplementos y de los compuestos herbales contienen ingredientes sintéticos. De hecho, los remedios herbales y los que no precisan prescripción facultativa pueden ser peligrosos. Uno de mis pacientes con fibromialgia falleció a causa de las complicaciones que sufrió a raíz de tomar triptófano. En la década de 1980, el triptófano era muy popular como aminoácido natural que ayudaba a conciliar el sueño, mejoraba la energía y aliviaba el dolor muscular. Una impureza en el proceso de elaboración del triptófano provocó una enfermedad sistémica denominada «síndrome de eosinofilia-mialgia». Miles de personas resultaron gravemente afectadas por esta enfermedad semejante a la esclerodermia. Las hierbas de chaparros y la consuelda han provocado daños hepáticos mortales. El Ma huang, que contiene efedra estimulante, ha causado hipertensión e infartos. Los pacientes no suelen hablar de los tratamientos alternativos con los médicos. Era importante que yo supiera que Andrea estaba tomando St. John's-wort. Dado que esta sustancia tiene propiedades antidepresivas y efectos secundarios parecidos a los que provocan los inhibidores selectivos de la recaptación de la serotonina, no hubiera estimado adecuado que Andrea tomara ambas sustancias de forma simultánea.

En la década de 1980, el uso de hierbas y de productos nutricionales fue cuidadosamente revisado por la Food and Drug Administration (FDA). Pero en 1994, el Congreso aprobó la Dietary

Supplement Health and Education Act que permite que los productos dietéticos y los suplementos se sigan comercializando salvo que exista una prueba clara de que son nocivos para la salud. Los suplementos sólo precisan cumplir los estándares que se exigen a los productos alimentarios en general, los cuales son mucho menos exigentes que los que rigen para los fármacos. Los suplementos dietéticos no necesitan probar su eficacia ni su seguridad para la salud. En la etiqueta no puede aparecer ninguna referencia a la curación de enfermedades, pero tanto los productos herbales como los suplementos sí pueden mencionar los efectos positivos que tienen sobre diversos síntomas.

Dado que la FDA no realiza controles de los suplementos nutricionales ni de las hierbas, pueden existir grandes diferencias de pureza o calidad. En un estudio, se observó que la cantidad de St. John's-wort que realmente contenían los productos comercializados oscilaba entre el 20 y el 90 % de lo que se anunciaba. Algunos preparados herbales contienen otros ingredientes, como metales pesados, que han provocado peligrosas reacciones.

Andrea me pidió la opinión acerca de los productos herbales que estaba utilizando para tratar la fibromialgia y el SFC. Le dije que la mayoría de estos suplementos eran inofensivos, pero que no estaba seguro de su eficacia. Antes de recomendar cualquier tratamiento me gusta comprobar si existen estudios científicos fiables. También me preocupan los posibles efectos secundarios y las interacciones con otros fármacos. Afortunadamente, en la actualidad existen diversas organizaciones y webs que sirven para que tanto médicos como pacientes puedan consultar el uso medicinal de las hierbas. La FDA patrocina el MedWatch program, y en Internet se encuentra información sobre hierbas, incluyendo una página del American Botanical Council.

Andrea llevaba imanes en la espalda y en los zapatos. Ella recordaba el momento en el que por primera vez se colocó los imanes: «Estaba estirada en el suelo y me coloqué uno de los imanes debajo de la parte media de la espalda. Los imanes funcionaron. Tuve una sensación de hormigueo y, cuando me levanté, noté que los músculos del cuello y de los hombros estaban menos rígidos». Se dice que los imanes son eficaces debido a que modifican el campo magnético alrededor del cuerpo. La acción de los campos magnéticos en los sistemas biológicos es el principio en el que se basan diversas técnicas, como los ultrasonidos terapéuticos y la estimulación eléctrica nerviosa transcutánea. No hay pruebas de que los imanes estáticos que utilizaba Andrea puedan reducir el dolor. Ninguna investigación seria ha demostrado que los imanes sean efectivos para el tratamiento de las enfermedades crónicas.

Andrea también recurría a remedios homeopáticos prescritos por su naturópata. La medicina homeopática fue desarrollada por un médico alemán, Samuel Hahnemann, a finales del siglo XVIII. Se basa en remedios que reproducen los síntomas de la persona cuando una sustancia específica se administra a individuos sanos. Es el principio de las «similitudes». El fármaco debe adaptarse al modelo específico de síntomas de cada paciente. Otro principio básico de la homeopatía es que estos fármacos continuarán siendo activos aunque se diluyan repetidamente. De hecho, se postula que cuanto más se diluya una sustancia más efectiva es. Esto contradice todos los principios científicos. Los medicamentos homeopáticos son diluidos de forma secuencial en miles de partes de agua. El resultado debe ser que quedan muy pocas moléculas originales, o ninguna, de la sustancia inicial. Por ello, los médicos recelan de los fármacos homeopáticos.

Pese al escepticismo científico, en Estados Unidos la homeopatía ha resurgido, alentada por el gran interés que suscita la medicina complementaria. En 1995 se realizaron 5 millones de visitas a médicos homeópatas, y en los últimos siete años el número de pacientes que recurren a la homeopatía se ha multiplicado por cinco. Autores como Andrew Weil promocionan sus virtudes. La popularidad de la homeopatía en el siglo XVIII se debió en gran parte a las prácticas ineficaces y a menudo brutales de la medicina tradicional, como las sangrías. La homeopatía, al menos, no era perjudicial. Con los avances científicos del siglo XX, la homeopatía se desprestigió y pasó a tener la categoría de placebo o a considerarse curanderismo. Los fármacos como la penicilina y las intervenciones quirúrgicas proporcionaron formas de curación específicas. En la actualidad, la homeopatía se está investigando desde un punto de vista científico. Se han realizado diversos ensayos clínicos homeopáticos, incluyendo dos sobre la fibromialgia, que han tenido resultados desiguales.

Andrea quería seguir recurriendo a las terapias naturales. Gran parte del atractivo de la medicina complementaria se debe a la desconfianza de la gente hacia la ciencia y la tecnología. Constantemente oímos decir que los aditivos, los humos y las toxinas que nos rodean son perjudiciales. Las terapias alternativas suponen un «regreso a lo natural». El movimiento de la dieta natural preconiza la superioridad de los ingredientes naturales. Se dice que las hierbas y las terapias nutricionales y vitamínicas son totalmente seguras.

La biomedicina es incomprensible para la mayoría de nosotros. Es impersonal. Los terapeutas complementarios y alternativos ofrecen un enfoque mucho más personalizado de la salud. Con estos terapeutas hay más diálogo y una participación más activa en la toma de decisiones. Las terapias dejan de ser generales y se adaptan al individuo en concreto. La medicina convencional se ha centrado de forma casi exclusiva en los aspectos físicos de la enfermedad. Las terapias médicas alternativas adoptan un punto de vista más holístico. Además de estas atractivas virtudes, las terapias médicas complementarias se han comercializado de una forma excelente. Médicos como Andrew Weil, Deepak Chopra y Bernie Siegel se han hecho célebres gracias a su promoción de métodos naturales para gozar de mejor salud.*

Muchas veces se recurre de forma preferente a las terapias médicas alternativas cuando el tratamiento tradicional no ha sido eficaz. Los tratamientos complementarios son especialmente atractivos para las personas que padecen enfermedades crónicas, como la fibromialgia. Estos trastornos no son mortales, por lo que la gente se siente cómoda experimentando y descubriendo qué es lo que les va mejor. Los fármacos estándar y los otros tratamientos tradicionales que se emplean en la fibromialgia suelen ser ineficaces o crear desagradables efectos secundarios. A los pacientes con fibromialgia y síndrome de fatiga crónica se les incita a probar los remedios alternativos. Aquellos enfermos de fibromialgia que gozan de peor

---

* Véase, por ejemplo, D. Simon y D. Chopra, *Manual de plantas medicinales. Centro Chopra,* Barcelona, Paidós, 2001.

salud y los que están insatisfechos con la asistencia recibida son quienes con mayor probabilidad recurrirán a los tratamientos complementarios.

La mayoría de las afirmaciones en apoyo de las terapias complementarias se basan en experiencias, en la convicción y en reportajes anecdóticos, y no en estudios científicos. Los artículos más persuasivos se publican en libros y revistas dirigidas al público en general. Su contenido no ha sido sometido a la crítica de otros profesionales. Muchos defensores de la medicina alternativa afirman que sus tratamientos no pueden ser científicamente probados. Esta postura defensiva es inaceptable.

Los métodos farmacológicos y tradicionales de tratamiento médico tienen que someterse al rigor de estudios científicos controlados y aleatorios. Un fármaco se compara con placebo y los resultados obtenidos se miden y se evalúan con una valoración ciega. El público merece que los tratamientos complementarios y alternativos se sometan al mismo tipo de examen. En 1992, el National Institutes of Health creó la Office for the Study of Alternative Medicine, con el objeto de instaurar métodos científicos para evaluar estos tratamientos. Es posible y resulta obligado realizar sofisticados análisis químicos y farmacológicos de los ingredientes activos de los remedios herbales antes de que éstos se comercialicen. Como ocurre con cualquier nuevo fármaco, antes de ser ofrecidos al público los tratamientos alternativos o naturales deben demostrar que son seguros y eficaces y deben indicar cuál es la dosis adecuada. Las reivindicaciones de presunta eficacia deben estar respaldadas por ensayos clínicos controlados y aleatorios.

A menudo, la línea divisoria entre la medicina convencional y la alternativa es mucho más difusa de lo que se puede imaginar. Esta división se basa en gran parte en juicios arbitrarios respecto al papel de las terapias específicas y no específicas. La medicina tradicional trata de conseguir la prueba irrefutable de que una intervención específica tenga un resultado específico. Las terapias complementarias no están tan interesadas en la relación causa-efecto. Esto conduce al tema del efecto placebo.

Placebo es un término latino que significa «estaré satisfecho». Un placebo es cualquier tratamiento que es ineficaz o para el que no se conoce una acción específica respecto a la enfermedad que se está tratando. Hasta el siglo XX, la práctica médica era casi toda terapia placebo. Desde las ancestrales prácticas religiosas, como la imposición de manos, pasando por los hombres medicina de los indios americanos, hasta las sangrías, los tratamientos médicos no tenían una capacidad para modificar los síntomas. Con los avances médicos del siglo XX, surgieron tratamientos específicos. La nueva metodología era capaz de diferenciar las terapias ineficaces de las eficaces. En general, para tratar las enfermedades ya no se prescriben placebos. En la actualidad, «placebo» es un término peyorativo. Sin embargo, el efecto placebo continúa siendo parte integrante de cualquier terapia.

Los prestadores de asistencia sanitaria siempre han utilizado su estatus para influir sobre los pacientes. El celo de un médico puede provocar un entusiasmo que no está científicamente justificado. El facultativo cree en sus pociones o en sus pastillas. No hay ningún intento de engañar. Se trata de algo distinto del curanderismo. Muchos de los remedios no probados que toman los enfermos de fibromialgia han sido recomendados con la mejor intención por profesionales de la salud. Tal vez, la guaifenesina, el magnesio, el ácido málico y la DHEA consigan demostrar su utilidad, ya que existen hipótesis racionales que avalan sus potenciales beneficios. Sin embargo, en el momento presente, ninguno de estos tratamientos ha sido sometido a unos ensayos clínicos apropiados.

Los curanderos confían en el efecto placebo por motivos fraudulentos. El curandero es alguien que alaba las virtudes de unas terapias inútiles. (En inglés se les designa coloquialmente con la palabra «quackery» que describe a alguien que «hace *cua cua* como un pato».) En otras palabras, mucho revuelo para nada. A lo largo de toda la historia de la medicina han existido charlatanes (una palabra francesa para designar a los «impostores») y curanderos. Oliver Wendell Holmes señaló que «el curanderismo y la idolatría son casi inmortales». Algunos prestadores de cuidados médicos engañan a propósito. A partir de la descripción que hizo Denise de las pruebas médicas a las que le habían ordenado someterse y de los tratamientos prescritos por su «ecologista clínico», llegué a la conclusión de que se trataba de un charlatán. Ninguno de los análisis de sangre, orina o heces se hizo en un laboratorio acreditado. La premisa de que Denise estaba infectada por numerosos microbios se basaba en pruebas fraudulentas. También le dijeron que su nivel en sangre de metales, como el zinc y el arsénico, era peligrosamente alto; sin embargo, los resultados de estas pruebas no se podían interpretar. Basándose en estos datos tan dudosos le administraron quelación por vía intravenosa con el fin de eliminar los metales pesados. A continuación, también por vía intravenosa, le dieron vitaminas y antibióticos con el fin de potenciar su sistema inmunológico y curar la infección. No existió prueba alguna de que esa terapia fuera efectiva. Ninguno de estos tratamientos fue cubierto por el seguro sanitario y Denise derrochó miles de dólares.

La medicina tradicional reconoce el poder del efecto placebo. En general, según los estudios realizados en la mayoría de las enfermedades crónicas, incluyendo la fibromialgia, un placebo mejora los síntomas en aproximadamente el 30 % de los casos. Hay quienes argumentan que en la medicina moderna los placebos están fuera de lugar. Sin embargo, para que cualquier nuevo fármaco reciba la aprobación de la FDA, es necesario demostrar que es significativamente más efectivo que un placebo, que sirve de muestra para realizar la comparación. Ésta es la base de todos los ensayos clínicos aleatorios en doble-ciego. En caso de que esto no se demuestre, se considera que el efecto del fármaco es inespecífico, incluso en el caso de que sea útil.

En sentido amplio, gran parte de lo que hacemos al ejercer como médicos es inespecífico y puede considerarse un efecto placebo. El simple hecho de llevar una bata blanca y proporcionar consuelo es terapéutico. Cuando un médico, un terapeuta del masaje, un quiropráctico o un consejero religioso tocan a un paciente, éste experimenta un alivio psicológico. La base de la psicoterapia, de la orientación psicológica y de los tratamientos cognitivo-comportamentales es conseguir cambios generales en el estado de ánimo y en las actitudes. Se trata de formas inespecíficas de tratamiento placebo que pueden ser muy efectivas.

La medicina no necesita divisiones arbitrarias entre tratamientos ordinarios y complementarios. Los efectos inespecíficos, ya sean pastillas, tocar al paciente o hablar con él, pueden ser terapéuticos. En medicina, el efecto placebo es omnipresente. Sir William Osler reconoció esto y comentó lo siguiente: «A unos les cura la fe en los dioses o en los santos, a otros la fe en las pastillas, hay un tercer grupo de enfermos que se curan al depositar su fe en la sugestión hipnótica; y otros, por último, se curan al confiar en un médico normal y corriente». Nuestro único trabajo es determinar el tratamiento que es efectivo y el que no lo es. Cualquier terapia efectiva no debe seguir considerándose alternativa.

Creencias erróneas

- Los tratamientos alternativos son más seguros y naturales que los fármacos.
- Las terapias complementarias no pueden ser juzgadas o evaluadas como los tratamientos convencionales.
- Muchos alimentos provocan dolor y fatiga debido a ligeras alergias, y deben evitarse.
- Los placebos son útiles para librarse de pacientes molestos.
- Las hierbas y las terapias nutricionales no interactúan con los medicamentos.

Hechos reales

- La mayoría de los tratamientos complementarios no han sido adecuadamente probados a fin de conocer su eficacia o seguridad.
- Los tratamientos alternativos deben someterse a los mismos controles rigurosos que las terapias médicas convencionales.
- No es necesario evitar ninguna dieta ni ningún alimento. Hay que comer de forma sensata y nutritiva.
- Hay que explicar al médico los tratamientos complementarios que se están siguiendo. Es posible que en combinación con los medicamentos se produzca una reacción adversa.
- Los tratamientos alternativos o complementarios pueden ser coadyuvantes de las terapias convencionales.
- Tanto las terapias médicas tradicionales como las alternativas tienen poderosos efectos placebo no específicos.
- Con el transcurso del tiempo se demostrará que muchos tratamientos complementarios son efectivos, y dejarán de considerarse alternativos.

Capítulo 14

¿Dónde puedo encontrar una información fidedigna?

Becky acudió a mi consulta hace cuatro años siguiendo la recomendación de su internista. Cuando entró en mi despacho un viernes por la tarde, su amplia sonrisa y su firme apretón de manos me resultaron sumamente simpáticos. Vestía de forma sencilla, llevaba unas gafas gruesas y el pelo cogido en un moño. Bajo el aspecto de matrona de Becky se escondía un carácter cálido y confiado.

Había crecido en Massachusetts, era la segunda de tres hermanos. El padre de Becky era médico y la madre, después de criarla a ella y a sus hermanos, había realizado un máster en economía de asistencia sanitaria. Becky y sus hermanos habían sido muy buenos estudiantes y ella se había graduado en el Ivy League College.

Becky era excepcionalmente brillante y perspicaz. Se había puesto enferma por primera vez seis años antes, a sus 43 años, cuando estaba trabajando como profesora universitaria. Becky me describió la insidiosa aparición de su dolor muscular generalizado:

> Cada vez tenía los músculos más doloridos y rígidos. Los notaba tensos. No podía deshacerme los nudos del cuello y de la espalda. Comencé a tener problemas para conciliar el sueño y me sentía exhausta. Cada tarde tenía que apoyar la cabeza sobre mi pupitre. Tenía la sensación de que me fallaban las fuerzas. Nunca antes había tenido dolor de cabeza. Siempre me había sentido indestructible.

La búsqueda de un diagnóstico médico por parte de Becky había sido igual de frustrante que para Patty y Denise. Consultó a muchos especialistas y le realizaron innumerables pruebas. Finalmente, el internista de Becky sospechó que podía padecer fibromialgia y la envió al reumatólogo. Yo estaba de acuerdo con ese diagnóstico. Becky recordaba:

> Al principio, cuando me dijeron que tenía fibromialgia, me sentí aliviada. Pero el médico no me explicó demasiadas cosas sobre mi trastorno. No podía decirme cómo había contraído la enfermedad. Tampoco me dio demasiados ánimos. Me dijo que no había ningún tratamiento efectivo, pero que debía empezar a hacer ejercicio, lo cual me pareció absurdo, ya que apenas podía subir unas escaleras. Su comentario de despedida fue que tenía que aprender a vivir con este problema.
>
> Lo que dijo no fue de mi agrado y traté de buscar más información en Internet. Tengo estudios y experiencia en el campo de la ciencia y de la informática. Emprendí una campaña personal para aprender todo lo posible acerca de mi enfermedad. En Internet había infinidad de webs sobre la fibromialgia. En primer lugar examiné aquellas que pertenecían a médicos o a profesionales de la medicina.

Internet se ha convertido en una importante fuente de información médica para el público. Al menos el 45 % de los estadounidenses tiene acceso a Internet, y pronto prácticamente todo el mundo tendrá acceso a la *World Wide Web*. En la Red hay más de cuatro millones de documentos médicos o relacionados con la salud. Internet ha permitido a la gente buscar la información sanitaria que le interesa y adoptar las decisiones médicas que estiman más oportunas. Las webs dedicadas a una enfermedad en concreto proporcionan una valiosa información para los enfermos y sus familiares. Los grupos de soporte on-line favorecen la autoayuda y el soporte emocional.

Sin embargo, hay muchos riesgos cuando se buscan conocimientos médicos en la Red. La información errónea es especialmente abundante en Internet. Hay pocos controles editoriales o de calidad. La información sin filtrar puede ofrecer una perspectiva muy poco ecuánime de una determinada materia. Cualquiera que tenga una web propia puede afirmar que es un experto. La mayoría de las personas que efectúan consultas no tienen una formación científica sólida que les permita distinguir los hechos de las fantasías, o discernir quién es un experto y quién un charlatán. Las anécdotas sensacionalistas abundan, especialmente en los *chats*. Además, es difícil saber si quien patrocina una determina web tiene intereses económicos. Dado que la Red es tan difícil de regular, es fácil promocionar productos médicos y aparatos ilegales, fraudulentos o perjudiciales.

En Internet es relativamente sencillo encontrar información médica sobre cualquier tema. Pero es complicado saber si esa información es fiable. Como afirmaba un artículo editorial aparecido en *JAMA* en 1997: «El problema no es que haya poca información, sino que hay demasiada. Se pueden encontrar extensos artículos incompletos, erróneos o inexactos [...]. La Red corre el peligro de convertirse en la mayor galería de las vanidades periodísticas». Hay muy pocos estudios que hayan evaluado la fiabilidad de la información que aparece en Internet. En contraste con los artículos periodísticos que están sometidos a la crítica de otros profesionales, no se ha establecido ningún criterio para evaluar la calidad de la información de la Red. Por otra parte, esa información es proporcionada y está dirigida a un grupo ecléctico de profesionales de la salud, consumidores y empresarios.

Becky comprendió que gran parte de la información que encontró era anecdótica y no necesariamente fiable. Después de todo, cualquiera puede diseñar una página. Con un paquete de software de 100 dólares se puede convertir cualquier PC doméstico en un servidor. No se requieren demasiados conocimientos técnicos para añadir unos gráficos sofisticados y unos logotipos, dándole a la página una apariencia oficial.

En muchas de las webs que consultó Becky se decía que la fibromialgia era una enfermedad específica, capaz de causar infinidad de síntomas. En una de esas webs se afirmaba: «Si padece fibromialgia, mirar a ambos lados de la calzada para cruzar la calle provoca mareos. Desarrollará reflujo esofágico. Aumentará de peso. Algunos signos objetivos son: protuberancias en las uñas, piel de gallina debajo de los antebrazos y de los muslos, y manchas en la piel. Tendrá sensibilidad electromagnética». Becky se preguntaba si todos los síntomas médicos que carecían de explicación se podían atribuir a la fibromialgia. A este síndrome se atribuían: hinchazón, bruxismo, mareos, distensiones crónicas de tobillo, debilidad en las rodillas, calambres en las piernas, alergias, gastritis, sarpullidos, coito doloroso y visión doble.

Todo este conjunto de síntomas no forma parte de la definición de fibromialgia. Estas definiciones amplias y carentes de criterio confunden la fibromialgia con una útil etiqueta diagnóstica. De acuerdo con los síntomas que se atribuían a la fibromialgia en muchas webs, este trastorno constituiría, de hecho, un diagnóstico a modo de «cajón de sastre».

En las webs a las que Becky accedió se afirmaba que los médicos no toman en serio los trastornos de la fibromialgia. Un paciente se quejaba en un *chat*: «A los enfermos de fibromialgia o se los rechaza o se les dice que todo su problema es mental. Empecé a preocuparme por mi enfermedad. Muchos de nosotros nos sentimos traicionados por la clase médica. Yo estaba decidido a encontrar algún médico que supiera lo que me estaba sucediendo». Así pues, Becky trató de hacer justamente esto.

En una web perteneciente a un médico que padecía fibromialgia se decía que esta afección estaba causada por «[...] una acumulación en el músculo de sustancias tóxicas de desecho metabólico. La fibromialgia se puede curar con guaifenesina. Me podré plantear cambiar los fármacos, las terapias físicas y los ejercicios que realizo, pero en ningún caso dejaré de tomar guaifenesina. Te das cuenta de que es efectiva cuando observas cómo la orina y el sudor se oscurecen y desprenden un olor más intenso. Esto indica que el organismo está eliminando los desechos, el exceso de ácidos y las toxinas».

Becky me explicaba:

> Probé la guaifenesina, pero no me sentí mejor. Entré en contacto con el médico que la recomendaba. Me aconsejó que evitara algunas de las muchas sustancias que pueden bloquear el efecto de la droga. Pasé los seis meses siguientes haciendo caso de sus consejos, pero no experimenté ninguna mejoría.

Un tema habitual del que tratan las webs y los libros es el referente a la supuesta ocultación de información básica por parte de los médicos y su falta de transparencia por lo que respecta a los avances que se producen en las terapias alternativas. Algunas personas en páginas de autoayuda me han recriminado no prescribir guaifenesina y otros remedios no demostrados. Hillary Johnson, que era la enferma de SFC que formuló el reproche, acusaba al National Institutes of Health de mostrarse «indiferente a los esfuerzos de los científicos que no pertenecen a esta institución y, lo que es peor, hostil a cualquier sugerencia que no sea propia». Se quejaba del encubrimiento que a nivel nacional se hacía del SFC: «La historia de esta epidemia americana y de las personas cuyas vidas han quedado destrozadas continúa desarrollándose en un escenario a media luz cuya existencia se desconoce en la mayor parte de los lugares de nuestro entorno».

Todos los medios de prensa nos inundan con las últimas y más destacadas informaciones médicas. Internet es el más novedoso de estos medios, y constituye una poderosa fuente de información y desinformación. La prensa tiene un profundo efecto sobre nuestra salud. El único contacto que muchas personas tienen con los descubrimientos médicos y científicos es a través de lo que leen en los periódicos y ven en la televisión. Un informe del National Health Council del año 1997 indicaba que la televisión era la fuente más importante de noticias médicas para los estadounidenses, por delante de los consejos de los médicos. El 40 % de los ciudadanos obtiene la mayor parte de la información médica de la televisión y el 36 % de los médicos. La información que sobre la fibromialgia ha aparecido recientemente en la televisión de ámbito nacional es tan desconcertante como la que se puede encontrar en Internet.

El programa «20/20» que trató sobre el papel de la cirugía en la fibromialgia fue un espacio televisivo excelente, pero de una pésima calidad desde el punto de vista del periodismo médico. Muchos de mis pacientes quedaron también muy afligidos cuando unos meses antes siguieron el programa «Dateline». El neurólogo al que entrevistaba Maria Shriver afirmó que la fibromialgia no existía. En marcado contraste con estas aseveraciones, Shriver entrevistó a continuación a una enferma de fibromialgia que estaba deshecha: «Hay días en los que necesita un bastón o que se tiene que quedar en cama. La están tratando con unas terribles inyecciones en los puntos sensibles y diariamente toma veintitrés pastillas para aliviar el dolor, combatir el insomnio y mejorar la depresión, cuya manifestación es bastante frecuente en los enfermos de fibromialgia». Una paciente tan desesperada ofrece un visión espectacular del problema, pero no es representativa de las personas que padecen fibromialgia. Nadie señaló que entre el 70 y el 80 % de estos enfermos trabaja toda la jornada y que la mayoría toma muy pocos fármacos.

Las informaciones que se han vertido en la prensa respecto al SFC han sido igualmente engañosas y sensacionalistas. El SFC ha sido presentado como una nueva enfermedad infecciosa de proporciones epidémicas. El 11 de octubre de 1985 el *Sacramento Bee* titulaba: «Una misteriosa enfermedad asola North Tahoe». Un relato aparecido en *Rolling Stone*, en 1987, tenía como titular: «Un viaje terrorífico: La pesadilla cada vez mayor del virus Epstein-Barr». La portada de *Newsweek* del 12 de noviembre de 1990 declaraba: «El síndrome de fatiga crónica. Una misteriosa enfermedad que afecta a millones de personas».

Me quedé asombrado de los distintos enfoques de la prensa de Boston cuando informó del auxilio al suicidio que prestó el doctor Kevorkian a la mujer de Massachusetts que padecía fibromialgia y SFC. En el encabezamiento de un diario se afirmaba: «Los médicos dicen que el caso se podía tratar y que no era mortal». El artículo trataba el tema de la justificación moral del auxilio al suicidio cuando la víctima no tiene una enfermedad mortal. A mí me realizaron una entrevista junto a otros tres expertos médicos. Proporcionamos una descripción equilibrada y médicamente fidedigna de la fibromialgia y el SFC. Los titulares de la prensa ofrecieron el enfoque menos responsable del tema: «Enfrentamiento médico respecto al suicidio. Autopsia». El artículo trataba sobre la incapacidad de los profesionales médicos para diagnosticar adecuadamente y tratar enfermedades como el SFC. Se hacía hincapié en la frustración de los pacientes y en lo inútil que resultaba la terapia médica. Se citaba el testimonio de dos abogados y el de un paciente con SFC, pero no se recogía la opinión de ningún experto médico. Un reportaje informaba, mientras que otro trataba de soliviantar a los lectores.

La cobertura informativa de la Guerra del Golfo estuvo politizada y fue sensacionalista. David supo por primera vez que se estaba relacionando su enfermedad con la Guerra del Golfo cuando leyó un ejemplar de la revista *Life* de noviembre de 1995 titulado: «Las diminutas víctimas de la Tormenta del Desierto: ¿nuestro país les ha abandonado?». En la portada aparecía una foto de un veterano de la Guerra del Golfo, el sargento Paul Hanson, con su hijo de 3 años, Jayce, que nació sin brazos y sin piernas. En la revista se describía la historia de siete familias cuyos hijos habían nacido con defectos congénitos y que afirmaban que la causa era la exposición a la que se sometió a los soldados durante el conflicto bélico. El reportaje concluía diciendo: «Nadie sabe cuántos hijos de veteranos del Golfo han nacido con defectos [...] muchos se preguntan todavía si los científicos del Departamento de Defensa están verdaderamente buscando una respuesta a esa dura realidad».

El doctor Steven Joseph, ayudante del secretario de Defensa, acusaba a la prensa de sensacionalista respecto a la situación de la Guerra del Golfo: «Opino que la prensa en general hizo un trabajo muy deficiente [...] algunos enfoques eran cínicos y ocultaban muchos intereses personales [...]. Pienso que el reportaje de *Life* fue una farsa y que se hizo de forma cínica [...]. Hablamos con la gente de *Life*, les explicamos lo que se desprendía de los datos científicos, y les dijimos que una o dos semanas más tarde aparecería un artículo científico, en la revista médica más prestigiosa del país, en el cual se demostraría que no había pruebas de los defectos congénitos alegados, y les pedimos que retrasaran la publicación hasta que hubiera aparecido ese artículo científico, a fin de poder contrastar su historia con esa información. Ellos siguieron adelante y publicaron el reportaje de la forma más sensacionalista posible. Creo que con este proceder perjudicaron no sólo a quienes sirvieron en el Golfo, sino también a sus familiares. Opino que asustaron a mucha gente. No había ningún fundamento, ni científico ni fáctico para esa historia. Se trató de una portada y de un titular representativos del peor de los periodismos».

Posibles venenos utilizados en la Guerra del Golfo sirvieron para escenificar un impactante drama televisivo. Dan Rather dijo lo siguiente: «Cabe la posibilidad de que los veteranos estén sufriendo efectos secundarios debido a una vacuna experimental […]. Aproximadamente dos mil soldados podrían ser víctimas de lo que los doctores denominan "síndrome de sensibilidad química múltiple"». Aunque la opinión médica abrumadoramente mayoritaria era que las vacunas y los fármacos no provocaron el síndrome de la Guerra del Golfo, la prensa citó a unos pocos científicos que proclamaban lo contrario.

Los veteranos y sus familiares sufrieron enormemente a causa de los errores de la prensa. Muchos todavía creen que fueron envenenados por armas químicas. Todos vimos el despliegue informativo que hizo la CNN de la Guerra del Golfo. Todos oímos cómo se disparaban las alarmas y vimos cómo los soldados se colocaban las máscaras de gas. Imagine cómo se sentían. La prensa reforzó los peores temores de los soldados acerca de los agentes tóxicos. Algunos retrasaron el tener hijos debido a los reportajes que hablaban de defectos congénitos. Las esposas y los hijos de los veteranos empezaron a experimentar síntomas similares. La mayoría de la prensa ignoró los datos científicos y médicos, con el objeto de crear polémica y de exagerar. La especulación sustituyó a la ciencia. Las historias anecdóticas convencieron a algunos de que las toxinas les habían hecho enfermar, y que el gobierno estaba encubriendo el problema.

Era imposible no dejarse influir por el frenesí mediático. James Hale, un marine que estuvo en el Golfo, dijo: «[…] hasta que se suscitó toda esa polémica en la prensa y hasta que empezamos a oír hablar de ello una y otra vez, no empezamos a pensar en el problema; imagine, se tiene un dolor y uno se pregunta a qué se deberá […] y entonces, de repente, todo el mundo que sale en la televisión está enfermando, se ven personas que tienen este problema, niños que nacen con deformidades; y la gente empieza a relacionarlo con la guerra. En ese momento empiezas a pensar y te planteas dudas sobre ti mismo. Te inquietas por cada pequeña molestia que tienes […] pienso que el público norteamericano adora el misterio […] se ceba en él».

La información que da la prensa sobre las cuestiones médicas es a menudo sensacionalista y errónea. Los periodistas utilizan términos como «lo más nuevo», «lo más grande», «lo más rápido».

Oímos reportajes sobre «fármacos asombrosos», «grandes avances en la curación del cáncer» y «métodos para curar la artritis». Un periodista dedicado a temas médicos sabe que un titular moderado no vende, contrariamente a lo que sucede con las noticias exageradas y espectaculares. Los estudios que estuvieron de actualidad unos meses antes «están desfasados».

El público es especialmente vulnerable a las hipérboles mediáticas cuando éstas se refieren a enfermedades como la fibromialgia y el SFC. Estos trastornos están revestidos por la incertidumbre. Cuantos menos conocimientos científicos hay sobre una enfermedad, más informaciones erróneas se transmiten al público. A la gente le gusta que los pacientes como Becky tengan falsas esperanzas y recurran a curas innovadoras.

Becky realizó un estudio sobre los remedios para la fibromialgia que se comercializaban en Internet. Algunos anuncios eran descarados reclamos para vender un producto. En una web, una enferma llamada Dominie describía su batalla de quince años de duración contra la fibromialgia. Había tenido dolores de forma permanente hasta que, «en mayo de 1996, sucedió algo que cambió mi vida por completo. Gracias a mi búsqueda a través de Internet, había aprendido cosas sobre los OPC (proantocianidinas oligoméricas). Descubrí que estos antioxidantes nutricionales, originarios de Francia, eran totalmente seguros. Durante una década, en toda Europa, sus resultados para la salud habían sido asombrosos. No sólo servían para la fibromialgia, sino que sus radicales libres también eran útiles para prevenir las apoplejías, los infartos y el cáncer. Desde que empecé a tomar OPC tuve la sensación de que regresaba a la vida». Utilizando el número de teléfono que se facilitaba, se podía encargar el mágico OPC a través de Internet al precio de 45,50 dólares la caja de 60 pastillas.

Becky, finalmente, creó su propia página en Internet, la cual contenía información sobre la fibromialgia. Estuve de acuerdo en ser su consejero médico. Como le sucede a otros facultativos, ya tenía bastantes problemas intentando solucionar las dudas de mis pacientes como para tenerme que ocupar además de las de otros enfermos. Sin embargo, reconocía la necesidad de que existiera en Internet una información médica fidedigna sobre la fibromialgia y otras enfermedades asociadas.

Becky encontró 150 páginas en la Red dedicadas a la fibromialgia. De éstas, el 50 % estaban patrocinadas por personas que no tenían conocimientos médicos. Otro 25 % pertenecía a organizaciones o empresas con intereses económicos en productos relacionados con la fibromialgia. Becky y yo establecimos un sistema de evaluación para conocer la fiabilidad de la información médica que aparecía en cada una de las webs. Menos del 30 % de las páginas contenía una información exacta. La gran mayoría de las páginas tenían como finalidad vender productos u ofrecer una descripción de las pruebas y tribulaciones por las que había tenido que pasar algún enfermo de fibromialgia.

Muchas de estas webs presentaban un panorama triste y desolador para los enfermos. En una de ellas se decía: «La fibromialgia es una enfermedad invisible. Se va haciendo fuerte en el interior del organismo atacando todos los puntos que proporcionan alguna satisfacción. Como un dulce de chocolate envenenado, la apariencia es magnífica, pero el interior está repleto del veneno de la confusión y la agonía. La fibromialgia lo arrebata todo en un momento. Te destroza, pedazo a pedazo. La fibromialgia no hace prisioneros». Por si esto no fuera suficientemente deprimente, esa persona terminaba diciendo: «Principalmente, surge en el interior un terrible deseo de cometer suicidio. La fibromialgia te ahoga».

La página de Becky se creó y empezó a funcionar la misma semana que se emitió el programa «20/20» sobre la cirugía cerebral para el tratamiento de la fibromialgia. A Becky la inundaron con solicitudes de información provenientes de enfermos repartidos por todo el país. Ella contestó que no había la más mínima prueba de que la cirugía fuera efectiva. Becky entrevistó a varios destacados neurocirujanos, que expresaron su profunda preocupación ante la posibilidad de que estas intervenciones se llevaran a cabo con «personas desesperadas, ansiosas por obtener el más mínimo alivio que se les pudiera ofrecer. Estos enfermos son una presa fácil para alguien que les brinda la posibilidad de una rápida solución para un problema que en realidad no la tiene». En respuesta a aquel programa televisivo, Becky ha difundido los resultados del estudio que pusieron de manifiesto que la estenosis vertebral o la malformación de Arnold-Chiari no es más frecuente en los enfermos de fibromialgia que en los pacientes sanos de control.

Becky ha aceptado las limitaciones de nuestros conocimientos médicos. Ella quiere una información lo más fidedigna posible y persigue de forma obstinada la que es equilibrada y honesta. Para esto hace falta dedicación. Es fácil sucumbir ante los embates desenfrenados de los celos, los intereses personales y las luchas de poder. En las páginas 268-269 se relacionan varias webs que contienen información sobre la fibromialgia.

Continuará siendo difícil avanzar a través de esta ciénaga de errores médicos que contiene la Red y que publica la prensa. Lo más adecuado es comentar la información médica nueva con los profesionales de la salud. Llevarles los artículos que se hayan encontrado. Anotar las preguntas que puedan surgir, independientemente de lo triviales que puedan parecer. En el futuro, los médicos tienen que esforzarse en proporcionar a sus pacientes y al público en general la información más fidedigna y la educación más adecuada.

CREENCIAS ERRÓNEAS

- Las webs sobre la fibromialgia son de buena calidad.
- Los *chats* constituyen una buena forma de comunicarse con los demás.
- La mayoría de los libros sobre la fibromialgia están escritos por expertos.
- Los estadounidenses obtienen la mayor parte de la información médica de los facultativos.

HECHOS REALES

- En Internet hay muy pocos controles editoriales o de calidad. La información médica sin filtrar puede dar lugar a puntos de vista muy poco ecuánimes respecto a una determinada materia.
- Los *chats* pueden fomentar un sentimiento de solidaridad, pero hay que tener cuidado con la información errónea y con los intereses personales.

- Las enfermedades como la fibromialgia, el síndrome de la fatiga crónica, y el síndrome de la Guerra del Golfo son más susceptibles de ser objeto de reportajes inexactos, puesto que son controvertidas y hay pocas evidencias científicas en torno a ellas.
- La difusión mediática de las noticias médicas suele ser engañosa y sensacionalista.
- Hay que ser precavido cuando las afirmaciones médicas ignoran o atacan los estudios científicos.

Capítulo 15

¿Cómo puedo encontrar el médico y el soporte adecuados?

Patty, Denise y Becky iban de un médico a otro tratando de conseguir un diagnóstico y un tratamiento correctos. La mayoría de los enfermos me explican que han tardado varios años en ser diagnosticados de fibromialgia. Los médicos excluyen enfermedades. Solemos ser certeros descartando afecciones graves, pero surgen dificultades cuando de lo que se trata es de comprender muchas enfermedades comunes. Cuando las exploraciones, las radiografías y los análisis de sangre dan un resultado normal en repetidas ocasiones, aseguramos a los pacientes que no tienen nada de qué preocuparse. Pero esta estrategia fracasa cuando intentamos aliviar la ansiedad de nuestros pacientes. Si no existe ninguna enfermedad que explique los síntomas, los médicos llegan a la conclusión de que el paciente está sano, aunque se trata de un «sano preocupado». A menudo, se le recomienda acudir a un psiquiatra; y entonces, frecuentemente, el paciente se enfada y se pone a la defensiva.

El reumatólogo al que acudió Becky realizó el diagnóstico correcto de fibromialgia. La examinó detenidamente y ordenó practicar todas las pruebas de laboratorio indicadas para excluir cualquier otra enfermedad. Sin embargo, su consejo a Becky fue: «Tiene que aprender a vivir con ello». Y no realizó ningún plan de tratamiento ni concertó visitas de seguimiento. Becky no quedó satisfecha. Buscó nuevos consejos y mayor información. Recurrió a Internet y encontró una web en la que se proporcionaba lo que los enfermos de fibromialgia buscan afanosamente: «La relación de médicos recomendada». Becky escogió uno de ellos, que aparecía destacado en la lista.

Este médico naturópata había publicado un libro en el que afirmaba que sus remedios podían curar la fibromialgia y SFC. Los grupos de soporte de pacientes hacían grandes elogios de este libro. Becky siguió el complicado protocolo terapéutico que se aconsejaba, y que comprendía guaifenesina, tratamientos nutricionales, hormonas, antimicóticos, antiparasitarios, y una mezcla de analgésicos, antidepresivos y colirios oculares. Le administraron una terapia intravenosa de quelación con el fin de eliminar las toxinas metabólicas de su organismo. Después de dos meses de seguir estos tratamientos, ella no se sentía mejor. Dado que ninguna de estas terapias estaba incluida en la cobertura sanitaria de Becky, se gastó 5.000 dólares.

Tal vez la relación de médicos sugerida en la web estaba integrada por especialistas en fibromialgia y SFC, pero tanto Becky como Denise concluyeron que la recomendación de sus servicios provenía de los pacientes, en ningún caso de otros médicos o de asociaciones profesionales. Ninguno de los médicos de la lista había realizado estudios sobre estos síndromes. Ninguno tenía artículos publicados en revistas especializadas. Algunos pacientes de fibromialgia y SFC recomendaban estos médicos por sus características personales, no por sus credenciales.

Determinadas cualidades de estos autoproclamados expertos en fibromialgia y SFC eran dignas de elogio. Becky ensalzó a uno de esos expertos holísticos diciendo que era compasivo: «Me escuchaba». No hay nada más importante para conseguir una relación efectiva entre médico y paciente. Estos «médicos recomendados» también practicaban o aconsejaban seguir terapias alternativas y complementarias. Esto es razonable siempre que no se niegue el tratamiento estándar. Pero a Becky le preocupaba el hecho de que algunas de las afirmaciones de esos médicos parecían demasiado optimistas para ser ciertas. Becky lo explicó así:

> Me dijo exactamente cuál era mi problema y cómo debía tratarlo. No entramos a debatir sobre mi formación, mis intereses o mi vida personal. Cuando su tratamiento no fue efectivo, me aconsejó toda una serie de nuevos remedios.

En la segunda visita que Becky realizó al médico naturópata le entregaron un formulario a fin de que mediante su cumplimentación pudiera recibir una cobertura económica por incapacidad. Le proporcionaron los números de teléfono y de fax de un abogado «especializado en conseguir que los enfermos de fibromialgia y del síndrome de fatiga crónica recibieran una compensación económica adecuada». Becky cuestionó la relevancia de estos trámites, puesto que estaba trabajando y no tenía ninguna intención de dejar de hacerlo. La incapacidad era algo completamente ajeno a sus intenciones.

Los pacientes con fibromialgia y síndrome de fatiga crónica afrontan un dilema. O continúan trabajando, pese al dolor y las limitaciones que padecen; o intentan modificar su horario laboral; o deciden abandonar el trabajo. En el caso de que opten por esto último, entran en el complicado mundo de nuestro sistema actual de compensaciones médico-legales. Entonces, su atención se desvía y pasa a centrarse en la demostración de las causas que originan sus lesiones y su incapacidad, en lugar de fijarse en el restablecimiento. Durante el siglo pasado, en las enfermedades con nombres muy diversos, como lesión de esguince recurrente, calambre del escritor, columna del ferroviario y muñeca del telegrafista, se estableció un vínculo entre estos procesos automanifestados y la enfermedad crónica. Se ha reivindicado que el envenenamiento por el mercurio de los empastes dentales, los campos electromagnéticos, el aire que se respira en los edificios enfermos o la exposición a los terminales de vídeo son causas de enfermedades crónicas como la fibromialgia y el síndrome de fatiga crónica.

Un número cada vez mayor de enfermos de fibromialgia se ven involucrados en procesos de incapacidad. Esto les crea a los médicos un dilema moral. Los médicos no están preparados para valorar si el nivel de dolor que sufre una persona le incapacita para el desempeño de una determinada labor en su puesto de trabajo, ni para juzgar las capacidades físicas. En un modelo de enfermedad biomédico, el facultativo puede pronosticar el nivel de dolor y de incapacidad después de una lesión, como la fractura de una pierna. Sin embargo, cuando se trata de enfermedades como la fibromialgia, el médico no dispone de criterios objetivos para fundamentar tales juicios de valor. Cuando existe dolor crónico de espalda o en la fibromialgia, la incapacidad se basa en un modelo de enfermedad, pero sin que exista ninguna enfermedad conocida. A los médicos se les pide que juzguen la capacidad de una persona para andar veinte metros o para levantar veinte kilos. Esto no tiene relevancia en la fibromialgia. Tan sólo se puede intuir qué problemas a largo plazo tendrá la persona que sufre la enfermedad crónica. Un tribunal o una compañía de seguros nombra a un inspector médico, que nunca ha tratado al paciente, para que emita un dictamen «independiente». Este sistema no puede juzgar de forma imparcial una enfermedad que se basa en los síntomas. Debemos confiar por completo en la valoración que hace el paciente de su dolor y su sufrimiento.

Jon, igual que hacen muchas personas con fibromialgia y dolor crónico de espalda, formuló una reclamación para obtener una indemnización laboral, ya que su dolor aumentaba después del trabajo. Nuestro sistema de seguros prevé esta posibilidad. A Jon, como le ocurre a la mayoría de los estadounidenses, le habían hecho creer que el dolor de espalda se debía a una lesión o a un estrés físico anormal en la columna. La televisión bombardea con anuncios de abogados que afirman: «Después de un accidente usted tiene derecho a una indemnización. Llame aunque crea que su lesión carece de importancia». Lamentablemente, después de que se hubiera iniciado el procedimiento de incapacidad laboral, los trastornos de Jon empeoraron. Jon describió su frustración durante las vistas del juicio:

> Me siento como si alguien me estuviera observando. Mi abogado me dice que si hago cualquier trabajo a tiempo parcial arruinaré mis posibilidades de obtener una pensión a largo plazo por incapacidad. Algunos médicos piensan que no me esfuerzo lo suficiente para mejorar. La compañía de seguros opina que estoy fingiendo. ¡Vaya broma! Todo lo que quiero es volverme a encontrar bien. Quiero regresar al trabajo.

Cuando una persona deja de trabajar, el dolor y su funcionalidad raramente mejoran; más bien, al contrario, suelen empeorar. Si la persona tiene que demostrar que está enferma, no puede ponerse bien. La confrontación médico-legal genera frustración y enfado. Éste es el motivo por el cual desaconsejo a mis pacientes que litiguen. Sin embargo, los médicos deben reconocer que las lesiones y el puesto de trabajo pueden contribuir al dolor crónico. Los cambios en el ambiente laboral, las incapacidades transitorias y la flexibilidad de empresarios y trabajadores contribuyen a evitar una pérdida del trabajo a largo plazo. En algunos casos será necesaria una compensación económica, y entonces yo me convierto en el defensor de mi paciente. A lo largo de mi experiencia profesional, sólo el 10 % de mis pacientes de fibromialgia ha dejado de trabajar. Sin embargo, el 30 % ha necesitado algunos ajustes laborales. Los resultados a largo plazo de los pacientes con dolor crónico, ya sea debido a la espalda o a la fibromialgia, son mejores cuando regresan a su actividad productiva. La profesión médica debe trabajar con los pacientes, con los solicitantes de indemnizaciones, con las compañías de seguros y con la sociedad en general para fomentar la rehabilitación, el cuidado de uno mismo y la vuelta al trabajo.

Becky continuó enseñando pese a la fibromialgia. Entendía las limitaciones de nuestra comprensión de las enfermedades crónicas y de la idea errónea de que estas enfermedades necesariamente se tienen que curar. Muchos pacientes se enfadan y se sienten frustrados cuando admito que no conozco un remedio. Ellos quieren quedar «curados» y encontrarse «como se habían encontrado». Pero una enfermedad crónica raramente tiene curación. Yo enseño a mis pacientes que todos nos podemos sentir mejor *pese* a estar enfermos. Lo único que necesitaba Becky era un plan de trabajo.

En primer lugar hay que acudir al médico de asistencia primaria que será el encargado de coordinar la asistencia médica. Es preciso sentirse cómodo cuando se hable con este profesional. El médico de asistencia primaria tiene que conocer al paciente como persona e interesarse por su salud.

Utilizando las analogías del fútbol americano a las que recurría mi padre, el médico de asistencia primaria debe ser el *quarterback* que distribuye las tareas de los componentes del equipo de tratamiento. No obstante, siempre abundan los obstáculos. Muchos médicos de asistencia primaria no están familiarizados con la fibromialgia. Algunos no quieren tratar enfermedades funcionales o trastornos en los que hay una interacción mente-cuerpo. Este tema se tiene que tratar abiertamente. El médico de asistencia primaria no tiene por qué ser un experto en fibromialgia, pero tiene que estar abierto al diálogo. Debe ser receptivo al debate sobre este trastorno y no menospreciarlo.

El tratamiento de la fibromialgia requiere tiempo. Nuestro sistema sanitario insiste en la necesidad de que las afecciones de los enfermos sean ocasionales y breves. Las compañías aseguradoras bonifican los diagnósticos rápidos y que no conduzcan a prolongados debates médicos. En general, la máxima aspiración de la gestión asistencial consiste en hacer «lo menos posible». Es frecuente que la administración sanitaria no trate de forma adecuada a los enfermos que padecen enfermedades crónicas. Las afecciones como la fibromialgia son contrarias a cualquier medida de ajuste presupuestario. La terapia que requiere este síndrome se prolonga en el tiempo, y a menudo llega a durar toda la vida. Los pacientes requieren que su médico de atención primaria les dedique más tiempo, justamente en un momento en el que los gestores asistenciales están presionando para acortar la duración de las visitas. El «objetivo» de la principal institución asistencial de Nueva Inglaterra es que cada médico visite ochenta pacientes a la semana. Esto hace que el tiempo máximo que se le puede dedicar a un enfermo es de diez a quince minutos.

Con independencia del problema médico que se esté abordando, esta presión provoca la insatisfacción de los pacientes y de los médicos, que se sienten frustrados y se ven obligados a ir deprisa. Se dispone de muy poco tiempo para conocer al paciente y averiguar sus circunstancias psicosociales. Es imposible proporcionar la información y la educación adecuadas a los pacientes y a sus familiares. A los médicos no se les remunera para que eduquen a los enfermos. En la actualidad, se penaliza a los médicos de asistencia primaria si recurren «excesivamente» a los especialistas. Estos médicos de asistencia primaria se han convertido en funcionarios cuya misión es decidir quién debe acudir a un especialista y cuándo debe hacerlo. Estas recomendaciones suelen estar basadas en criterios económicos. Las enfermedades crónicas como la fibromialgia se tratan mejor cuando varios profesionales médicos aúnan sus esfuerzos.

El médico de familia debe tener la oportunidad de excluir otros trastornos médicos y quirúrgicos. Debe poderse sentir cómodo ofreciendo sus consejos de carácter psicológico y aquellos encaminados a la rehabilitación. La mayoría de las visitas asistenciales deben efectuarse al médico de asistencia primaria. El papel del especialista consiste en aconsejar y ayudar a aquél en la atención a los enfermos de fibromialgia que sean resistentes al tratamiento.

Un reumatólogo o un psiquiatra son quienes pueden ofrecer una mejor asistencia especializada a los enfermos de fibromialgia (véase la tabla 1 sobre el tratamiento, pág. 171). Estos profesionales tienen mucha experiencia y pericia en el tratamiento de este trastorno. La evaluación inicial por el especialista debe consistir en una revisión completa de todos los informes e historiales médicos, una exploración física que preste especial atención a las articulaciones y a los puntos sensibles, así como un examen neurológico. Se le tiene que preguntar al paciente cómo empezaron sus síntomas, qué impacto tienen en su vida y en su trabajo, en qué circunstancias se agravan y qué los hace mejorar. Es básico preguntar por el estado de ánimo, el estrés y los trastornos del sueño. Cuando esté indicado, se debe realizar un interrogatorio más exhaustivo sobre las pautas de sueño, elaborar un historial psiquiátrico y efectuar un examen del estado mental del paciente. Se tienen que evaluar los niveles de actividad y ejercicio. Se debe dejar constancia de todos los medicamentos que el enfermo ha tomado o está tomando, incluyendo los tratamientos alternativos o aquellos para los que no se requiere prescripción médica.

Los análisis de laboratorio deben ser los mínimos posibles y deben incluir un recuento sanguíneo, un test de la función tiroidea y una velocidad de sedimentación globular. Las pruebas de detección, como las que se realizan para la enfermedad de los tejidos conectivos o la enfermedad de Lyme, se desaconsejan, a menos que exista la sospecha clínica de esos diagnósticos. La RMN y la TC raramente son necesarias. La búsqueda indiscriminada de posibles diagnósticos conduce a la práctica de pruebas innecesarias.

El plan de tratamiento inicial incluye información y asesoramiento sobre la enfermedad y todas las terapias. Se tiene que hablar sobre la terapia farmacológica y los tratamientos no medicinales.

Es preciso enviar una copia de todas las recomendaciones al médico de familia. Se ha de concertar un seguimiento adecuado. Muchas veces, el enfermo de fibromialgia sólo tiene que visitar al especialista una o dos veces al año. La mayor parte del programa la puede llevar a cabo el paciente con el médico de familia.

En Estados Unidos, la asistencia prestada por un equipo coordinado es cara (véase la tabla 1 sobre el tratamiento, pág. 171). Las coberturas sanitarias no reembolsan el importe de las sesiones informativas y de asesoramiento. A menudo, se cubre sólo un determinado número de sesiones de fisioterapia. Existe muy poca cobertura, o ninguna, para los programas de ejercicios individuales o en grupo. La gestión asistencial proclama las virtudes de la medicina holística. Sin embargo, cuando se trata de una enfermedad crónica, como la fibromialgia, no existe cobertura para una terapia individualizada de larga duración, que es exactamente lo que los enfermos crónicos necesitan. Esto hace virtualmente imposible para cualquier profesional sanitario dedicar el tiempo suficiente a un enfermo.

El mayor logro ha sido la cobertura de la salud mental, especialmente por lo que respecta a la terapia hablada. En su libro, *Welcome to My Country*, Lauren Slater señala: «Especialmente en estos tiempos de gestión asistencial, el énfasis parece recaer en los fármacos, en la rápida mejoría de los síntomas, en el trabajo a corto plazo y en las clínicas privadas y con ánimo de lucro; todo ello en sustitución de la adorable y misteriosa alquimia que facilita los lazos entre las personas, los lazos que mitigan algunos temores y que nos ayudan a sanar».

¿Cómo se puede encontrar un especialista en fibromialgia? Probablemente, el médico de familia podrá recomendarle un especialista que habrá visitado a muchos enfermos de fibromialgia. En la mayoría de las localidades estadounidenses hay un reumatólogo. Naturalmente, como Becky tuvo oportunidad de constatar, no todos los reumatólogos están interesados en atender a un paciente con fibromialgia. A menudo, la sede local de la Artritis Foundation proporciona listas de estos profesionales. Cuando vaya a concertar una visita con el reumatólogo o el fisiatrista, pregunte si trata habitualmente a pacientes con fibromialgia.

Con independencia del profesional al que se acuda, hay que confiar en él. Durante mi enfermedad, visité a todos los expertos de Boston. La categoría de «experto» se atribuye en función del prestigio de las facultades de medicina a las que se ha asistido, del número de publicaciones científicas publicadas y del número de títulos y diplomas que cuelgan de las paredes del despacho. Hay revistas y libros que premian a estos médicos y es fácil acceder a listas de «los mejores médicos de Estados Unidos». Yo estoy en esa lista, y me siento orgulloso de ello, pero me consta lo caprichosas que son dichas listas. Los credenciales académicos no tienen ninguna relación con la humanidad o la humildad de un médico.

En un principio, busqué sin éxito un médico que pudiera curarme. Finalmente, encontré dos médicos que me orientaron. Trabajaron conmigo como compañeros para lograr mi recuperación. Ninguno de ellos tenía muchos artículos publicados en revistas médicas, ni se había formado en un hospital de renombre mundial. Pero ambos ponían su empeño en curar al paciente. Mike, mi médico de asistencia primaria, es un médico que ejerce de manera autónoma, algo muy poco habitual hoy en día. Su despacho es un caos de libros, revistas y papeles esparcidos por doquier. Nick, mi psiquiatra, comparte un modesto despacho con varios otros profesionales de la salud mental. Ni Mike ni Nick tienen un gran aspecto físico. Ninguno de los dos dejaría a nadie anonadado con sus conocimientos médicos o con la lista de sus logros. Ambos tienen una forma de actuar tranquila y un estilo interactivo. Puedo percibir la compasión que transmiten. Me consta que están interesados en mí, no sólo en mi enfermedad. Los dos reconocen las limitaciones de la ciencia médica. Saben que los médicos, muchas veces, no tienen todas las respuestas.

Denise quedó decepcionada cuando no le pude decir el motivo por el cual sufría fatiga crónica. Le ofrecí aliviar sus síntomas, pero no le podía garantizar una curación. Los médicos ecologistas a los que había consultado le dijeron que su sistema inmunológico había sufrido un envenenamiento y que ellos podían solucionarlo. Esto la curaría. Cuando no lo consiguieron, Denise se quedó consternada. El quiropráctico le había dicho que la causa del dolor de espalda y la fibromialgia era una subluxación vertebral múltiple.

Con la manipulación solucionaría su problema. No fue así. Decirle a alguien que se tiene la respuesta puede generar una confianza inicial, pero finalmente esto aumentará su desesperación.

Médico y paciente tienen que ser compañeros en el proceso de prestación asistencial. Tradicionalmente, los médicos han adoptado un papel paternal respecto a los enfermos. Muchos médicos temen que los pacientes desconfíen de sus conocimientos, o de su capacidad y buen sentido (especialmente cuando están enfermos o tienen dolor) para adoptar decisiones médicas racionales. Pero los tiempos en los que los médicos jugaban a ser Dios se han acabado.

Algunos médicos muy ocupados y competentes simplemente no están interesados en tratar la fibromialgia u otros trastornos de salud crónicos. Prefieren otro tipo de retos. El reumatólogo al que consultó Becky, con la máxima diligencia, excluyó cualquier enfermedad «grave» y la despidió con una palmadita en la cabeza. Este tipo de médicos pueden ser grandes profesionales resolviendo problemas, pero no en escuchar ni curar.

Igual que ocurre con los pacientes, la capacidad de los facultativos para aceptar la incertidumbre médica es muy variable. Los estudiantes de medicina y los médicos jóvenes no tienen la formación suficiente para manejar el grado de incertidumbre que conllevan la mayoría de las enfermedades. Es importante que las rarezas de la fibromialgia sean debatidas con franqueza. La mayoría de mis pacientes han aceptado fácilmente las ambigüedades de la fibromialgia. Yo no pretendo saber cómo curarlos. Con mis pacientes luchamos en medio de la oscuridad y la perplejidad que rodea a este síndrome. Muchos médicos temen que si son sinceros respecto a nuestra falta de comprensión de la fibromialgia perderán la confianza de los pacientes. Algunos enfermos responden mejor a un médico autoritario y omnipotente. Este tipo de pacientes suelen ser bastante pasivos e inflexibles respecto a su salud. Los enfermos con los que suelo tratar prefieren que el médico sea un compañero más que un jefe.

Sea precavido con los tecnócratas, aquellos médicos que ordenan realizar todas las pruebas imaginables. Para el diagnóstico de la fibromialgia se tienen que realizar muy pocas pruebas. Es posible que termine sometiéndose a pruebas injustificadas. Con la atención puesta en la biotecnología, el arte de la medicina se ha convertido en un elemento que se debe emplear en último término. Los médicos cada vez confían más en las pruebas y en los aparatos, dejando el contacto humano en segundo plano. Las TC, las RMN, los láseres y las laparoscopias son poderosas herramientas diagnósticas, pero no nos dicen demasiado sobre el dolor y el sufrimiento que experimenta el paciente. Las pruebas caras e invasivas están fuera de lugar en el tratamiento de la mayoría de las enfermedades comunes, como la fibromialgia, el SFC o los dolores de cabeza.

Es también necesario conseguir el apoyo de la familia y de los amigos. Muchas veces, es especialmente difícil para el cónyuge u otros miembros de la familia empatizar con los enfermos de fibromialgia. Los pacientes tienen un buen aspecto que no se corresponde con lo mal que se encuentran. Los escépticos abundan. El restablecimiento de Denise no fue completo hasta que su marido se involucró. Las enfermedades mal comprendidas, como la fibromialgia, tienden a aislar al paciente. La soledad afecta negativamente a la capacidad de recuperación de la persona. Conviene hablar con los demás. Si se tienen especiales dificultades para llevar a cabo esto, se puede escribir lo que se desea decir. Existen numerosos estudios que demuestran que escribir acerca de la enfermedad mejora el restablecimiento. He podido constatar personalmente que esto es cierto, y he empleado la escritura como catarsis.

Los grupos de soporte pueden ser muy útiles si realmente se presta un apoyo al enfermo. Lamentablemente, en ocasiones degeneran en sesiones de quejas. A menudo, estos grupos están dominados por individuos que se sienten unas víctimas y unos incomprendidos de la sociedad. La información médica que se facilita puede ser sesgada o incorrecta. Un ambiente excesivamente politizado o de reivindicación social puede interferir en el trabajo del grupo, pese a las buenas intenciones de los enfermos y de sus abogados. Los profesionales de la salud suelen ser catalogados de amigos o enemigos. Se pierde la ecuanimidad. No hay un punto medio. Como ejemplo del peligro potencial que entraña un grupo de soporte, valga citar a cierto grupo para la enfermedad de Lyme en el que determinados «expertos médicos autodidactas se consideraban a sí mismos víctimas de una clase científica corrupta [...] y que organiza sus propias conferencias, financia sus propios recursos, crea sus propias publicaciones científicas y da resonancia a sus propios expertos médicos». Personalmente, he sido testigo de ataques, por parte de determinadas organizaciones para el SFC, dirigidos contra científicos como el doctor Steven Straus, y en la actualidad contra el doctor Allen Steere, por grupos de soporte para la enfermedad de Lyme.

Nuestro programa de tratamiento para la fibromialgia forma grupos de entre seis y diez pacientes una vez a la semana durante un período de diez semanas (véase la tabla 1 sobre el tratamiento, pág. 171). Siempre están presentes profesionales sanitarios. El objetivo es conseguir encontrarse bien, más que curar. Uno de los beneficios que reporta juntar a varios enfermos es observar las amistades que se crean. Varios de mis pacientes han creado de manera informal sus propias redes de soporte. En diversas organizaciones de ámbito nacional se facilitan listas de grupos de soporte para la fibromialgia y el síndrome de fatiga crónica (véanse las páginas web en las págs. 268-269). Cualquier programa que verdaderamente ayude a los pacientes les tiene que conferir un sentimiento de control e independencia.

Muchos médicos de asistencia primaria están adquiriendo conocimientos sobre la fibromialgia. La mayoría de los reumatólogos, los fisiatristas y los fisioterapeutas atienden diariamente a enfermos de fibromialgia. Por lo tanto, no le tiene que ser difícil encontrar un médico de familia comprensivo y humanitario; y tampoco un especialista experimentado. Trabaje con un médico que sea flexible y tolerante. Encuentre a alguien que sepa cómo conocerle y que le acepte tal y como es. Tal vez tarde un poco de tiempo en encontrar la persona adecuada, pero seguro que lo consigue.

CREENCIAS ERRÓNEAS

- Todos los enfermos de fibromialgia se deben tratar con suplementos «naturales», como magnesio, ácido málico, DHEA y guafenesina.
- Si se tiene excesivo dolor, o se está demasiado fatigado para trabajar, un abogado puede conseguir una indemnización económica adecuada.

- Antes de considerar el diagnóstico de fibromialgia, el médico debe excluir cualquier posible enfermedad.
- Si el médico no puede explicar exactamente al paciente lo que le sucede, conviene que se busque otro.
- La mayoría de los enfermos de fibromialgia no necesitan consultar con un profesional de la salud mental. Si el médico recomienda acudir a un psiquiatra o tomar antidepresivos, en realidad está pensando que todo es imaginación del paciente.
- Los grupos de soporte son esenciales para el restablecimiento.

Hechos reales

- La desinformación sobre la fibromialgia es muy abundante. No existe ningún tratamiento mejor ni que sea esencial.
- Una vez que se deja de trabajar, los síntomas suelen empeorar.
- El médico de asistencia primaria ha de ser capaz de descartar posibles enfermedades mediante un cuidadoso examen del historial, realizando una exploración física y con análisis de laboratorio sencillos.
- El médico tiene que adoptar el papel de compañero con el fin de encontrar el mejor tratamiento para el paciente. Nadie tiene las respuestas, pero tanto el paciente como el médico han de ser flexibles e intentar distintos enfoques.
- El cuidado de una enfermedad crónica como la fibromialgia requiere mucho tiempo. Se trata de una labor intensiva.
- Los reumatólogos y los fisiatristas suelen ser los especialistas que mejores conocimientos tienen sobre la fibromialgia. A menudo es útil consultar a un psiquiatra o a un psicólogo.
- Los grupos de soporte deben prestar un verdadero apoyo, y deben contar con el asesoramiento de un profesional sanitario. Las quejas, las lamentaciones y la atribución de culpas sólo sirven para aumentar el estrés.
- A menudo, un equipo multidisciplinar de profesionales de la salud es quien mejor puede tratar la fibromialgia.

Capítulo 16

¿Conseguiré mejorar?

La palabra «doctor» deriva del latín *docere*, que significa «enseñar». Mis mejores logros los he conseguido como profesor. Durante los primeros veinte años de mi carrera profesional, estuve enseñando medicina interna y reumatología a estudiantes de medicina y a preparadores. Durante la última década, las enseñanzas las he impartido principalmente a mis pacientes con fibromialgia. Opino que la educación es la piedra angular de un tratamiento efectivo.

A cada nuevo enfermo de fibromialgia le doy una detallada charla, intentando transmitirle la máxima información posible en el transcurso de una hora. Inicialmente me centro en las diferencias que existen entre enfermedades objetivas y subjetivas. La enfermedad objetiva se define en términos de anormalidades biológicas y estructurales en los órganos de nuestro cuerpo; estas enfermedades vienen determinadas por una disfunción de estos órganos, y se denominan por ello «orgánicas». La enfermedad subjetiva es la percepción que cada persona tiene de sentirse mal; es un punto de partida hacia el restablecimiento y puede manifestarse sin que haya una enfermedad orgánica. La fibromialgia es un ejemplo de enfermedad subjetiva. Algunas personas pueden estar gravemente aquejadas de enfermedades objetivas como la diabetes o el cáncer, y, sin embargo, sentirse bien. La enfermedad subjetiva no se puede medir objetivamente. No está necesariamente correlacionada con fenómenos estructurales u objetivos.

A continuación, hablamos con franqueza sobre las limitaciones del término «fibromialgia». Abordo el tema tanto si el diagnóstico de fibromialgia es habilitante como inhabilitante. Steve, un paciente mío que vive en Maine, escribió una carta al director en respuesta al artículo del doctor Groopman aparecido en *The New Yorker*:

> En su artículo sobre la fibromialgia, publicado el 13 de noviembre, su autor, el doctor Jerome Groopman, presenta los puntos de vista del psiquiatra de Harvard, el doctor Arthur Barsky, el cual sostiene que «el solo hecho de aceptar poner a ese conjunto de síntomas una etiqueta médica puede estar contribuyendo a que la gente enferme, en lugar de conseguir la curación». Esta afirmación es diametralmente opuesta a mi experiencia como persona a la que se le diagnosticó el síndrome, ahora hace siete años. Había pasado dos años de dolor y confusión, enfrentándome al dolor, y a lo que se alude como fatiga, y cuya definición más ajustada a la realidad sería anulación total del deseo. Durante ese tiempo, me sometí a pruebas a fin de determinar si sufría la enfermedad de Lyme, artrosis, lupus eritematoso, esclerosis múltiple, tumor vertebral u otro trastorno inhabilitante. Me sentí profundamente aliviado cuando supe que padecía un síndrome reconocido, que tenía un nombre y que estaba siendo investigado por la comunidad médica. En ese momento me informaron de que los síntomas eran reales, pero que la enfermedad no era degenerativa y que hasta entonces no se había identificado ninguna causa patológica. En lugar de sentirme atrapado en el convencimiento de que mi futuro era de «debilidad y muerte», como proclamaba el doctor Barsky, recibí la información que necesitaba para reemprender mi vida, y me dieron ánimos para permanecer activo pese a la retroestimulación que obtenía de mi organismo.

Sin una etiqueta diagnóstica para la fibromialgia, el SFC y el SII, no hubiera podido educar e informar a mis pacientes. En mi clínica y en mis investigaciones necesito actuar con un diagnóstico diferenciado. Mis pacientes necesitan un nombre para su enfermedad subjetiva. Sin embargo, si las etiquetas se utilizan para adoptar decisiones políticas o socioeconómicas, pueden resultar incapacitantes. El uso incorrecto de términos como «rotura de un disco» y «latigazo» ha propiciado un mercadeo de incapacidades e indemnizaciones que ha llevado a la quiebra a muchas compañías y ha incapacitado a los pacientes.

Al explorar la fisiopatología del dolor crónico y de la fatiga, debemos ser lo suficientemente flexibles como para desechar estas fronteras diagnósticas arbitrarias. Las enfermedades subjetivas como la fibromialgia y el SFC se comprenden mejor desde un punto de vista biopsicológico que desde un prisma biomédico. Estas afecciones no son físicas o psicológicas, sino ambas cosas. Los griegos y los romanos creían que la mente y el cuerpo estaban íntimamente relacionados entre sí. Hipócrates, el padre de la medicina, escribió acerca de la armonía sanadora de la psique y el soma en el siglo IV a.C.

Todo esto cambió cuando Descartes y otros escolásticos del siglo XVII, así como también los religiosos occidentales, promovieron la idea de que la Iglesia o el espíritu estaban separados del Estado o el cuerpo. Durante los tres siglos siguientes, dos principios dominaron el modelo biomédico occidental. El primer principio, denominado «reduccionismo», postulaba que toda enfermedad tiene una causa simple y una consecuencia determinada. El segundo principio era el del «dualismo», de acuerdo con el cual una enfermedad o es orgánica o es funcional.

George Engel, profesor de medicina y de psiquiatría, fue uno de los más convencidos defensores de un modelo integrado de enfermedad compuesto de mente y cuerpo. Este modelo biopsicosocial del siglo XVIII afirmaba que las enfermedades orgánicas y las funcionales eran consecuencia de una interacción simultánea de factores biológicos, medioambientales y personales. En la actualidad reconocemos que todos los «trastornos psicológicos» tienen influencias biológicas, y viceversa.

Un modelo de enfermedad compuesta de mente *y* cuerpo es más personal y más flexible que el modelo tradicional de mente *o* cuerpo. Los límites artificiales, como los que hay entre enfermedad orgánica o funcional, mental o físico, mente o cuerpo, son desintegradores. La enfermedad funcional se considera una experiencia personal. El bienestar y la enfermedad funcional son puntos de un espectro continuo. Los límites entre salud y enfermedad funcional se tornan menos claros.

Un paradigma de enfermedad biopsicológico les permite a mis pacientes reconocer factores de enfermedad que pueden modificar, en contraste con lo que sucede con los que están prefijados. Sarah dejó de buscar responsables y culpables de su depresión. Aceptó que los factores genéticos y biológicos la predisponían a la depresión y a la fibromialgia. Jon y Denise dejaron de buscar una causa y una curación. Las enfermedades crónicas no están provocadas por un único evento físico o psicológico. Los cambios fisiológicos de los que he tratado a lo largo de este libro conectan la mente con el cuerpo. La fibromialgia, el dolor crónico, la fatiga, los dolores de cabeza, el síndrome del intestino irritable y la depresión sólo se pueden entender si los pacientes y los médicos se sienten cómodos con este nuevo modelo biopsicológico de enfermedad. El brillante neurólogo Charcot dijo en 1889: «La enfermedad es muy antigua y nada respecto a ella ha cambiado. Somos nosotros los que cambiamos a medida que aprendemos a reconocer lo que antes era imperceptible».

Después de la fibromialgia, la enfermedad que más suelo tratar es la artritis reumatoide. Ya en 1909, las investigaciones indicaban que la ansiedad y la preocupación provocaban artritis reumatoide. Durante el siglo siguiente, a menudo, la artritis reumatoide fue clasificada como enfermedad psicosomática. Sin embargo, poco tiempo después, se esclarecieron los mecanismos de inflamación e inmunidad que conducen a la artritis reumatoide. Esta afección pasó a ser una enfermedad puramente «física». No había motivo para centrarse en sus aspectos psicológicos.

Irónicamente, cuando la comprensión biológica básica de la artritis reumatoide ha eclosionado, se ha producido una resurrección simultánea del interés por sus factores psicosociales, especialmente el estrés. Las más importantes variables evolutivas en la artritis reumatoide, o en la fibromialgia, son psicosociales. Entre ellas cabe incluir los niveles de educación, los ingresos económicos, la posición laboral y los trastornos del estado de ánimo concurrentes. La depresión previa y el estrés crónico son factores importantes por lo que respecta a la predisposición de las personas a padecer artritis reumatoide y fibromialgia. Estos factores son decisivos para determinar cómo se responderá a las enfermedades crónicas.

Los factores genéticos no se pueden modificar. Sin embargo, nuestra respuesta a cualquier enfermedad sí que se puede modular. El catastrofismo frente a una enfermedad crónica es especialmente destructivo. El enfermo de infarto puede cambiar sus hábitos, como fumar o no hacer ejercicio, o bien puede permanecer paralizado por el miedo y la incertidumbre. Después de mi operación cerebral, aprendí por mi propia experiencia la adversa influencia que tiene el catastrofismo. Jon había pasado por un estado mental similar. Se sintió inútil y rechazado. Por su parte, Virginia me había dicho que yo era su última esperanza.

Incluso la previsión de que se padecerá dolor y aflicción provoca cambios en el flujo sanguíneo y hace disminuir la función inmunológica. En contraste con esto, los seres humanos pueden recibir ayuda para reforzar su sistema inmunológico. Del mismo modo que el ratón con lupus fue condicionado a desarrollar una respuesta inmunológica positiva al agua azucarada, aun sin habérsele suministrado el fármaco inmunosupresor, los pacientes con enfermedades crónicas mejoran su inmunidad cuando siguen técnicas de ayuda psicológica, como la terapia de grupo. Las personas pueden cambiar sus pensamientos negativos. Los profesionales de la salud mental y otros sistemas de ayuda enseñan a los pacientes a sobrellevar mejor las situaciones. El realismo y un optimismo moderado sustituyen a la desesperanza y a la indefensión. Si las personas se responsabilizan de su salud, pueden hacer mucho por ellas mismas.

Habrá ocasiones en las que nuestros síntomas, de una manera inexplicable, empeoren. Gran parte del flujo y del reflujo de la fibromialgia viene determinado por la forma como se sobrelleva el estrés. Por lo tanto, las técnicas para afrontar el estrés constituyen uno de los objetivos importantes del tratamiento. El estrés que padecía Scott solía provocarle cefaleas migrañosas. La frecuencia y la intensidad de sus cefaleas y del dolor de cuello y hombros disminuyeron de forma espectacular con la meditación y las técnicas de relajación. Muchos de mis pacientes encuentran que estas técnicas de reducción del estrés son útiles. Podemos aprender a controlar la enfermedad en lugar de permitir que sea ella la que nos controle a nosotros.

No es posible que nos adaptemos de forma óptima a una enfermedad si estamos ocupados culpando a los demás de todos nuestros infortunios. Jonathan atribuía a la caída que sufrió en el trabajo todas sus penalidades. Denise pensaba en los virus que no habían sido detectados y en el ambiente de los edificios enfermos. David creía que sus males provenían de las toxinas de la Guerra del Golfo. Dado que desconocemos cuál es la causa de la fibromialgia, la atribución de culpas es una práctica que carece de sentido. Esta atribución de culpas a circunstancias externas a nosotros mismos puede resultar cómoda, puesto que nos exime de responsabilizarnos de nuestra situación. Sin embargo, también nos distancia del único factor de la enfermedad que está totalmente bajo nuestro control, las emociones. Mientras estamos envueltos por el dolor y el sufrimiento, nos enfadamos y tendemos al autovictimismo. Buscamos a alguien a quien culpar. Las personas se suelen preguntar: «¿Por qué a mí?».

El Dalai Lama escribió: «Esta forma de pensar entraña peligros. Si opinamos que el sufrimiento es algo antinatural, algo que no deberíamos estar experimentando, nos encontramos a un paso de empezar a buscar a alguien a quien culpar de nuestro sufrimiento. Si estoy triste resultará que debo ser la víctima de alguien o de algo: una idea que está demasiado extendida en Occidente. El culpable puede ser el gobierno, el sistema educativo, los padres que injurian, la familia disfuncional, el sexo opuesto o nuestra pareja poco cariñosa. También se da la autoinculpación: algo pasa conmigo, soy víctima de una enfermedad, tal vez tenga unos genes defectuosos. Pero el riesgo de seguir centrándose en la atribución de culpas y de continuar asumiendo el papel de víctima es la perpetuación de nuestro sufrimiento, con insistentes sentimientos de enfado, frustración y resentimiento».

¿Cuál es el mejor enfoque cuando las personas están convencidas de que su dolor y su sufrimiento se deben a eventos físicos que están fuera de su control? Intenté darles a Jon y a David una opinión médica equilibrada y no sentenciosa. En primer lugar, es necesario admitir que las lesiones y los traumas raramente «causan» dolor crónico. Las piernas fracturadas se curan. Las lesiones de cuello van perdiendo intensidad. Las lesiones leves o de poca entidad, en raras ocasiones, producen cambios estructurales persistentes en el organismo. Sin embargo, los sistemas médico, mediático y legal fomentan la idea errónea de que las lesiones son las responsables de la mayoría de los dolores crónicos; y que, por lo tanto, en última instancia, la responsabilidad recaerá en alguien determinado. En general, la culpabilización genera enfado. Cuando nuestras vidas están dominadas por la búsqueda de recompensas, no podemos involucrarnos en el proceso de vivir nuestra existencia con la máxima intensidad.

La lección más importante para mis pacientes es saber que pueden mejorar. De hecho, casi todo el mundo se puede sentir mejor si pone empeño. Algunos detractores de la fibromialgia afirman que los reumatólogos, como por ejemplo yo, no han podido hacer prácticamente nada por sus pacientes. Y citan estudios realizados en centros de fibromialgia, en los que se demuestra que en siete años no se han producido cambios significativos en la sintomatología de los pacientes. En el artículo aparecido en *The New Yorker*, el doctor Groopman citaba al doctor Bohr, que dijo: «No se está ayudando a esta gente». Y Groopman comentaba: «[…] muchos médicos eran también pesimistas sobre el pronóstico a largo plazo para los pacientes de fibromialgia: los datos publicados sobre los enfermos que han recibido asistencia en clínicas especializadas en reumatología y a quienes se ha prescrito la combinación habitual de medicación psiquiátrica, analgésicos y ejercicios de estiramiento son extremadamente desalentadores. Y, sin embargo, esos mismos médicos siguen enviando a sus pacientes a facultativos como el doctor Goldenberg. Están dispuestos a renunciar a sus ingresos y a refrendar con una actitud pasiva el programa genérico, con el único fin de colocar a sus pacientes con alguien que cree en la enfermedad y que está deseando supervisar un trastorno que con toda probabilidad no mejorará».

No estoy de acuerdo. La fibromialgia es una enfermedad absolutamente tratable. Estudios realizados en Australia y Canadá han descubierto que los pacientes de fibromialgia que tienen una vida social, sin acudir a clínicas especializadas, tenían un excelente pronóstico. Después de dos años, el 50 % de esos pacientes presentó una completa remisión sintomatológica sin tomar ningún fármaco. Muchas personas con enfermedades crónicas como la fibromialgia nunca llegan a acudir a especialistas como yo. Sus síntomas son leves y a menudo remiten de una forma espontánea. Como sucede con las cefaleas o la fatiga, muchos de nosotros experimentamos síntomas efímeros característicos de la fibromialgia sin que precisemos recibir una atención médica relevante.

La mayoría de los estudios sobre los resultados del tratamiento de la fibromialgia son realizados en centros de referencia terciaria, como el mío. Los enfermos que acuden a estas clínicas especializadas suelen ser los que presentan unos síntomas más resistentes al tratamiento y los que tienen un peor pronóstico en comparación con la población general. Esto no significa que la situación sea desesperada. En Boston, durante veinte años hemos efectuado un minucioso seguimiento de nuestros pacientes. Aunque la mayoría continúa experimentando algunos síntomas de la fibromialgia, el 70 % de los pacientes se encuentra mejor que cuando le diagnosticaron la enfermedad. Entre nuestros enfermos, el 75 % se siente «bien» o «muy bien» prácticamente todos los días. Casi todos están trabajando. Es importante que abandonemos la idea de que la fibromialgia tiene muy mal pronóstico, y ello con independencia de que el paciente acuda a una clínica especializada o no.

Cuando un paciente no mejora con un tratamiento ordinario y entra en un centro especializado terciario, su caso se aborda desde una perspectiva terapéutica multidisciplinar (véase la tabla 1 sobre el tratamiento, pág. 171). Nuestro equipo de tratamiento para la fibromialgia está compuesto por un reumatólogo, un fisiatrista y, en ocasiones, un psiquiatra. El fisiatrista realiza recomendaciones específicas de terapia física, y también puede aconsejar que se practique acupuntura, quiropráctica u otras formas de tratamiento neuromuscular. Nuestro fisiatrista es el encargado de administrar inyecciones en los puntos gatillo, aunque los reumatólogos y los neurólogos también tienen la formación necesaria para hacerlo. Si el paciente sufre de forma concurrente depresión o ansiedad, le recomiendo una consulta con el psiquiatra, que es quien coordina los complejos regímenes farmacológicos. Para afrontar las enfermedades crónicas suele ser útil la terapia individual o de grupo, como nuestro programa cognitivo comportamental para la reducción del estrés. La terapia puede ser dirigida por un psicólogo, un asistente social, una enfermera o un miembro del clero. Para aquellos pacientes que no obtienen buenos resultados con la terapia analgésica estándar puede ser de gran utilidad recurrir a los servicios de un especialista del dolor. Raramente es necesario el ingreso en una unidad de dolor o en un hospital de rehabilitación.

Aunque los medicamentos y los tratamientos físicos nunca son curativos, sí que son efectivos. Como ya se ha dicho en capítulos anteriores, las terapias específicas se deben adaptar a cada persona. Esto significa que, en primer lugar, necesito entender cómo asume cada paciente la enfermedad. Algunas personas aceptan mejor que otras los síntomas. El médico que le dijo a Becky que tenía que aprender a vivir con los síntomas tenía razón. Sin embargo, no le enseño cómo debía hacerlo. Esto es lo que yo intento hacer.

Cada individuo tiene una personalidad única. Cada uno de nosotros sobrelleva los síntomas de forma distinta. No hay ningún libro de recetas terapéuticas. Éste es el motivo por el cual dedico tanto tiempo a escuchar a mis pacientes y a intentar que se conozcan mejor a sí mismos. Sólo cuando conozco bien a la persona puedo prescribirle el tratamiento individualizado que estimo mejor. Se trata de hacer una planificación centrada en el paciente y no en el médico.

En algunos enfermos, una simple explicación de lo que es la fibromialgia sirve para aliviar sus preocupaciones. Otros necesitan mucha más atención por parte de los diversos profesionales. Los criterios diagnósticos para la fibromialgia, el SFC y el SII proporcionan un marco uniforme para efectuar un diagnóstico. Sin embargo, tales criterios no nos proporcionan información sobre cómo la enfermedad afecta a cada paciente en concreto. Yo examino a cada paciente para determinar qué síntomas son más importantes para él. Sólo así podré diseñar un tratamiento individualizado.

Algunos colegas me preguntan cómo aguanto tener que tratar a tantos enfermos con enfermedades crónicas inexplicables, como la fibromialgia, el síndrome de fatiga crónica, el dolor de espalda y las cefaleas. La percepción que tiene la mayoría de los profesionales es que tales pacientes resultan frustrantes. No mejoran, y a menudo no quieren mejorar.

Ninguna de estas percepciones es cierta. Para mí, tratar a enfermos de fibromialgia es muy gratificante. Hay algunas personas que están tan encerradas en su mundo de sufrimiento que no puedo ayudarlas. Pero esto no es lo habitual. En muchos casos, se van experimentando pequeñas mejoras con el transcurso de los meses o de los años. Las remisiones espontáneas y las exacerbaciones sintomatológicas son la norma. De manera gradual, he reencontrado el motivo que me llevó a estudiar la carrera de medicina: ser útil a las personas, consideradas individualmente. Soy consciente que cada paciente al que visito se puede sentir mejor. Pero ello requiere un duro esfuerzo.

La gran mayoría de las personas afrontan la enfermedad y la adversidad con mucha entereza. Cualquier enfermo con un trastorno crónico debe realizar algunos ajustes. El simple deseo de librarse de la enfermedad o la espera pasiva no dan resultado. Lo adecuado es adoptar una actitud activa con el fin de encontrar la forma de mejorar la salud. La mayoría de los enfermos de fibromialgia tienen una vida plena y activa. Conseguir el equilibrio cuando se padece una enfermedad es algo que requiere práctica y paciencia. Tener una perspectiva general de la realidad cuando se tiene que afrontar la enfermedad, con la incertidumbre que ésta conlleva, no es una tarea fácil. Las lecciones más importantes que he aprendido de mis pacientes, de mi esposa y de mi propia enfermedad se encuentran recogidas en estas páginas. Espero que su lectura le sirva para valorar mejor la verdadera magnitud de su enfermedad.

CREENCIAS ERRÓNEAS

- No se puede hacer mucha cosa más que aceptar el dolor.
- La fibromialgia no mejora nunca, sólo empeora a medida que va transcurriendo el tiempo.
- No existe una terapia efectiva.
- La fibromialgia puede conducir a enfermedades como la esclerosis múltiple.
- La mayoría de los enfermos con fibromialgia terminan sufriendo incapacidad.

HECHOS REALES

- Aprender acerca de la enfermedad y a conocerse mejor uno mismo es algo esencial para la salud. Lo que para una persona es efectivo para otra puede no serlo. Hay que responsabilizarse.

- Existen altibajos, a menudo agravados por el estrés. Podemos cambiar las reacciones negativas que tenemos frente a la enfermedad. El catastrofismo y la culpabilización son malsanos.
- Mejorar es una tarea ardua, pero todos estamos capacitados para llevarla a cabo.
- La fibromialgia nunca deriva en otra enfermedad.
- La fibromialgia puede remitir, pero es necesario adoptar una postura muy activa, no limitarse a esperar con la esperanza de que desaparecerá. Con la información y el tratamiento adecuados, todo el mundo se puede sentir mejor.

Epílogo

Nuestras experiencias con las enfermedades crónicas propiciaron importantes cambios en la vida de Patty y en la mía. El hecho de enfrentarnos a una crisis médica nos forzó a plantearnos qué era lo más importante para nosotros. Siempre preocupado por lo que pensaban los demás, tenía que demostrar que era el mejor en todas las facetas de mi vida: como médico, padre y deportista. En la actualidad, me fijo más en el significado de la vida.

Muchos pacientes me han dicho que su enfermedad los hizo más fuertes y más felices. Sin duda, ésta es también mi experiencia. Me siento más en paz conmigo mismo. Le encuentro a todo un mayor significado. Antes de nuestras respectivas enfermedades, Patty y yo no compartíamos el cariño y el afecto que ahora nos profesamos. Cada día es más valioso. La familia, los amigos y el trabajo son lo más importante para mí. Hace unos años me sentí totalmente halagado cuando me entrevistaron en el programa «Good Morning America». Es el mismo sentimiento que tuve hace poco cuando estuve en «Today». Esta euforia duró sólo unos pocos días y me dejó un sentimiento de vacío. La fama es efímera. Una alegría permanente y mucho más profunda es la que me producen Patty, mis hijos y mis nietos.

Andrew Weil describe la enfermedad como un escalón hacia la salud. Los dos estados son relativos: uno no puede existir sin el otro. Patty y yo valoramos mucho más nuestra salud después de haber pasado por el trance de la enfermedad. Yo les pido a mis pacientes que aprendan de sus dolencias, puesto que son de gran valor didáctico. Nos fuerzan a cambiar y nos hacen más flexibles. Nadie quiere enfermar, pero esto es algo de lo que nadie puede librarse.

Patty y yo hemos aprendido a aceptar lo que no podemos cambiar y a cambiar las cosas que dependen de nosotros. Somos conscientes de que una falta de control no significa tener que «renunciar», ni tampoco asumir una postura fatalista. El grado de control que se tiene sobre la salud es el mismo que se tiene sobre la vida. Las cosas malas nos suceden a todos y escapan a nuestra voluntad. Pero las personas son asombrosamente resistentes y pueden recuperarse del peor de los infortunios.

Cuando nos restablecemos, podemos afrontar la adversidad de forma más equilibrada. Las curas milagrosas, los remedios ocultos y los gurús misteriosos raramente conducen a la curación. En cambio, el hecho de permanecer centrados, el equilibrio personal y el conocimiento de uno mismo sí que nos guían hacia el restablecimiento. Cuanto mejor nos conozcamos más podremos cambiar. Debemos aceptar un cierto grado de incertidumbre. Para tener una mejor salud no es preciso tener todas las respuestas.

Lewis Thomas se fijó en la creciente obsesión de las personas por la salud: «Todo parece estar saliendo mal, y el siglo parece que se nos escapa de las manos, cuando estamos llegando al final, con casi todas nuestras promesas incumplidas [...] pero puedo pensar en un problema que todos tenemos y que nos carcome: no nos conocemos lo suficiente. Ignoramos cómo actuamos, qué lugar nos corresponde y los imponderables del sistema de vida en el que estamos inmersos. La única verdad científica que tengo la absoluta certeza de conocer es que somos profundamente ignorantes respecto a la naturaleza».

He aprendido a buscar la ayuda de los demás, especialmente de mi familia y mis amigos. Siempre quería parecer frío, sosegado y sereno; es decir, autosuficiente. La formación médica refuerza el desapego. A los médicos se les enseña a no involucrarse con los pacientes. Los «mejores» pacientes (o los que resultan más «cómodos») son los que nunca se quejan. Lo último que yo deseaba era quejarme, gritar pidiendo ayuda. Spiro y Mandell, autores del libro *When Doctors Get Sick*, decían que «la impotencia y la soledad de la convalecencia les recuerdan a los médicos enfermos lo que podían haber ofrecido cuando estaban sanos: unas mejores relaciones personales».

Patty siempre había sido mucho más abierta que yo. No adoptaba posturas de rechazo. Siempre se entregaba a los demás, y en consecuencia se beneficiaba de su cariño. Yo he aprendido a ser más abierto y a demostrar mis sentimientos. Muchos de nosotros huimos de nuestros sentimientos para que no nos hieran. Esto nos priva del amor y el cariño profundos que dan sentido a nuestras vidas.

La enfermedad nos obliga a buscar el equilibrio. El caduceo, símbolo de la medicina, representa la oposición de las fuerzas del bien y del mal. Dos serpientes se enroscan por la vara del caduceo, con las cabezas enfrentadas y perfectamente alineadas. Hipócrates enseñó que la salud se fragua a través del equilibrio de las fuerzas de la mente y el cuerpo.

Encontrar el equilibrio nunca ha sido una tarea fácil para mí. Igual que muchos de mis pacientes, siempre me centraba en lo que no estaba haciendo, en lugar de fijarme en lo que hacía. Como una metáfora para mi vida personal, siempre pensé que tenía una mala coordinación visual manual. Tanto si intentaba mantenerme erguido en una barra de equilibrio en el colegio, como si asistía a clases de danza con Patty, como si golpeaba una bola de golf, siempre me sentía vacilante. En lugar de intentar mejorar el equilibrio, me volví más tenaz. Simplemente lo intentaba con mayor empeño. Durante gran parte de mi vida, el ejercicio se convirtió en una obsesión. Si pasaba un solo día sin mi intensa sesión de ejercicios, me sentía cansado y deprimido. Sin embargo, toda mi pasión por el ejercicio que tenía de joven hace tiempo que se diluyó. Me ponía a hacer ejercicio de forma rutinaria, como un robot, sin saber exactamente qué estaba haciendo o por qué lo hacía.

En ocasiones, cuando estoy en el club de salud, observo esas frenéticas miradas en la cara de la gente, intentando de forma desesperada librarse de su dolor y su sufrimiento. Como ocurre con todo en la vida, el ejercicio, que en sí mismo es bueno, también puede resultar perjudicial. Veo a personas que hacen ejercicio a pesar del dolor que están experimentando, lo cual puede propiciar que se sientan peor o que incluso se lleguen a lesionar. En la actualidad le presto más atención al motivo por el cual hago ejercicio, y a cómo lo hago.

Saber abandonar algo también es importante. Los atletas profesionales hablan de las circunstancias del momento, de confiar en el instinto, de no ir a contracorriente. El *qi,* o «flujo de energía», es el corazón de la cultura y la medicina oriental. He aprendido a hacer estiramientos de yoga sin preocuparme si me caigo de bruces. Calmo mi respiración, fijo mi mirada al frente, lentamente llevo mis brazos hacia un costado, y a continuación levanto un pie. Me siento mejor. Estoy trabajando intensamente para mejorar mi equilibrio, como médico, marido, padre y abuelo. Se requiere práctica y paciencia.

Si nuestras mentes están repletas de preocupaciones y expectativas, no podemos centrarnos en el deporte, el trabajo o en nuestra enfermedad. No podemos encontrar el flujo de energía. Ahora, en ocasiones, percibo ese flujo. Puedo sentir cómo mis músculos y mis tendones responden a los estiramientos. Mis amigos que pintan o escriben me dicen lo mismo. Se disfruta mejor de la actividad, del proceso en sí mismo, cuando uno se centra en él.

Lo mismo sucede con la enfermedad. A menos que se encuentre el equilibrio entre salud y enfermedad, se sufrirá demasiado. Me ha servido de ejemplo observar cómo Patty, Denise, Jonathan, Becky y miles de pacientes míos con fibromialgia vencían la enfermedad. Todos aprendieron a equilibrar su vida y su dolencia. Las lecciones que he aprendido de la fibromialgia me han servido también para mejorar como médico, paciente, marido, padre y abuelo. Escribir sobre todo ello es lo más importante que he hecho nunca. Es mi forma de darle las gracias a mi esposa y a mis pacientes, que han sido mis maestros.

Notas

Prefacio

- Katie Couric me entrevistó en el programa «Today» el 10 de enero de 2001; y en «Good Morning America» en 1992. Mis investigaciones sobre la fibromialgia han sido publicadas en *The New York Times*, el 7 de septiembre de 1989 y el 1 de agosto de 2000; en *The Boston Globe*, el 25 de enero de 1988; y en el *Boston Herald*, el 27 de junio de 1999. El artículo «Hurting All Over», escrito por Jerome Groopman y publicado en la revista *The New Yorker*, págs. 78-92, el 13 de noviembre de 2000, analiza las muchas controversias que existen en torno a la fibromialgia. El doctor Groopman no sólo dedicó muchos meses a hablar con expertos con perspectivas opuestas en esta materia, sino que también pasó un tiempo conmigo en mi consulta y observó cómo visitaba a mis pacientes.
- Véase Hipócrates, *Ancient Medicine*, Loeb Classical Library, Harvard University Press, 1984, vol. 1 (trad. cast.: *Medicina hipocrática*, Madrid, Consejo Superior de Investigaciones Científicas, 1976). Hipócrates, en el siglo IV a.C., sentó las bases para explorar las relaciones existentes entre la mente y el cuerpo.

Capítulo 1

- M. Yunus y otros, «Primary fibromyalgia (fibrositis): clinical study of 50 patients with matched normal controls», *Semin Arthritis Rheum* n° 11, 1981, págs. 151-171. Este informe, obra de Muhammad Yunus y sus colaboradores, fue el primer estudio que apareció en una revista de reumatología estrictamente revisada.
- La cita de Valleix está extraída de M. D. Reynolds, «The development of the concept of fibrositis», *J Hist Med Allied Sci*, n° 38, 1983, pág. 7. Éste es uno de toda una serie de excelentes artículos sobre la historia médica de la fibromialgia. Para más información sobre la historia de la fibromialgia, véase también R. M. Bennett, «Fibrositis: misnomer for a common rheumatic disorder», *West J Med*, n° 134, 1981, págs. 405-413.

- W. R. Gowers, «Lumbago: Its lessons and analogues», *Br Med*, n° 1, 1904, págs. 117-121. Este tratado sobre el dolor de espalda describe los síntomas característicos de la fibromialgia.
- R. Stockman, «The causes, pathology and treatment of chronic rheumatism», *Edinburgh Med J*, n° 15, 1904, págs. 107-116. La cita de Osler es de Reynolds, 1983. Los estudios fundamentales de Kellgren y Lewis se encuentran en J. H. Kellgren, «Observations on referred pain arising from muscle», *Clin Sci*, n° 3, 1938, págs. 175-190.
- J. G. Travell y D. G. Simons, *Myofascial Pain and Dysfinction: the Trigger Point Manual*, Baltimore, Williams and Wilkins, 1983. El trabajo de Travell divulgó la idea de que los puntos gatillo representan anormalidades anatómicas específicas. Véanse también C. Z. Hong y T. C. Hsueh, «Difference in pain relief after trigger point injections in myofascial pain patiens with and without fibromyalgia», *Arch Phys Med Rehabil*, n° 77, 1996, págs. 1.161-1.166; C. Y. J. Hsieh y otros, «Interexaminer reliability of the palpation of trigger points in the trunk and lower limb muscles», *Arch Phys Med Rehabil*, n° 81, 2000, págs. 258-264.
- E. W. Boland, «Psychogenic rheumatism: the musculoskeletal expression of psychoneurosis», *Ann Rheum Dis*, n° 6, 1947, págs. 195-203. La mayoría de los libros de texto sobre medicina y reumatología publicados entre la década de 1950 y la de 1970 incluían un capítulo titulado «Reumatismo psicogenético», que se centraba en la fibromialgia.
- F. Wolfe y otros, The American College of Rheumatology 1990 criteria for the classification of fibromyalgia, «Report of the Multi-center Criteria Committee», *Arthritis Rheum*, n° 33, 1990, págs. 160-172. La fibromialgia fue definida como un dolor crónico y extendido que afecta a los cuatro cuadrantes del organismo, y en la que por lo menos se manifiestan once de los dieciocho puntos de dolor. Estos criterios han sido útiles para clasificar a los pacientes y proporcionan algo de uniformidad a los estudios clínicos.
- M. Martine-Lavin y otros, «Fibromyalgia in Frida Kahlo's life and art», *Arthritis Rheum*, n° 43, 2000, págs. 708-709. En el autorretrato de Kahlo del año 1944, *The Broken Column* (trad. cast.: *El diario de Frida Kahlo: un íntimo autorretrato*, Barcelona, Círculo de Lectores, 1996), aparecen representadas unas flechas clavadas en su cuerpo, en unos lugares que se corresponden a los puntos de dolor. Se ha especulado que Frida Kahlo padecía fibromialgia.
- Sobre la extensión y la incidencia de la fibromialgia en la población, véase K. P. White y otros, «The London fibromyalgia epidemiology study: the prevalence of fibromyalgia syndrome in London, Ontario», *J Rheumatol*, n° 26, 1999, págs. 1.570-1.576; T. Schochat y otros, «The epidemiology of fibromyalgia», *Br J Rheumatol*, n° 33, 1994, págs. 783-786; K. O. Forseth y otros, «A population study of the incidence of fibromyalgia among women aged 26-55 years», *Br J Rheumatol*, n° 36, 1997, págs. 1.318-1.323. La incidencia de la fibromialgia ha variado mucho en ciertos países, y afecta entre el 1 y el 5 % de la población. La fibromialgia es la segunda enfermedad reumática más frecuente, después de la artrosis. Para un análisis sobre el desarrollo de fibromialgia en determinadas enfermedades y a diferentes edades, véanse G. D. Middleton y otros, «The pre-

valence and clinical impact of fibromyalgia in systemic lupus erythematosus», *Arthrities Rheum*, n° 37, 1994, págs. 1.181-1.188; D. Buskila y otros, «Assessment of nonarticular tenderness and prevalence of fibromyalgia in children», *J Rheumatol*, n° 20, 1993, págs. 368-370. Se ha observado fibromialgia después de hepatitis, parvovirus, infección por VIH y enfermedad de Lyme. Asimismo, se ha constatado que es más frecuente en personas con enfermedades inflamatorias crónicas, como artritis reumatoide o LES, que en el resto de la población.
- Respecto al papel de los músculos en la fibromialgia, véase R.W. Simms y otros, «Lack of association between fibromyalgia syndrome and abnormalities in muscle energy metabolism», *Arthritis Rheum*, n° 37, 1994, págs. 794-800; N. J. Olsen y J. H. Park, «Skeletal muscle abnormalities in patients with fibromyalgia», *Am J Med Sci*, n° 315, 1998, págs. 351-358. La RMN espectroscópica demostró que no existían anormalidades musculares metabólicas importantes en una serie de pacientes de fibromialgia al comparar sus niveles de actividad con los del grupo de control. Se han observado algunos cambios menores en la reactividad de la fibra muscular y en la relajación muscular. Véase también A. Hakkinen y otros, «Strength training induced adaptations in neuromuscular function of premenopausal women with fibromyalgia», *Ann Rheum Dis*, n° 60, 2001, págs. 21-26. La fortaleza muscular isométrica en mujeres con fibromialgia era similar a la de mujeres sanas.
- Para un estudio más exhaustivo de las perturbaciones hormonales en la fibromialgia, véanse I. J. Russell, «Advances in fibromyalgia: possible role for central neurochemicals», *Am J Med Sci*, n° 315, 1998, págs. 377-384; P. S. Hench, «The ameliorating effect of pregnancy on chronic atrophic (infectious rheumatoid), arthritis, fibrositis, and intermittent hydrarthrosis», *Proc Staff Meet May Clin*, n° 13, 1938, págs. 161-167; A. Korszun y otros, «Follicular phase hypothalamic-pituitary-gonadal axis function in women with fibromyalgia and chronic fatigue syndrome», *J Rheumatol*, vol. 27, n° 6, 2000, págs. 1.526-1.530; P. H. Dessein y otros, «Hyposecretion of adrenal androgens and the relation of serum adrenal steroids, serotonin and insulin-like growth factor-1 to clinical features in women with fibromyalgia», *Pain*, n° 83, 1999, págs. 313-319; S. R. Pillemer y otros, «The neuroscience and endocrinology of fibromyalgia», *Arthritis Rheum*, n° 40, 1997, págs. 1.928-1.939. La investigación demuestra que para entender los síntomas de la fibromialgia son importantes la hormona liberadora de corticotropina (CRH) y el sistema nervioso autónomo. Véanse también D. Buskila y otros, «Assessment of nonarticular tenderness and prevalence of fibromyalgia in hyperprolactenimic women», *J Rheumatol*, n° 20, 1993, págs. 2.112-2.115; E. Toussirot y D. Wending, «Fibromyalgia after administration of gonadotropin-releasin hormone», *Clin Rheumatol*, n° 20, 2001, págs. 150-152.
- Los aspectos genéticos potenciales son analizados en M. B. Yunus y otros, «Genetic linkage analysis of multicase families with fibromyalgia syndrome», *J Rheumatol*, n° 26, 1999, págs. 408-412; D. Buskila y otros, «Familial aggregation in the fibromyalgia syndrome», *Semin Arthritis Rheum*, n° 26, 1996, págs. 605-611; L. T. H. Jacobsson y otros, «Low prevalences of chronic widespread pain and shoulder disorders among th Pima Indians», *J Rheumatol*, n° 23, 1996, págs. 907-909. M. Offenbaecher y otros, «Possible association of fibromyalgia

with a polymorphism in the serotonin gene regulatory region», *Arthritis Rheum*, n° 42, 1999, págs. 2.482-2.488. Este artículo demostró que un gen específico receptor de la serotonina era más frecuente en las mujeres con fibromialgia que en las que no padecían este trastorno.
- La descripción inicial de Moldofsky sobre los trastornos del sueño en la fibromialgia puede encontrarse en H. Moldofsky y otros, «Musculosketal symptoms and non-REM sleep disturbance in patients with "fibrosistis syndroe" and healthe subjects», *Psychosom Med*, n° 37, 1975, págs. 341-351. Un estudio reciente de su grupo indica que existen distintos modelos de intrusión alfa y que una forma fásica de actividad de sueño alfa se correlaciona mejor con los síntomas de la fibromialgia: véase S. Roizenblatt y otros, «Alpha sleep characteristics in fibromyalgia», *Arthritis Rheum*, n° 44, 2001, págs. 222-230.
- D. L. Goldenberg y otros, «A randomized, controlled trial of amitriptyline and naproxen in the treatment of patients with fibromyalgia», *Arthritis Rheum*, n° 29, 1986, págs. 1.371-1.377. A principios de la década de 1980, en un grupo de pacientes con fibromialgia, comparamos dosis antiinflamatorias estándar de Naprosyn, de 500 mg dos veces al día, con dosis bajas de amitriptilina, de 25 mg al acostarse. La amitriptilina fue más efectiva que Naprosyn. Esta última sustancia, en el tratamiento de los síntomas de la fibromialgia, no fue mucho mejor que el placebo. D. L. Goldenberg y otros, «A randomized, doble-blind crossover trial of fluoxetine and amitriptyline in the treatment of fibromyalgia», *Arthritis Rheum*, n° 39, 1996, págs. 1.852-1.859. Más recientemente combinamos amitriptilina, administrada al acostarse, con dosis bajas de Prozac por la mañana. Tanto la amitriptilina como el Prozac fueron mejores que el placebo. Sin embargo, la combinación de 20 mg de Prozac por la mañana con 25 mg de amitriptilina por la noche fue significativamente mejor que cualquier fármaco administrado de forma aislada.
- G. K. Adler y otros, «Reduced hypothalamic-pituitary and sympathoadrenal responses to hypoglycemia in women with fibromyalgia syndrome», *Am J Med*, n° 106, 1999, págs. 534-543; L. J. Crofford y M. A. Demitrack, «Evidence that abnormalities of central neurohormonal systems are key to understanding fibromyalgia and chronic fatigue syndrome», *Rheum Dis Clin N Am*, n° 22, 1996, págs. 267-284; L. J. Croffford, «Neuroendocrine abnormalities in fibromyalgia and related disorders», *Am J Med Sci*, n° 315, 1998, págs. 359-366; E. N. Griep y otros, «Function of the hypothalamic-pituitary-adrenal axis in patients with fibromyalgia and low back pain», *J Rheumatol*, n° 25, 1998, págs. 1.374-1.381. Los doctores Adler, Crofford y Griep han estado estudiando los aspectos neuroendocrinos de la fibromialgia. Sus hallazgos demuestran que las alteraciones en el sistema hipotalámico-suprarrenal son importantes en muchos aspectos del síndrome de la fibromialgia. En esta dolencia, el estrés crónico puede desencadenar un reajuste de las hormonas de control como la HLC y la noradrenalina.
- Para los estudios sobre la hormona del crecimiento, véanse R. M. Bennett y otros, «Low levels of somatomedin-C in patients with the fibromyalgia syndrome: a possible link between sleep and muscle pain», *Arthritis Rheum*, n° 35, 1992, págs. 1.113-1.116; R. M. Bennett y otros, «Hypothalamic-pituitary-

insulin-like growth factor-I axis dysfunction in patients with fibromyalgia», *J Rheumatol*, n° 24, 1997, págs. 1.384-1.389. Rob Bennett fue el primero en señalar que aproximadamente el 25 % de los pacientes de fibromialgia tienen bajos niveles del factor de crecimiento semejante a la insulina. Después de la reposición de la hormona de crecimiento, los síntomas de la fibromialgia y los puntos de dolor mejoran: véase R. M. Bennett y otros, «A randomized, double-blind, placebo-controlled study of growth hormone in the treatment of fibromyalgia», *Am J Med*, n° 104, 1998, págs. 227-231.
- Para las investigaciones referentes al sistema nervioso autónomo en la fibromialgia, véase D. J. Clauw y otros, «Heart rate variability as a measure of autonomic function in patients with fibromyalgia and chronic fatigue syndrome», *Arthritis Rheum*, n° 38, 1995, pág. R25; H. Cohen y otros, «Autonomic dysfunction in patients with fibromyalgia», *Semin Arthritis Rheum*, n° 29, 2000, págs. 217-227. La afectación del sistema nervioso simpático se asocia con la intolerancia ortostática, las irregularidades cardíacas y las respuestas vasomotoras exageradas.

Capítulo 2

- D. L. Goldenberg, «Fibromyalgia syndrome: An emerging but controversial condition», *JAMA*, n° 257, 1987, págs. 2.782-2.787. Para la cita de Groopman, véase «Hurting All Over», *The New Yorker*, 13 de noviembre de 2000, pág. 90.
- H. Dinerman y otros, «A prospective evaluation of 118 patients with the fibromyalgia syndrome: prevalence of Raynaud's phenomenon, sicca symptoms, ANA, low complement, and Ig deposition at the dermalepidermal junction», *J Rheumatol*, n° 13, 1986, págs. 368-373. Ciertas características de la fibromialgia pueden ser miméticas a las propias de una enfermedad de los tejidos conectivos sistémicos. Sin embargo, la fibromialgia nunca se convierte en una enfermedad de los tejidos conectivos sistémicos. Por su parte, muchos pacientes con esta enfermedad experimentan síntomas característicos de la fibromialgia.
- D. L. Goldenberg y otros, «High frequency of fibromyalgia in patients with chronic fatigue seen in a primary care practice», *Arthritis Rheum*, n° 33, 1990, págs. 381-387. Aleatoriamente, examinamos a pacientes a los que se les había diagnósticado síndrome de fatiga crónica, a fin de comprobar si encajaban en los criterios diagnósticos de la fibromialgia. De esos pacientes, el 70 % tenía los puntos sensibles y los síntomas típicos de la fibromialgia. Se pudo constatar que todos los enfermos de síndrome de fatiga crónica que padecían dolor muscular sufrían fibromialgia.
- Para las críticas sobre el concepto de «fibromialgia», véanse M. L. Cohen y J. L. Quintner, «Fibromyalgia syndrome, a problem of tautology», *Lancet*, n° 342, 1993, págs. 906-909; T. Bohr, «Problems with myofascial pain syndrome and fibromyalgia syndrome», *Neurology*, n° 46, 1996, págs. 593-597; N. M. Hadler, «Fibromyalgia, chronic fatigue, and other iatrogenic diagnostic algorithms», *Postgrad Med*, n° 102, 1997, págs. 161-177 (contiene la cita de las págs. 40-41 de Hadler). La cita del doctor Thomas Bohr está transcrita del programa «Dateline» del 4 de enero de 2000. Explicaba que los médicos y los grupos de soporte

agravan el trastorno convenciendo a los pacientes de que son inválidos, que padecen un trastorno incurable. El doctor Bohr explica que los abogados que ponen demandas para conseguir cuantiosos pagos por invalidez animan a los pacientes a que no se dejen tratar de forma activa.
- Para esta cita del doctor Fred Wolfe, véase Jerome Groopman, «Hurting All Over», *The New Yorker*, 13 de noviembre de 2000, pág. 89.
- R. B. Haynes y otros, «Increased absenteeism from work after detection and labeling of hypertensive patients», *N Eng J Med*, n° 299, 1998, págs. 741-744. El calificar a un paciente de hipertenso provoca un aumento de su absentismo laboral. Si esa calificación no se atribuye de forma apropiada, el paciente puede considerar que está más débil de lo que realmente está y adoptar el papel de enfermo. Véase también P. Brown, «Naming and framing: the social construction of diagnosis and illness», *J Health Social Behavior*, n° 11, 1995, págs. 34-52.
- Para un análisis más exhaustivo de la utilidad que tiene realizar un diagnóstico de fibromialgia, véanse M. O. Makela, «Is fibromyalgia a distinct entity? The epidemiologist's evidence», *Baillieres Clin Rheumatol*, n° 13, 1999, págs. 415-419; I. J. Russell, «Is fibromyalgia a distinct entity? The investigator's evidence», *Baillieres Clin Rheumatol*, n° 13, 1999, págs. 445-454; K. P. White y otros, «Does the label "fibromyalgia" alter health status and function?», *Arthritis Rheum*, n° 43, supl. n° 9, 2000, pág. S12.
- Las diferencias entre los facultativos y los pacientes respecto a su respectiva percepción del SFC se describen en A. Deale y otros, «Patiens' perceptions of medical care in chronic fatigue syndrome», *Soc Sci Med*, n° 52, 2001, págs. 1.859-1.864; M. Stevens y otros, «General practitioners's beliefs, attitudes and reported actions toward chronic fatigue syndrome», *Aust Fam Physician*, n° 29, 2000, págs. 80-85; S. W. Twenlow y otros, «Patterns of utilization of medical care and perceptions of the relationship between doctor and patient with chronic illness, including chronic fatigue syndrome», *Psychol Rep*, n° 80, 1997, págs. 643-658.

Capítulo 3

- J. Groopman, *Second Opinions*, Nueva York, Viking, 2000, pág. 4.
- Para la descripción del lumbago de Gowers, véase Gowers, «Lumbago: Its lessons and analogues», *Br Med*, n° 1, 1904, págs. 117-121.
- Para conocer los conceptos actuales sobre el dolor de espalda crónico, véase R. A. Deyo y Y. J. Tsui-Wu, «Functional disability due to back pain: A population-based study indicating the importance of socioeconomic factors», *Arthritis Rheum*, n° 30, 1987, págs. 1.247-1.253; D. J. Clauw y otros, «Pain sensitivity as a correlate of clinical status in individuals with chronic low back pain», *Spine*, n° 24, 1999, págs. 2.035-2.041; K. C. Wachter y otros, «Muscle damping meansured with a modified pendulum test in patients with fibromyalgia, lumbag, and cervical syndrome», *Spine*, n° 21, 1996, págs. 2.137-2.142; S. J. Atlas y otros, «Long term disability and return to work among patients who have a herniated disc: the effect of disability compensation», *J Bone Joint Surg*, n° 82, 2000, págs. A4-15.

- Para un análisis más profundo del dolor en la fibromialgia, véase R. M. Bennet, «Beyond fibromyalgia: ideas on etiology and treatment», *J Rheumatol*, n° 19, 1989, págs. 185-191; D. J. Clauw y G. P. Chrousos, «Chronic pain and fatigue syndromes: overlapping clinical and neuroendocrine features and potential pathogenic mechanisms», *Neuroimmunomodulation*, n° 4, 1997, págs. 134-153.
- S. W. Mitchell, «The evolution of the rest treatment», *J Nerv Ment Dis*, n° 31, 1904, págs. 368-373. Contiene la descripción del trabajo inicial de Mitchell sobre el síndrome del miembro fantasma. Los comentarios del doctor Bohr son de Groopman, «Hurting All Over», *The New Yorker*, 13 de noviembre de 2000, pág. 86.
- Para artículos de investigación que traten de algunos aspectos biológicos, ambientales y genéticos de los mecanismos del dolor en la fibromialgia, véanse I. J. Russell y otros, «Elevated cerebrospinal fluid levels of substance P in patients with the fibromyalgia syndrome», *Arthritis Rheum*, n° 37, 1994, págs. 1.593-1.601; S. L. Giovengo y otros, «Increased concentrations of nerve growth factor in cerebrospinal fluid of patients with fibromyalgia», *J Rheumatol*, n° 26, 1999, págs. 1.564-1.569. Se han obtenido pruebas de un procesamiento central anormal del dolor en la fibromialgia, elevando los niveles de sustancia P en el LCR. La sustancia P es un indicador del dolor crónico. El factor del crecimiento nervioso regula al alza la sustancia P, y las perfusiones intravenosas del factor de crecimiento nervioso regulan al alza la sustancia P y causan dolor muscular en pacientes de fibromialgia. J. M. Mountz y otros, «Fibromyalgia in women: Abnormalities of regional cerebral blood folow in the thalamus and the caudate nucleus are associated with low pain threshold levels», *Arthritis Rheum*, n° 38, 1995, págs. 926-938; R. Kwiatek y otros, «Regional cerebral blood flow in fibromyalgia: single photon-emission computed tomography evidence of reduction in the pontine tegmentum and thalami», *Arthritis and Rheumatism*, n° 43, 2000, págs. 2.823-2.833. Los estudios de imágenes del cerebro han sido los más espectaculares, y demuestran alteraciones en el flujo de sangre en áreas cerebrales sensibles al dolor.
- Para un análisis del papel del sistema nervioso autónomo en el dolor crónico y en los factores preálgicos, véanse M. Lekander y otros, «Social support and immune status during and after chemotherapy for breast cancer», *Acta Oncologica*, n° 35, 1996, págs. 31-37; M. Lekander y otros, «Neuroimmune relations in patients with fibromyalgia: a positron emission tomography study», *Neuroscience Letters*, n° 282, 2000, págs. 193-196.

Capítulo 4

- Para una revisión de los criterios, la epidemiología y las manifestaciones clínicas del SFC, véanse D. Bunchwald y otros, «Chronic fatigue and the cronic fatigue syndrome: Prevalence in a pacific northwest health care system», *Ann Intern Med*, n° 123, 1995, págs. 81-88; A. Schluederberg y otros, «Chronic fatigue syndrome research. Definition and medical outcome assessment», *Ann Intern Med*, n° 117, 1992, págs. 325-331; A. L. Komaroff y D. S. Buchwald,

«Chronic fatigue syndrome: an update», *Annual Review of Medicine*, n° 49, 1998, págs. 1-13.
- La cita de Manningham está extraída de R. Manningham, *The symptoms, nature and causes, and cure of the febricula, or little fever*, Londres, J. Robinson, 1750. Para una revisión excelente de las coincidencias de las manifestaciones clínicas del SFC y la fibromialgia, véase M. A. Demitrack, «Chronic fatigue syndrome and fibromyalgia», *Psych Clinics N Amer*, n° 21, 1998, págs. 671-692. Las citas de Beard de la pág. 67 son de la descripción que hizo en 1869 de la neurastenia: G. M. Beard, «Neurastenia, or nervous exhaustion», *Boston Medical and Surgical Journal*, n° 3, 1869, págs. 217-221. Se puede encontrar un exhaustivo análisis histórico de la neurastenia, la encefalomielitis miálgica benigna y el SFC en E. Shorter, *From Paralysis to Fatigue: A History of Psychosomatic Illness in the Modern Era*, Nueva York, The Free Press, 1992; R. A. Aronowitz, *Making Sense of Illness: Science, Society, and Disease*, Cambridge, Cambridge University Press, 1998; y E. Showalter, *Hystories: Hysterical Epidemics and Modern Media*, Nueva York, Columbia University Press, 1997. Estos libros tratan sobre las controversias que hay respecto a los síntomas, los síndromes y las denominaciones diagnósticas.
- Los primeros informes de la década de 1980 en los que se describía una nueva epidemia de SFC junto a Lake Tahoe y la subsiguiente búsqueda de una etiología infecciosa se encuentran en S. E. Straus y otros, «Persisting illness and fatigue in adults with evidence of Epstein-Barr virus infection», *Ann Intern Med*, n° 102, 1985, págs. 7-16; y W. C. Hellinger y otros, «Chronic fatigue syndrome and the diagnostic utility of antibody to Epstein-Barr virus early antigen», *JAMA*, n° 260, 1988, págs. 971-973. Para un análisis histórico y científico de una potencial etiología infecciosa del SFC, véanse M. Sharpe, «Chronic fatigue syndrome», *Psychiatric Clin N Amer*, n° 19, 1996, págs. 549-573; S. Wessely, «Old wine in new bottles: neurasthenia and "ME"», *Psychol Med*, n° 20, 1990, págs. 35-53; A. L. Komaroff, «The biology of chronic fatigue syndrome», *Amer J Med*, n° 108, 2000, págs. 169-171; S. Wessely, «The epidemiology of chronic fatigue syndrome», *Epidemiol Rev*, n° 17, 1995, págs. 139-151; S. Wessely y otros, «Postinfectious fatigue: prospective cohort study in primary care», *Lancet*, n° 345, 1995, págs. 1.333-1.338.
- La cita de Wessely de la pág. 71 se encuentra en S. Wessely, «Chronic fatigue: Symptom and syndrome», *Ann Intern Med*, n° 134, 2001, pág. 841.
- Para más información sobre los trastornos cognitivos en el SFC y en la fibromialgia, véanse F. Friedberg y otros, «Symptom patterns in long-duration chronic fatigue syndrome», *J Psychosom Res*, n° 48, 2000, págs. 59-68; V. Michiels y otros, «Neuropsychological functioning in CFS», *Acta Psychiat Scand*, n° 103, 2001, págs. 84-93; G. M. Grace y otros, «Concentration and memory deficits in patients with fibromyalgia syndrome», *J Clin Exp Neuropyschol*, n° 21, 1999, págs. 477-487.
- La cita de H. Johnson, en *Osler's Web*, Nueva York, Crown, 1996. Hillary Johnson, un periodista redactor de numerosos periódicos y publicaciones de prestigio, dedicó nueve años a investigar el síndrome de fatiga crónica. Este libro declara de forma contundente que los centros de investigación médica no

se toman el serio el SFC. En la obra se suscitan importantes cuestiones, pero la mayoría de las pruebas científicas que presenta son parciales, los principales puntos de vista expuestos nunca han sido validados.
- Para la revisión de algunos estudios importantes sobre el papel del sistema nervioso central en el SFC, véanse A. L. Komaroff, «The biology of chronic fatigue syndrome», *Am J Med*, n° 108, 2000, págs. 169-171; R. B. Schwartz y otros, «SPECT imaging of the brain: Comparison of findings in patients with chronic fatigue syndrome, AIDS dementia complex, and major unipolar depression», *Am J Radiol*, n° 162, págs. 943-951; J. Deluca y otros, «Neuropsychological impairments in chronic fatigue syndrome, multiple sclerosis, and depression», *J Neurol Neurosurg Psychiatry*, n° 58, 1995, págs. 38-43; M. Sharpe y otros, «Increased brain serotonin function in men with chronic fatigue syndrome», *BMJ*, n° 315, 1997, págs. 164-165; M. Siobhan y otros, «Cerebral perfusion in chronic fatigue syndrome and depression», *Brit J Psych*, n° 176, 2000, págs. 550-556.
- Las investigaciones sobre los cambios neurohormonales e inmunológicos en el SFC se pueden encontrar en M. A. Demitrack y L. J. Crofford, «Evidence for and pathophysiologic implications of hypothalamic-pituitary-adrenal axis dysregulation in fibromyalgia and chronic fatigue syndrome», *Ann New York Acad Sci*, n° 840, 1998, págs. 684-697; A. Kavelaars y otros, «Disturbed neuroendocrineimmune interactiones in chronic-fatigue syndrome», *J Endocrinology and Metabolism*, n° 85, 2000, págs. 692-696; G. Moorkens y otros, «Characterization of pituitary function with emphasis on GH secretion in the chronic fatigue syndrome», *Clin Endocrinol*, n° 53, 2000, págs. 99-106; K. De Meirleir y otros, «A 37 kDa 2 5 A binding protein as a potential biochemical marker for chronic fatigue syndrome», *Amer J Med*, n° 108, 2000, págs. 99-105.
- I. Bou-Holaigah y otros, «The relationship between neurally mediated hypotension and the chronic fatigue syndrome», *JAMA*, n° 274, 1995, págs. 961-967; P. C. Rowe y otros, «Fludocortisone acetate to treat neurally mediated hypotension in chronic fatigue syndrome», *JAMA*, n° 285, 2001, págs. 52-59. Estos artículos tratan sobre el papel que desempeña el sistema nervioso autónomo en el SFC. El tratamiento de la hipotensión ortostática no fue muy efectivo en el SFC.
- Para el tratamiento del SFC, véanse S. Reid y otros, «Chronic fatigue syndrome», *BMJ*, n° 320, 2000, págs. 292-296; E. Blondel-Hill y S. D. Shafran, «Treatment of the chronic fatigue syndrome: a review and practical guide», *Drugs*, n° 46, 1993, págs. 639-651; M. Sharpe y otros, «Chronic fatigue syndrome: A practical guide to assessment and management», *Gen Hosp Psychiat*, n° 19, 1997, págs. 185-199.
- Para más opiniones y artículos sobre el SFC como enfermedad específica, véanse S. E. Abbey y P. E. Barfinkel, «Neurasthenia and chronic fatigue syndrome: the role of culture in the making of a diagnosis», *Am J Psychiatry*, n° 148, 1991, págs. 1.638-1.646; J. T. Lynn, «On medical uncertainty», *Am J Med*, n° 96, 1994, págs. 186-187; R. Mayou y M. Sharpe, «Diagnosis, disease and illness», *Quarterly J Med*, n° 88, 1995, págs. 827-831. Para una exposición en profundidad que presenta los pros y los contras respecto al diagnóstico de enfermedades

cuando en realidad no las hay, véase A. Kleinman, *The Illness Narratives: Suffering, Healing and the Human Condition*, Basic Books, 1988. Para otras exposiciones controvertidas sobre esta materia, véanse los libros de Shorter, Showalter y Aronowitz. La cita de la pág. 74 es de Komaroff, *Amer J Med*, 2000.

Capítulo 5

- B. Hedenberg-Magnusson y otros, «Symptoms and signs of temporomandibular disorders in patients with fibromyalgia and local myalgia of the temporomandibular system: A comparative study», *Acta Odontologica Scandinavica*, n° 55, 1997, págs. 344-349.
- Para más información sobre la relación del dolor miofascial con la fibromialgia, véanse D. G. Simons y J. G. Travell, «Myofascial origins of low back pain», *Postgrad Med*, n° 73, 1983, pág. 99; D. G. Simons, «Myofascial pain syndromes: Where are we? Where are we going?», *Arch Phys Med Rehabil*, n° 69, 1988, págs. 207-212; A. Okifuji y otros, «Comparison of generalized and localized hyperalgesia in patients with recurrent headache and fibromyalgia», *Phychosom Med*, n° 61, 1999, págs. 771-780; F. Wolfe y otros, «The fibromyalgia and myofascial pain syndromes: a preliminary study of tender points and trigger points in persons with fibromyalgia, myofascial pain syndrome and no diesase», *J Rheumatol*, n° 19, 1992, págs. 944-951.
- Para un estudio de las cefaleas musculares o tensionales, véanse S. D. Siberstein, «Tension-type headaches», *Headache*, n° 34, 1994, págs. S2-S7; M. Leone y otros, «Cervicogenic headache: a critical review of the current diagnostic criteria», *Pain*, n° 78, 1998, págs. 1-5.
- Para una exposición sobre los dolores de cabeza, centrada en los aspectos clínicos y biológicos de la migraña, véanse A. Rapoport y J. Edmeads, «Migraine: the evolution of our knowledge», *Archives of Neurology*, n° 57, 2000, págs. 1.221-1.223; G. W. Smentana, «The diagnostic value of historical features in primary headache syndromes: a comprehensive review», *Arch Intern Med*, n° 160, 2000, págs. 2.729-2.737. Las citas de las págs. 84 y 85 son de O. Sacks, *Migraine: Revised and Expanded*, Berkeley, University of California Press, 1992, págs. 7 y 26 (trad. cast.: *Migraña*, Barcelona, Anagrama, 1997). Éste es un libro escrito de forma espléndida que aborda todos los aspectos de la migraña. Para el papel de Freud, véase A. Karwautz y otros, «Freud and migraine: the beginning of a psychodynamically oriented view of headache a hundred years ago», *Cephalalgia*, n° 16, 1996, págs. 22-26.
- Los cambios que produce la migraña en el sistema nervioso central y su relación con las investigaciones sobre el cerebro en enfermos de fibromialgia, SFC y depresión se exponen en J. Olesen, «Undertandig the biologic basis of migraine», *N Eng J Med*, n° 331, 1994, págs. 1.713-1.714; T. Paiva y otros, «The relationship between headaches and sleep disturbances», *Headache*, n° 35, 1995, págs. 590-596; S. K. Aurora y K. M. Welch, «Migraine: imaging the aura», *Current Opin in Neurology*, n° 13, 2000, págs. 273-276; H. Miranda y otros,

«Depression scores following migraine treatment in patients attending a specialized center for headache and neurology», *Headache*, n° 41, págs. 680-684; M. Nicolodi and F. Sicuteri, «Fibromyalgia and migraine, two faces of the same mechanism. Serotonin as the common clue for pathogenesis and therapy», *Adv Exp Med Biol*, n° 398, 1996, págs. 373-379; M. Nicolodi y otros, «Changes in the concentrations of amino acids in the cerebrospinal fluid that correlate with pain in patients with fibromyalgia: implications for nitric acid pathways», *Pain*, n° 87, 2000, págs. 201-211. Este último artículo sugiere que las vías del dolor del óxido nitroso pueden influir tanto en la fibromialgia como en la migraña.

- La terapia de la migraña y los dolores de cabeza musculares y su coincidencia con el tratamiento de la fibromialgia, así como el papel del trauma, se tratan en M. Botney y H. L. Fields, «Amitriptilina potentiates morphine analgesia by a direct action on the central nervous system», *Ann Neurol*, n° 13, 1983, págs. 160-164; R. K. Cady y otros, «Treatment of acute migraine with subcutaneous sumatriptan», *JAMA*, n° 265, 1991, págs. 2.831-2.836; D. Deleu e Y. Hanssens, «Current and emerging second-generation triptans in acute migraine therapy: a comparative review», *J Clin Pharmacol*, n° 40, 2000, págs. 687-700. Para la cita de la pág. 88, véase Sacks, *op. cit.*, pág. 124.

Capítulo 6

- Los aspectos clínico, diagnóstico y epidemiológico del SII, incluyendo los criterios diagnósticos de Rome, se estudian en D. A. Drossman, «Irritable bowel syndrome: a multifactorial disorder», *Hosp Prac*, 1998, págs. 95-108; K. W. Olden y D. A. Drossman, «Psycologic and psychiatric aspects of gastrointestinal disease», *Medical Clin North America*, n° 84, 2000, págs. 1.313-1.327; R. D. Rothstein, «Irritable bowel syndrome», *Medical Clin North America*, n° 84, 2000, págs. 1.247-1.257; F. Creed y otros, «Health-related quality of life and health care costs in severe, refractory irritable bowel syndrome», *Ann Intern Med*, n° 134, 2001, págs. 860-867.
- Para estudios sobre similitudes de la fibromialgia y el SII, véase A. D. Sperber, «Fibromyalgia in the irritable bowel syndrome: studies of prevalence and clinical implications», *Am J Gastro*, n° 94, 1999, págs. 3.541-3.546; L. Chang, «Diferences in somatic perception in female patients with irritable bowel syndrome with and without fibromyalgia», *Pain*, n° 84, 2000, págs. 297-307.
- Para un análisis de la fisiopatología del SII, véanse J. McLaughlin, «The brain-gut axis in health and disease», *Royal College of Physicians*, n° 34, 2000, págs. 475-477; J. D. Wood, «Enteric nervous system, serotonin and the irritable bowel syndrome», *Current Opinion in Gastroenterology*, n° 17, 2001, págs. 91-97; D. A. Drossman, «Do psychosocial factors define symptom severity and patient status in irritable bowel syndrome?», *Am J Med*, n° 107, 1999, págs. 41S-50S; M. Camilleri y otros, «Visceral hypersensitivity: facts, speculations, and challenges», *Gut*, n° 48, 2001, págs. 125-131. La cita de la pág. 97 es de Olden y Drossman, *op. cit.*

- La relación del SII y la fibromialgia con los malos tratos y el trauma físico y emocional aparece en E. A. Walker y otros, «Psychosocial factors in fibromyalgia compared with rheumatoid arthritis: II. Sexual, physical, and emotional abuse and neglect», *Psychosmom Med*, n° 59, 1997, págs. 572-577; E. A. Walker y otros, «Adult health status of women with histories of child abuse and neglect», *Am J Med*, n° 107, 1999, págs. 332-339; H. M. Finestone, «Chronic pain and health care utilization in women with a history of childhood sexual abuse», *Child Abuse and Neglect*, n° 24, 2000, págs. 547-556; M. B. Stein y E. Barrett-Connor, «Sexual assault and physical health: findings from a population-based study of older adults», *Psychosom Med*, n° 62, 2000, págs. 838-843; U. M. Anderberg y otros, «The impact of life events in female patients with fibromyalgia and in female healthy controls», *European Psychiatry*, n° 15, 2000, págs. 295-301; M. G. Newman y otros, «The relationship of childhood sexual abuse and depression with somatic symptoms and medical utilization», *Psycological Med*, n° 30, 2000, págs. 1.063-1.077; F. Creed, «The relationship between psycosocial parameters and outcome in irritable bowel syndrome», *Am J Med*, n° 107, 1999, págs. 74S-80S; J. J. Sherman y otros, «Prevalence and impact of posttraumatic stress disorder-like symptoms in patients with fibromyalgia syndrome», *Clin J Pain*, n° 169, 2000, págs. 127-134; R. W. Alexander y otros, «Sexual and physical abuse in women with fibromyalgia: Association with outpatient health care utilization and pain medication usage», *Arthritis Care Res*, n° 11, 1998, págs. 102-115.
- La cita de Teicher de la pág. 97 es de Y. Ito y otros, «Preliminary evidence for aberrant cortical development in abused children», *J Neuropsych Clin Neurosciences*, n° 10, 1998, págs. 298-307. Este importante estudio demuestra que los niños que han sufrido malos tratos tienen importantes alteraciones estructurales en el desarrollo cerebral. Los eventos traumáticos en un momento inicial de la vida, como los malos tratos físicos o sexuales, pueden alterar de forma permanente la respuesta biológica al estrés y al dolor.
- El tratamiento del SII se analiza en J. Jailwala y otros, «Pharmacologic treatment of the irritable bowel syndrome», *Ann Intern Med*, n° 133, 1999, págs. 136-471. M. Camilleri, «Therapeutic approach to the patient with irritable bowel syndrome», *Am J Med*, n° 107, págs. 27S-32S, 1999; J. L. Jackson y otros, «Treatment of functional gastrointestinal disorders with antidepressant medications: a meta-analysis», *Amer J Med*, n° 108, 2000, págs. 65-72.

Capítulo 7

- D. Buskila y otros, «Increased rates of fibromyalgia following cervical spine injury. A controlled study of 161 cases of traumatic injury», *Arthritis Rheum*, n° 40, 1997, págs. 446-452.
- La cita de la pág. 103 es de *The Wall Street Journal*, 11 de noviembre de 1999, y la de la pág. 104 de una transcripción del programa «20/20» del 20 de marzo de 2000. El estudio mencionado en la pág. 105 fue presentado en el American College of Rheumatology national meeting del año 2000, y se titulaba «Preva-

lence of Chiari malformation and cervical stenosis in fibromyalgia». Los autores fueron Daniel Clauw, Robert Bennett, Frank Petzke y Michael Rosner. Para el mismo se sometió a treinta y ocho pacientes de fibromialgia y a treinta y tres personas de control, emparejados por sexo y edad, a un exhaustivo examen neurológico, a un detallado cuestionario sobre los síntomas, a una RMN de la fosa posterior del cerebro y de la columna cervical. Dos radiólogos que desconocían el diagnóstico fueron los encargados de interpretar las RMN. No se observaron diferencias entre los pacientes de fibromialgia y los controles por lo que hacía referencia a la malformación de Arnold-Chiari o a la estenosis cervical. El neurocirujano, doctor Rosner, también valoró las RMN sin conocer el diagnóstico y estimó que el 47 % de los pacientes de fibromialgia y el 50 % de los controles eran posibles candidatos a una intervención quirúrgica. En una declaración de la American Association of Neurologic Surgeons se afirmaba: «No hay pruebas científicas de que la fibromialgia y el síndrome de fatiga crónica sean trastornos neurológicos o que requieran una intervención quirúrgica». Para un análisis más en profundidad sobre la relación existente entre el trauma y la fibromialgia, véase también K. P. White, «Trauma and fibromyalgia», *Semin Arthritis Rheum*, n° 29, 2000, págs. 200-216.

- Para un estudio sobre el estatus de etiología infecciosa para el SFC y la fibromialgia, véanse D. Buchwald y otros, «A chronic illness characterized by fatigue, neurologic and immunologic disorders, and active human herpesvirus type 6 infection», *Ann Inter Med*, n° 116, 1992, págs. 103-113; D. V. Ablashi y otros, «Frequent HHV-6 reactivation in multiple sclerosis (MS) and chronic fatigue syndrome (CFS) patients», *J Clin Virology*, n° 16, 2000, págs. 179-191; D. Buchwald y otros, «Postinfectious chronic fatigue: a distinct syndrome?», *Clin Infect Dis*, n° 23, 1996, págs. 385-387. A. Lindal y otros, «Anxiety disorders: a result of long-term chronic fatigue: the psychiatric characteristics of the sufferers of Iceland disease», *Acta Neurologica Scand*, n° 96, 1997, págs. 158-162; T. Rea y otros, «A prospective study of tender points and fibromyalgia during and after an acute viral infection», *Arch Intern Med*, n° 159, 1999, págs. 865-870; I. H. Wittrup y otros, «Comparison of viral antibodies in 2 groups of patiens with fibromyalgia», *J Rheumatol*, n° 28, 2001, págs. 601-603. La cita de la pág. 106 es de Johnson, *Osler's Web*, Nueva York, Crown, 1996, pág. 671.
- Para un debate sobre los aspectos clínicos, el diagnóstico y las pautas terapéuticas de la enfermedad de Lyme y sus relaciones con la fibromialgia y el SFC, véanse E. G. Seltzer y otros, «Long-term outcomes of persons with Lyme disease», *JAMA*, vol. 283, n° 5, 2000, págs. 609-616; L. H. Sigal, «The Lyme disease controversy: Social and financial costs of misdiagnosis and mismanagement», *Arch Intern Med*, n° 127, 1997, págs. 1.109-1.123; G. Nichol y otros, «Test-treatment strategies for patients suspected of having Lyme disease: A cost-effectiveness analysis», *Ann Inter Med*, n° 128, 1998, págs. 37-48; V. M. Hsu y otros, «Chronic Lyme disease as the incorrect diagnosis in patients with fibromyalgia», *Arthritis Rheum*, n° 36, 1993, págs. 1.493-1.500; M. S. Klempner y otros, «Two controlled trials of antibiotic treatment in patients with persistent symptoms and a history of Lyme disease», *N Eng J Med*, n° 345, 2001, págs. 85-92; A. C. Steere, «Medical progress: Lyme disease», *N Engl J Med*, n° 345,

2001, págs. 115-125. La cita de la pág. 111 es del artículo de David Grann aparecido en *New York Times* el 8 de julio de 2000, «Stalking Doctor Steere», págs. 56-57.
- El debate sobre las sensibilidades químicas múltiples se encuentra en C. M. Brodsky, «"Allergic to everything": a medical subculture», *Psychosomatics*, n° 24, 1983, págs. 731-742; G. E. Simon y otros, «Immunologic, psychological, and neuropsychological factors in multiple chemical sensitivity. A controlled study», *Am J Psychiatry*, n° 147, 1990, págs. 901-906; D. W. Black y otros, «Enviromental illness: a controlled study of 26 subjects with "20th century disease"», *JAMA*, n° 264, 1990, págs. 3.166-3.170; A. C. Chester y P. H. Levine, «Concurrent sick building syndrome and chronic fatigue syndrome: epidemic neuromyasthenia revisited», *Clin Infect Dis*, n° 18, 1994, págs. S43-S48.

Capítulo 8

- M. S. Micale, *Approaching Hysteria: Disease and Its Interpretations*, Princeton, Priceton University Press, 1995. Este libro proporciona una exposición detallada de la histeria desde un punto de vista médico y cultural. La cita sobre la histeria de Platón está en la pág. 18 de este libro.
- La cita de Willis en la pág. 120 es de T. Willis, *An essay of the pathology of the Brain and Nervous Shock in which Convulsive Diseases are Treated of*, Londres, Dring, Leigh and Harper, 1684. Para un análisis global de los síntomas que se suelen encontrar en la práctica asistencial primaria y que no están relacionados con una enfermedad conocida, véase el suplemento de la revista *Ann Intern Med*, n° 134, 2001, págs. 801-926. Para otros estudios de los síndromes funcionales y de las enfermedades somáticas que carecen de explicación, véanse G. E. Simon y otros, «An international study of the relation between somatic symptoms and depression», *N Engl J Med*, n° 341, 1999, págs. 1.329-1.335; R. Mayou y M. Sharpe, «Diagnosis, disease and illness», *Quarterly J Med*, n° 88, 1995, págs. 827-831; M. Sharpe, «Chonic fatigue syndrome», *Psychiatric Clin N Amer*, n° 19, 1996, págs. 549-573; S. Kisely y otros, «A comparison between somatic symptoms with and without clear organic cause: results of an international study», *Psychol Med*, n° 27, 1997, págs. 1.011-1.019; A. J. Barsky y J. F. Borus, «Functional somatic syndromes», *Ann Intern Med*, n° 130, 1999, págs. 910-921.
- Dos libros de los doctores Barsky y Shorter, ambos psiquiatras, proporcionan una interesante visión, aunque abordada desde una perspectiva psicológica, de los síntomas que no se pueden explicar a partir de una enfermedad orgánica: A. J. Barsky, *Worried Sick: Our Troubled Quest for Wellness*, Boston, Little, Brown, 1998; E. Shorter, *From Paralysis to Fatigue: A History of Psychosomatic Illness in the Modern Era*, Nueva York, The Free Press, 1992.
- J. E. Sarno, *The Mindbody Prescription: Healing the Body, Healing the Pain*, Nueva York, Warner Books, 1998. El libro de Sarno trata de los que son, según él, trastornos físicos causados por sentimientos inconscientes reprimidos. La cita de la pág. 124 se encuentra en la pág. 50 de este libro. Para una exposición más extensa sobre la coincidencia de la somatización con los trastornos

dolorosos, véanse S. Benjamin y otros, «The asociation between chronic widespread pain and mental disorder», *Arthritis Rheum*, n° 43, 2000, págs. 561-567; y J. McBeth y otros, «Features of somatization predict the onset of widespread pain», *Arthritis Rheum*, n° 44, 2001, págs. 940-946.
- La cita de Barsky es de Jerome Groopman, «Hurting All Over», *The New Yorker*, 13 de noviembre de 2000, pág. 86.
- Para un análisis de la interacción de los factores genéticos y medioambientales en el proceso del dolor, véanse N. A. Gillespie y otros, «The Genetic aetiology of somatic distress», *Psychological Medicine*, n° 30, 2000, págs. 1.051-1.061; A. J. Barsky y otros, «Somatic symptom reporting in women and men», *J Gen Intern Med*, n° 16, 2001, págs. 266-275.

Capítulo 9

- Los criterios de clasificación de la depresión son de la American Psychiatric Association, *Diagnostic and Statistical Manual of Mental Disorders*, American Psychiatric Association, Washington, D. C., 1994 (trad. cast.: *DSM-IV: Manual diagnóstico y estadístico de los trastornos mentales*, Barcelona, Masson, 1995).
- Para una exposición general sobre la depresión y su papel en las enfermedades médicas, véanse A. Rozanski y otros, «Impact of psychological factors on the pathogenesis of cardiovascular disease and implications for therapy», *Circulation*, n° 99, 1999, págs. 212-217; T. P. Guck y otros, «Assessment and treatment of depression following myocardial infarction», *Amer Family Physician*, n° 64, 2001, págs. 611-648; D. E. Bush y otros, «Even minimal symptoms of depression increase mortality risk after acute myocardial infarction», *Amer J Cardiol*, n° 88, 2001, págs. 337-341; J. L. Januzzi Jr. y otros, «The influence of anxiety and depresssion on outcomes of patients with coronary artery disease», *Arch Intern Med*, n° 60, 2000, págs. 1.913-1.921; «Treating depression and anxiety in primary care», *N Eng J Med*, n° 326, 1992, págs. 1.080-1.084; J. Angst y K. Merikangas, «The depressive spectrum: diagnostic classification and course», *J Affect Disord*, n° 45, 1997, págs. 31-39. Para un libro aleccionador sobre la depresión y el suicidio, véase K. R. Jamison, *Night Falls Fast: Understanding Suicide*, Nueva York, Alfred A. Knopf, 1999.
- Para un análisis de las relaciones de los trastornos del estado de ánimo con la fibromialgia y los síndromes funcionales asociados, véanse D. L. Goldenberg, «Psychiatric and psychologic aspects of fibromyalgia syndrome», *Rheum Dis Clin N Am*, n° 15, 1989, págs. 105-114; A. J. Gruber, J. I. Hudson y H. G. Pope Jr, «The management of treatment-resistant depression in disorders on the interface of psychiatry and medicine», *Psychiatric Clin N Amer*, n° 19, 1996, págs. 351-369; J. I. Hudson y otros, «Comorbidity of fibromyalgia with medical and psychiatric disorders», *Am J Med*, n° 92, 1992, págs. 363-367; J. McBeth y A. J. Silman, «The role of psychiatric disorders in fibromyalgia», *Curr Rheumatol Rep*, n° 3, 2001, págs. 157-164; S. A. Epstein y otros, «Psychiatric disorders in patients with fibromyalgia», *Psychosomatics*, n° 40, 1999, págs. 57-63.

- Un libro excelente sobre el sueño es P. Hauri y S. Linde, *No More Sleepless Nights*, Nueva York, John Wiley and Sons, 1990 (trad. cast.: *Cómo acabar con el insomnio*, Barcelona, Medici, 1992).
- La cita es de W. Styron, *Darkness Visible*, Nueva York, Vintage Books, 1992, pág. 34 (trad. cast.: *Esa visible oscuridad*, Barcelona, Grijalbo, 1996).
- Para algunos libros que abordan diversas facetas de la depresión, incluyendo la histórica, véanse A. Kleinman, *The Illness Narratives: Suffering, Healing and the Human Condition*, Basic Books, 1998; K. R. Jamison, *An Unquiet Mind: A Memoir of Moods and Madness*, Nueva York, John Wiley and Sons, 1997 (trad. cast.: *Una mente inquieta: testimonios sobre afectos y locura*, Barcelona, Tusquets, 1996). Para un artículo editorial que hace reflexionar sobre la dicotomía orgánico-funcional en neurología y psiquiatría, véase B. H. Price y otros, «Neurology and psychiatry: closing the great divide», *Neurology*, n° 54, 2000, págs. 8-14.
- Para más estudios sobre la relación que hay entre neurohormonas, inmunidad y sistema nervioso autónomo en la fibromialgia, la depresión y otros trastornos asociados, véanse K. J. Ressler y otros, «Role of serotonergic and noradrenergic systems in the pathophysiology of depression and anxiety disorders», *Depression and Anxiety*, n° 12, supl. n° 1, 2000, págs. 2-19; J. W. Kasckow y otros, «Corticotropin-releasing hormone in depression and post-traumatic stress disorder», *Peptides*, n° 22, 2001, págs. 845-851; B. H. Natelson y otros, «Is depression associated with immune activation?», *J Affective Disord*, n° 53, 1999, págs. 179-184; J. Albrecht y otros, «A controlled study of cellular immune function in affective disorders before and during somatic therapy», *Psychiatr Res*, n° 15, 1985, págs. 185-193; L. Bradley y otros, «Sertraline Hydrochloride (Zoloft) alters pain threshold, sensory discrimination ability, and functional brain activity in patients with fibromyalgia (FM): A randomized controlled trial (RCT)», *Arthritis Rheum*, n° 41, 1998, pág. 259; D. J. Torpy y otros, «Responses of the sympathetic nervous system and the hypothalamic-pituitary-adrenal axis to interleukin-6: A pilot study in fibromyalgia», *Arthritis Rheum*, n° 43, 2000, págs. 872-880; I. Bou-Holaigah y otros, «Provocation of hypotension and pain during upright tilt table testing in adults with fibromyalgia», *Clinical and Experimental Rheumatology*, n° 15, 1997, págs. 239-246; M. J. Schwarz y otros, «Relationship of substance P, 5-hydroxyindole acetic acid and tryptophan in serum of fibromyalgia patients», *Neurosci Lett*, n° 259, 1999, págs. 196-198.
- Entre los estudios sobre el impacto del estado de ánimo en el pronóstico y los resultados en la fibromialgia: J. L. Hudson y H. G. Pope, «The concept of affective spectrum disorder: Relationship to fibromyalgia and other syndromes of chronic fatigue and chronic muscle pain», *Baillieres clin Rheumatol*, n° 8, 1994, págs. 839-856; D. L. Goldenberg y otros, «A model to assess severty and impact of fibromyalgia», *J Rheumatol*, n° 22, 1995, págs. 2.313-2.318; G. Granges y otros, «Fibromyalgia syndrome: assessment of the severity of the condition 2 years after diagnosis», *J Rheumatol*, n° 21, 1994, págs. 523-529; L. A. Aaron y otros, «Psychiatric diagnoses in patients with fibromyalgia are related to health care-seeking behavior rather than to illness», *Arthritis Rheum*, n° 39, 1996, págs. 436-445.

- Para un análisis en profundidad de los antidepresivos y su papel en la fibromialgia y el dolor crónico, véanse D. L. Goldenberg y otros, «A randomized, double-blind crossover trial of fluoxetine and amitriptyline in the treatment of fibromyalgia», *Arthritis Rheum*, n° 39, 1996, págs. 1.852-1.859; A. J. Gruber y otros, «The management of treatment-resistant depression in disorders on the interface of psychiatry and medicine», *Psychiatric Clin N Amer*, n° 19, 1996, págs. 351-369; G. S. Alarcon y L. A. Bradley, «Advances in the treatment of fibromyalgia: current status and future directions», *Am J Med Sci*, n° 315, 1998, págs. 397-404.
- Una exposición general sobre el tratamiento farmacológico y no farmacológico de la depresión se encuentra en: M. B. Keller y otros, «Maintenance phase efficacy of sertraline for chronic depression», *JAMA*, n° 280, 1998, págs. 1.665-1.672; J. Mendlewicz, «Optimising antidepressant use in clinical practice: towards criteria for antidepressant selection», *Brit J Psych*, n° 42, 2001, págs. S1-S3; J. E. Barrett y otros, «The treatment effectiveness project. A comparison of the effectiveness of paroxetine, problem-solving therapy, and placebo in the treatment of minor depression and dysthymia in primary care patients: background and research plan», *Gen Hospital Psych*, n° 21, 1999, págs. 260-273; C. D. Mulrow y otros, «Efficacy of newer medications for treating depression in primary care patients», *Amer J Med*, n° 108, 2000, págs. 54-64; E. Richelson, «Pharmacology of antidepressants», *Mayo Clin Proc*, n° 76, 2001, págs. 511-527; S. M. Cheer y otros, «Fluoxetine: a review of its theurapeutic potential in the treatment of depression associated with physical illness», *Drugs*, n° 61, 2001, págs. 81-110.

Capítulo 10

- Dos libros, uno de Eddington y otro de Wheelwright, toman dos posturas distintas respecto a los factores médico y social que inciden en el síndrome de la Guerra del Golfo: J. Wheelwright, *The irritable Heart*, W. W. Norton and Co., 2001, y P. Eddington, *Gassed in the Gulf*, Insignia, 1997. Wheelwright analiza el síndrome de la Guerra del Golfo desde una perspectiva histórica y médica; y señala que sus síntomas se superponen con los de la fibromialgia y el SFC. La cita de la pág. 145 es del libro de Eddington, pág. 4, y la de la pág. 146 es de la obra de Wheelwright, pág. 39. Para un análisis completo del síndrome de la Guerra del Golfo, véanse G. W. Beebe, «Follow-up studies of World War II and Korean War prisoners: II. Morbidity, disability, and maladjustments», *Am J Epidemiol*, n° 101, 1975, págs. 400-422; R. W. Haley y otros, «Is there a Gulf War Syndrome? Searching for syndromes by factor analysis of symptoms», *JAMA*, n° 277, 1997, págs. 215-222; A. A. Amato y otros, «Evaluation of neuromuscular symptoms in veterans of the Persian Gulf War», *Neurology*, n° 48, 1997, págs. 4-12; K. Fukuda y otros, «Chronic multisympton illness affecting air force veterans of the gulf war», *JAMA*, n° 280, 1998, págs. 981-988; C. Unwin y otros, «Health of UK servicemen who served in Persian Gulf War», *Lancet*, n° 353, 1999, págs. 168-178.

- La cita de Wessely es del artículo de Jane Brody sobre salud personal, que apareció en *The New York Times*, el 16 de marzo de 1999.
- La cita de Joseph es una transcripción del programa «Frontline» de la PBS titulado: *Last Battle of the Gulf War*, que se emitió en la PBS el 20 de enero de 1998.
- Para el papel del estrés, véase H. Selye, «The general adaptation syndrome and diseases of adaptation», *J Clin Endocrinol*, n° 6, 1946, págs. 217-221. Se trata de la obra cumbre de Selye sobre el estrés. Incluye la cita de la pág. 150. Para investigaciones generales más recientes sobre el estrés, véanse P. W. Gold y otros, «Clinical and biochemical manifestations of depression. Relation to the neurobiology of stress», *N Eng J Med*, n° 319, 1988, págs. 348-352; B. S. McEwen, «Protective and damaging effects of stress mediators», *N Eng J Med*, n° 338, 1998, págs. 171-179; L. M. Slimmer y otros, «Stress, medical illness, and depression», *Semin Clin Neuropsychiatry*, n° 6, 2001, págs. 12-26; G. P. Chousos y P. W. Gold, «The concepts of stress and stress system disorders: Overview of physical and behavioral homeostasis», *JAMA*, n° 267, 1992, págs. 1.244-1.252.
- Unos informes fundamentales sobre el efecto del estrés en la función inmunológica son: L. E. Cluff, «Asian influenza: infection, disease and psychological factors», *Arch Intern Med*, n° 117, 1966, págs. 159-163; S. Cohen y otros, «Psychological stress and susceptibility to the common cold», *N Eng J Med*, n° 325, 1991, págs. 606-612; W. B. Malarkey y otros, «The influence of academic stress and season on 24-hour concentrations of growth hormone and prolactin», *J Clin Endocrinol Metab*, n° 73, 1991, págs. 1.089-1.092.
- La decisiva investigación de Ader que condujo a la ciencia de la psiconeuroinmunología se describe en R. Ader y N. Cohen, «Behaviorally conditioned immunosuppresssion and murine systemic lupus erythematosus», *Science*, n° 214, 1982, págs. 1.534-1.536. Se prepararon ratones para mejorar su función inmunológica en un modelo animal de lupus. Para un análisis más profundo del campo de la psiconeuroinmunología, véase R. Ader y otros, «Psyconeuroimmunology: interactions between the nervous system and the immune system», *Lancet*, n° 345, 1995, págs. 99-103. Véase también S. Lutgendorf y otros, «Efects of relaxation and stress on the capsaicin-induced local inflammatory response», *Psychosom Med*, n° 62, 2000, págs. 524-534.
- Libros generales sobre la modificación de la respuesta del estrés para una salud óptima son: H. Benson, *The Relaxation Response*, Nueva York, Morrow, 1975 (trad. cast.: *La relajación*, Barcelona, Grijalbo, 1997), y J. K. Zinn, *Full Catastrophe Living: Using Wisdom of Your Body and Mind to Face Stress, Pain, and Illness*, Nueva York, Delta, 1990.
- D. E. Yocum y otros, «Exercise, education, and behavioral modification as alternative therapy for pain and stress in rheumatic disease», *Rheum Dis Clin N Amer*, n° 26, 2000, págs. 146-159. Describe las investigaciones en el Canyon Ranch Spa, en Arizona. En ellas se documentan las mejoras hormonales, biológicas y psicológicas cuando los pacientes de artritis participaron en un programa intensivo, de una semana de duración, que incluía formación, técnicas de reducción del estrés y ejercicio.

- Para más técnicas de relajación y tratamiento cognitivo comportamental de la fibromialgia y el SFC, véanse D. L. Goldenberg y otros, «A controlled study of a stress-reduction, cognitive-behavioral treatment program in fibromyalgia», *J Musculoeskeletal Pain*, n° 2, 1994, págs. 53-66; «NIH Technology assessment panel on integration of behavioral and relaxation approaches into the treatment of chronic pain and insomnia», *JAMA*, n° 276, 1996, págs. 313-318; A. Deale y otros, «Cognitive behavior therapy for chronic fatigue syndrome», *Am J Psychiatry*, n° 154, 1997, págs. 408-414. Para la cita de la pág. 152, véase Selye, *op. cit.*, 1946.

Capítulo 11

- Para un libro que efectúa una exposición general de la historia, los mecanismos y el tratamiento del dolor crónico, véase S. Fishman y L. Berget. *The War on Pain*, Nueva York, HarperCollins Publishers, 2000. Véase también R. K. Portenoy, «Current pharmacotherapy of chronic pain», *Journal of Pain and Symptom Management*, n° 19, 2000, págs. S16-S20.
- Para los ensayos clínicos sobre analgésicos, antidepresivos y otros fármacos en la fibromialgia, véanse L. J. Leventhal, «Management of fibromyalgia», *Ann Inter Med*, n° 131, 1999, págs. 850-858; G. S. Carette, «Chronic pain syndromes», *Ann Rheum Dis*, n° 55, 1996, págs. 497-501; D. L. Goldenberg, «Management of fibromyalgia syndrome», *Rheum Dis Clin N Am*, n° 15, 1989, págs. 499-512; R. G. Godfrey, «A guide to the understanding and use of tricyclic antidepressants in the overall management of fibromyalgia and other chronic pain syndromes», *Arch Intern Med*, n° 156, 1996, págs. 1.047-1.052; P. Hannonen y otros, «A randomized, double-blind, placebo-controlled study of moclobemide and amitriptyline in the treatment of fibromyalgia in females without psychiatric disorder», *Brit J Rheumatol*, n° 37, 1998, págs. 1.279-1.286; M. L. Chambliss, «Are serotonin uptake inhibitors useful in chronic pain syndromes such as fibromyalgia or diabetic neuropathy», *Arch Fam Medicine*, n° 7, 1998, págs. 470-471; G. Biasi y otros, «Tramadol in the fibromyalgia syndrome: a controlled clinical trial versus placebo», *Int J Clin Pharmacol Res*, n° 18, 1998, págs. 13-19; J. H. Juhl, «Fibromyalgia and the serotonin pathway», *Altern Med*, n° 3, 1998, págs. 367-375; L. A. Rossy y otros, «A metaanalysis of fibromyalgia treatment interventions», *Ann Behavioral Med*, n° 21, 1999, págs. 180-191.
- Los medicamentos para los trastornos del sueño se analizan en W. J. Reynolds y otros, «The effects of cyclobenzaprine on sleep physiology and symptoms in patients with fibromyalgia», *J Rheumatol*, n° 18, 1991, págs. 452-454; J. Montplaisir y otros, «Clinical, polysomnographic, and genetic characteristics of restless legs syndrome: a study of 113 patients diagnosed with new standard criteria», *Movement Disorder*, n° 12, 1997, págs. 61-65; H. Moldofsky y otros, «The effect of Zolpidem in patients with fibromyalgia: A dose ranging, double-blind, placebo controlled, modified crossover study», *J Rheumatol*, n° 23, 1996, págs. 529-533; S. L. Bartusch y otros, «Clonazepam for the treatment of lancinating phantom limb pain», *Clin J Pain*, n° 12, 1996, págs. 59-62.

- El popular libro que propone tratar la fibromialgia con guaifenesina es R. P. Amand y C. C. Marek, *What Your Doctor May Not Tell You About Fibromyalgia*, Nueva York, Warner Books, 1999. Otros remedios no tradicionales y alternativos para la fibromialgia se exponen en I. J. Rusell y otros, «Treatment of fibromyalgia syndrome with super malic», *J Rheumatol*, n° 22, 1995, págs. 953-958; G. Citera y otros, «The effect of melatonin in patients with primary fibromyalgia. A pilot study», *Arthritis Rheum*, n° 40, 1997, pág. S43; S. Ozgocmen y otros, «Efect of omega-3 fatty acids in the management of fibromyalgia syndrome», *Intern J Clin Pharmacol Therap*, n° 38, 2000, págs. 362-363; K. Kaartinen y otros, «Vegan diet alliviates fibromyalgia symptoms», *Scand J Rheumatology*, n° 29, 2000, págs. 308-313; B. Bramwell y otros, «The use of ascorbigen in the treatment of fibromyalgia patients: a preliminary trial», *Alternative Med Review*, n° 5, 2000, págs. 455-462.
- Para nuevos medicamentos que están siendo probados para la fibromialgia, véanse U. Hans y otros, «Oral treatment of fibromyalgia with tropisetron giver over 28 days: influence of functional and vegatative symptoms, psychometric parameters and pain», *Scand J Rheumatol*, n° 29, 2000, págs. 55-58; W. Muller y T. Stratz, «Results of the intravenous administration of tropisetron in fibromyalgia patients», *Scand J Rheumatol*, n° 29, 2000, págs. 59-65; M. B. Scharf y otros, «Effect of gamma-hydroxytryptophan on pain, fatigue, and the alpha sleep anomaly in patients with fibromyalgia», *J Rheumatol*, n° 25, 1998, págs. 1.986-1.990; T. C. Birdsall, «5-Hydroxytryptophan: a clinical-effective serotonin precursor», *Alternat Med Review*, n° 3, 1998, págs. 271-280; L. J. Russell y otros, «Lymphocyte markers and natural killer cell activity in fibromyalgia syndrome: effects of low-dose, sublingual use of human interferon-alpha», *J Interferon and Cytokine Res*, n° 19, 1999, págs. 969-978; T. Graven-Nielsen y otros, «Ketamine reduces muscle pain, temporal summation, and referred pain in fibromyalgia patients», *Pain*, n° 85, 2000, págs. 483-491; G. Citera y otros, «The effect of melatonin in patients with fibromyalgia: a pilot study», *Clin Rheumatology*, n° 19, 2000, págs. 9-13.

Capítulo 12

- Estudio de los cuidados quiroprácticos en trastornos médicos generales, véanse J. Balon y otros, «A comparison of active and simulated chiropractic manipulation as adjunctive treatment for chilhood asthma», *N Eng J Med*, n° 339, 1998, págs. 1.013-1.020; G. B. J. Andersson y otros, «A comparison of osteopathic spinal manipulation with standard care for patients with low back pain», *N Eng J Med*, n° 341, 1999, págs. 1.426-1.431. La quiropráctica y el tratamiento manipulativo para la fibromialgia y otros trastornos de dolor musculoesquelético se analizan en G. Hains y F. Hains, «A combined ischemic compression and spinal manipulation in the treatment of fibromyalgia: a preliminary estimate of dose efficacy», *J Manip Physiological Therap*, n° 23, 2000, págs. 225-230; J. J. Fiechtner y R. R. Brodeur, «Manual and manipulation techniques for rheumatic disease», *Rheum Dis Clin N Am*, n° 26, 2000, págs. 83-96.

- Para la terapia física en la fibromialgia, véase M. Offenbacher y G. Stucki, «Physical therapy in the treatment of fibromyalgia», *Scan J Rheumatol*, n° 29, 2000, págs. 78-85.
- Para un estudio de la acupuntura en el tratamiento de la fibromialgia y otros trastornos dolorosos, véanse B. M. Berman y otros, «Is the acupuncture effective in the treatment of fibromyalgia?», *J Fam Prac*, n° 48, 1999, págs. 213-218; B. M. Berman y otros, «The evidence for acupuncture as a treatment for rheumatologic conditions», *Rheum Dis Clin N Am*, n° 26, 2000, págs. 103-115; M. T. Wu y otros, «Central nervous pathway for acupuncture stimulation: localization of processing with functional MR imaging of the brain-preliminary experience», *Radiology*, n° 212, 2001, págs. 133-141. En el estudio de Wu, el efecto de la acupuntura se detectó utilizando RMN. La acupuntura activaba la vía antinociceptiva descendente y desactivaba diversas áreas del sistema límbico del cerebro.
- Para un análisis general del ejercicio cardiovascular, véanse M. Pratt, «Benefits of lifestyle activity vs structured exercise», *JAMA*, n° 28, 1999, pág. 375; P. Salmon, «Effects of physical exercise on anxiety, depression, and sensitivity to stress: a unifying theory», *Clin Psychol Review*, n° 21, 2001, págs. 33-61; M. Babyak y otros, «Exercise treatment for major depression», *Pshichosomatic Med*, n° 62, 2000, págs. 633-638; U. M. Kujala, «Leisure physical activity and various pain symptoms among adolescents», *Brit J Sports Medicine*, n° 33, 1999, págs. 325-328; P. A. Ades y otros, «Weight training improves walking endurance in healthy persons», *Ann Inter Med*, n° 124, 1996, págs. 568-572.
- El papel del ejercicio en la fibromialgia, véanse G. A. McCain, «Non-medicinal treatments in primary fibromyalgia», *Rheum Dis Clin N Am*, n° 15, 1989, págs. 73-90; C. S. Burckhardt y otros, «Use of the modified Balke treadmill protocol for determining the aerobic capacity of women with fibromyalgia», *Arthritis Care Res*, n° 2, 1989, págs. 165-167; R. Isomeri y otros, «Effects of amitriptyline and cardiovascular fitness training on pain in patients with primary fibromyalgia», *J Musculoeskeletal Pain*, n° 1, 1993, págs. 253-260; S. E. Gowans y otros, «A randomizez controlled trial of exercise and education for individuals with fibromyalgia», *Arthritis Care Res*, n° 12, 1999, págs. 120-128; C. Ramsey y otros, «An observer-blinded comparison of supervised and unsupervised aerobic exercise regimens in fibromyalgia», *Rheumatology*, n° 39, 2000, págs. 501-505; G. Granges y G. O. Littlejohn, «A comparative study of clinical signs in fibromyalgia/fibrositis syndrome, healthy and exercisisn subjects», *J Rheumatol*, n° 20, 1993, págs. 344-351; A. Häkkinen y otros, «Strength training induced adaptations in neuromuscular function of premenopausal women with fibromyalgia: comparison with healthy women», *Ann Rheum Dis*, n° 60, 2001, págs. 21-26.
- El papel de las técnicas de relajación, incluyendo el yoga y la meditación, en la fibromialgia y otros trastornos reumáticos se aborda en S. P. Buckelew y otros, «Biofeedback/relaxation training and exercise interventions for fibromyalgia: A prospective trial», *Arthritis Care Res*, n° 11, 1998, págs. 196-209; J. Kabat-Zinn, «An outpatient program in behavioral medicine for chronic pain patients based on the practice of mindfulness meditation: theoretical considerations

and preliminary results», *Gen Hosp Psychiat*, n° 4, 1982, págs. 33-47; K. H. Kaplan y otros, «The impact of a meditation-based stress reduction program on fibromyalgia», *Gen Hosp Psychiat*, n° 15, 1993, págs. 284-289; M. Garfinkel y H. R. Schmacher Jr, «Yoga», *Rheum Dis Clin N Am*, n° 26, 2000, págs. 125-132; J. E. Broderick, «Mind-body medicine in rheumatologic disease», *Rheum Dis Clin N Am*, n° 26, 2000, págs. 161-176.

- Sobre el papel del ejercicio en el SFC, P. Powell y otros, «Randomized controlled trial of patient education to encourage graded exercise in chronic fatigue syndrome», *Brit Med J*, n° 322, 2001, págs. 387-389. Este estudio demostró que los resultados y la conformidad con la práctica del ejercicio eran mucho mejores cuando a los pacientes de SFC se les daba una explicación sobre los efectos fisiológicos del ejercicio en la reducción de los síntomas del SFC. Véase también P. de Becker y otros, «Exercise capacity in chronic fatigue syndrome», *Arch Intern Med*, n° 160, 2000, págs. 3.270-3.277. Contiene la cita de la pág. 174.

- Sobre programas de educación en la fibromialgia, véanse C. S. Burckhardt y A. Bjelle, «Education programmes for fibromyalgia patients: Description and evaluation», *Baillieres Clin Reumathol*, n° 8, 1994, págs. 935-955; C. S. Burckhardt y otros, «A randomized, controlled clinical trial of education and physical training for women with fibromyalgia», *J Rheumatol*, n° 21, 1994, págs. 714-720; O. Kogstad y otros, «Pain school: Therapeutic offers to patients with fibromyalgia and other non-malignant pain problems», *Tidsskr Nor Laegeforen*, n° 111, 1991, págs. 1.725-1.728; D. C. Turk y otros, «Interdisciplinary treatment for fibromyalgia syndrome: Clinical and statistical significance», *Arthritis Care Res*, n° 11, 1998, págs. 186-195.

Capítulo 13

- Para una valoración acerca del uso de la terapia complementaria, véanse M. Pioro-Boisset y otros, «Alternative medicine use in fibromyalgia syndrome», *Arthritis Care Res*, n° 9, 1996, págs. 13-17; D. M. Eisenberg y otros, «Unconventional medicine in the United States: Prevalence, costs, and patterns in use», *N Eng J Med*, n° 328, 1993, págs. 246-252; D. Eisenberg, «Alternative medical therapies for rheumatologic disorders», *Arthritis Care Res*, n° 9, 1996, págs. 1-4. Para una exposición general acerca de la medicina alternativa, véanse T. J. Kaptchuk y D. M. Eisenberg, «The persuasive appeal of alternative medicine», *Ann Inter Med*, n° 129, 1998, págs. 1.061-1.066; C. Ramos-Remus y otros, «Epidemiology of complementary and alternative practices in rheumatology», *Rheum Dis Clin N Am*, n° 25, 1999, págs. 789-804.

- Para un análisis de la dieta y las terapias nutricionales en las enfermedades reumáticas, véase C. J. Henderson y R. S. Panush, «Diets, dietary supplements, and nutritional therapies in rheumatic diseases», *Rheum Dis Clin N Am*, n° 25, 1999, págs. 937-968. Incluye la cita de Hipócrates de la pág. 180.

- Sobre la terapia herbal y sus potenciales efectos medicinales, véase L. C. Winslow y D. J. Kroll, «Herbs as medicines», *Arch Intern Med*, n° 158, 1998, págs.

2.192-2.199; N. H. Mashour y otros, «Herbal medicine for the treatment of cardiovascular disease: clinical considerations», *Arch Intern Med*, n° 158, 1998, págs. 225-234. Para una exposición sobre St. John's-wort, véase B. Gaster y J. Holroyd, «St. John's Wort for depression», *Arch Intern Med*, n° 160, 2000, págs. 152-156. Sobre la equinácea, véase W. Grimm y H. H. Müller, «A randomized controlled trial of the effect of fluid extract of *Echinacea purpurea* on the incidence and severity of colds and respiratory infections», *Amer J Med*, n° 106, 1999, págs. 138-143.

- Para ejemplos de las reacciones adversas a productos naturales o herbales, véanse G. M. Woolf y otros, «Acute hepatitis associated with the Chinese herbal product jin bu huan», *Ann Inter Med*, n° 121, 1994, págs. 729-735; J. L. Vanherweghem y otros, «Rapidly progressive interstitial renal fibrosis in young women: association with slimming regimen including chinese herbs», *Lancet*, n° 341, 1993, págs. 387-391.

- Para una exposición sobre los efectos potenciales y la controversia sobre el empleo de imanes para tratar afecciones médicas, véanse E. Collacott y otros, «Bipolar permanent magnets for the treatment of chronic low back pain», *JAMA*, n° 283, 2000, págs. 1.322-1.325; D. H. Trock, «Electromagnetic fields and magnets: investigational treatment for musculoskeletal disorders», *Rheum Dis Clin N Am*, n° 26, 2000, págs. 51-62.

- Para una revisión de la historia de la homeopatía, véase A. Weil, *Health and Healing*, Boston, Houghton Mifflin, 1995. Para artículos sobre el tratamiento homeopático en la fibromialgia y en otras enfermedades reumáticas, véanse P. Fisher y otros, «Effect of homeopatic treatment on fibrositis (primary fibromyalgia)», *BMJ*, n° 299, 1989, págs. 365-366; L. E. Andrade y otros, «A randomized controlled trial to evaluate the effectiveness of homeopathy in rheumatoid arthritis», *Scan J Rheumatol*, n° 20, 1991, págs. 204-208; W. B. Jonas y otros, «Homeopathy and rheumatic disease», *Rheum Dis Clin N Am*, n° 26, 2000, págs. 117-123.

- Sobre el uso de la terapia complementaria en las afecciones médicas y la influencia del estatus psicológico, véanse H. J. Burstein y otros, «Use of alternative medicine by women with early-stage breast cancer», *N Eng J Med*, n° 340, 1999, págs. 1.733-1.739; J. C. Holland, «Use of alternative medicine: A marker for distress?», *N Eng J Med*, n° 340, 1999, págs. 1.758-1.759; P. M. Nicassio y otros, «Psychosocial factors associated with complementary treatment use in fibromyalgia», *J Rheumatol*, n° 24, 1997, págs. 2.008-2.013. Se asociaba un pobre estatus clínico con el uso de tratamientos complementarios en la fibromialgia.

- Para dos libros detallados y fascinantes que tratan sobre el efecto placebo en medicina, véanse H. Spiro, *The Power of Hope: A Doctor's Perspective*, New Haven, Yale University Press, 1998; y A. K. Shapiro y E. Shapiro, *The Powerful Placebo: From ancient Priest to Modern Psysician*, Baltimore, The Johns Hopkins University Press, 1997. A. Hrobjartsson y otros, «Is the placebo powerless?», *N Eng J Med*, n° 344, 2001, págs. 1.594-1.602; J. C. Bailar III, «The powerful placebo and the Wizard of Oz», *N Eng J Med*, n° 344, 2001, págs. 1.630-1.632. Estos artículos recientes cuestionan el poder de los placebos en los ensayos clínicos.

- Una perspectiva general del curanderismo en la medicina, véase W. T. Jarvis, «Quackery: the national council against health fraud perspective», *Rheum Dis Clin N Am*, n° 25, 1999, págs. 805-814. Contiene la cita de Holmes de la pág. 188.
- En los siguientes artículos se adoptan diversos puntos de vista en torno al uso de la medicina complementaria: A. H. Neims, «Why I would recommend complementary or alternative therapies: a physian's perspective», *Rheum Dis Clin N Am*, n° 25, 1999, págs. 845-853; H. M. Spiro, «Hope helpes: placebos and alternative medicine in rheumatology», *Rheum Dis Clin N Am*, n° 25, 1999, págs. 855-887; J. K. Rao y otros, «Use of complementary therapies for arthritis among patients of rheumatologists», *Ann Inter Med*, n° 131, 1999, págs. 409-416; N. Kramer, «Why I would no recommend complementary or alternative therapies: a physician's perspective», *Rheum Dis Clin N Am*, n° 25, 1999, págs. 833-843. La cita de Osler de la pág. 190 es de A. K. Shapiro y E. Shapiro, *The Powerful Placebo*, pág. 3.

Capítulo 14

- Para una exposición general acerca de la información en Internet, véase Gina Kolata, *Web research transforms visit to the doctor: The New York Times*, 6 de marzo de 2000. La cita de la pág. 193 es de A. R. Jadad y Gagliardi, «Rating health information on the Internet: navigating to knowledge or to Babel?», *JAMA*, n° 279, 1998, págs. 611-614; A. A. Skolnick, «WHO considers regulating ads, sale of medical products on Internet», *JAMA*, n° 278, 1997, págs. 1.723-1.724; F. A. Sonnenberg, «Health information on the Internet: Opportunities and pitfalls», *Arch Intern Med*, n° 157, 1997, págs. 151-152; R. Kiley, «Consumer health information on the Internet», *J Royal Soc Med*, n° 91, 1998, págs. 202-203.
- Johnson, *Osler's Web*, Nueva York, Crown, 1996.
- Véase la transcripción del programa «Dateline» del 4 de enero de 2000.
- Para las citas de Joseph, Rather y Hale, véase la transcripción del programa de la PBS «Frontline», titulado «Last Battle of the Gulf War», que se emitió en la PBS el 20 de enero de 1998.
- Para una exposición general sobre el impacto de la prensa en la información médica y otros, R. A. Aronowitz, *Making Sense of Illness: Science, Society, and Disease*, Cambridge, Cambridge University Press, 1998; D. Nelson, *Selling Silence Revised Edition: How the Press Covers Science and Technology*, Nueva York, W. H. Freeman and Company, 1995; E. W. Campion, «Power lines, cancer, and fear», *N Eng J Med*, n° 377, 1997, págs. 44-46; M. Angell y J. P. Kassiner, «Clinical research: what should the public believe?», *N Eng J Med*, n° 331, 1994, págs. 189-190.
- D. L. Goldenberg y A. M. Miller, «Fibromyalgia on the Internet: A malinformation superhighway», *Arthritis Rheum*, n° 42, 1999, pág. S151.

Capítulo 15

- Análisis de las relaciones médico-paciente y del refuerzo por parte del médico del comportamiento propio de la enfermedad subjetiva. R. M. Glass, «The patient-physician relationship», *JAMA*, n° 275, 1996, págs. 147-148; D. W. Black, «Iatrogenic (physician-induced) hypochondriasis», *Psychosomatics*, n° 37, 1996, págs. 390-395.
- Para una exposición sobre las lesiones, el puesto de trabajo, las indemnizaciones y la incapacidad en la fibromialgia y en los trastornos dolorosos asociados, véanse R. M. Bennett, «Fibromyalgia and the disability dilemma. A new era in understanding a complex, multidimensional pain syndrome», *Arthritis Rheum*, n° 39, 1996, págs. 1.627-1.634; R. M. Bennett, «Disabling fibromyalgia: appearance versus reality», *J Rheumatol*, n° 20, 1993, págs. 1.820-1.824; K. Capen, «The courts, experts, witnesses and fibromyalgia», *Can Med Assoc J*, n° 153, 1995, págs. 206-208; F. Wolfe y otros, «Work and disability status of persons with fibromyalgia», *J Rheumatol*, n° 24, 1997, págs. 1.171-1.178; G. O. Littlejohn, «Fibrositis/fibromyalgia syndrome in the workplace», *Rheum Dis Clin Am*, n° 15, 1989, págs. 45-60; D. Bruusgaard y otros, «Fibromyalgia: a new cause for disability pension», *Scan J Soc Med*, n° 21, 1993, págs. 116-119; P. A. Reilly, «Fibromyalgia in the workplace: A "management" problem», *Ann Rheum Dis*, n° 52, 1993, págs. 249-251; P. A. Reilly, «"Repetitive strain injury": From Australia to the UK», *J Psychosom Res*, n° 39, 1996, págs. 783-788; F. Wolfe y otros, «Health status and disease severity in fibromyalgia», *Arthritis Rheum*, n° 40, 1997, págs. 1.571-1.579; N. M. Hadler, «Back pain in the workplace. What you lift or how you lift matters far less than whether you lift or when», *Spine*, n° 22, 1997, págs. 935-940; N. M. Hadler, «Workers with disabling back pain», *N Eng J Med*, n° 337, 1997, págs. 341-343.
- Para estudios referentes a la gestión asistencial y las enfermedades crónicas, véanse A. Trafford, «The empathy gap», *The Washington Post*, 29 de agosto de 1995, pág. 6; A. J. Barsky y J. F. Borus, «Somatization and medicalization in the era of managed care», *JAMA*, n° 274, 1995, págs. 1.931-1.934; R. A. Knox, «The rash is on in doctor's office», *The Boston Globe*, 2 de marzo de 1996, pág. 1; M. E. Shore y A. Beigel, «The challenges posed by managed behavioral health care», *N Eng J Med*, n° 334, 1996, págs. 116-118. El libro de T. B. McCall, *Examining Your Doctor: A Patient's Guide to Avoiding Harmful Medical Care*, Secaucus, Carol Publishing Group, 1995, proporciona pautas prácticas para trabajar con su médico y aspectos con los que se debe vigilar.
- La cita de L. Slater, *Welcome To My Country*, Nueva York, Random House, 1996, pág. 13. Este libro describe las experiencias personales y profesionales de Slater con la enfermedad mental.
- S. H. Kaplan y otros, «Characteristics of physician with parcitipatory decision-making styles», *Ann Intern Med*, n° 124, 1996, págs. 497-504.
- El papel de los grupos de soporte, véase E. Neerinckx, B. Van Houdenhove, R. Lysnes, H. Vertommen y P. Onghena, «Attributions in chronic fatigue syndrome and fibromyalgia syndrome in tertary care», *J Rheumatol*, n° 27, 2000, págs. 1.051-1.055. El contacto previo con los grupos de autoayuda tuvo un im-

pacto negativo en las atribuciones de enfermedad. La cita de la pág. 213 es del artículo escrito por David Grann, publicado por el *New York Times* el 8 de julio de 2000, pág. 57, y titulado «Stalking Doctor Steere».

Capítulo 16

- Para estudiar el papel de la educación y la información en la fibromialgia y en las enfermedades reumáticas, véanse P. M. Nicassio y otros, «A comparison of behavioral and educational interventions for fibromialgia», *J Rheumathol*, n° 24, 2000; L. A. Bradley y K. R. Alberts, «Psychological and behavioral approaches to pain management for patients with rheumatic disease», *Rheum Dis Clin N Am*, n° 25, 1998, págs. 215-232; C. S. Burckhardt y A. Bjelle, «Education programs for fibromyalgia patients: Description and evaluation», *Baillieres Clin Rheumatol*, n° 8, 1994, págs. 935-955.
- G. L. Engel, «The need for a new medical model: A challenge for biomedicine», *Science*, n° 196, 1977, págs. 129-136.
- Los estudios sobre la eficacia de los programas de tratamiento generales en la fibromialgia incluyen: R. M. Bennet y otros, «Group treatment of fibromyalgia: A 6 month outpatient program», *J Rheumatol*, n° 23, 1996, págs. 521-528; G. A. McCain, «A coast-effective approach to the diagnosis and treatment of fibromyalgia», *Rheum Dis Clin N Am*, n° 22, 1996, págs. 323-349; D. L. Goldenberg, «Management of fibromyalgia syndrome», *Rheum Dis Clin N Am*, n° 15, 1989, págs. 499-512. La cita de Charcot de la pág. 220 es de H. C. Coghlan, «Functional syndromes: Are they really functional?», *J Funct Syn*, n° 1, 2001, págs. 5-13 (especialmente la pág. 5).
- Las estrategias de ayuda y el impacto adverso que tiene la desesperanza y el catastrofismo se tratan en B. C. Kersh y otros, «Psychosocial and health status variables independently predict health care seeking in fibromyalgia», *Arthritis Rheum*, n° 45, 2001, págs. 362-371; C. S. Burckhardt y A. Bjelle, «Perceived control: a comparison of women with fibromyalgia, rheumatoid artritis, and systemic lupus erythematosus using a Swedish version of the Rheumatology Attitudes Index», *Scand J Rheumatol*, n° 25, 1996, págs. 300-306; L. A. Aaron y otros, «Catastrophizing is a especific moderator of daily pain and health status in patients with fibromyalgia», *Arthritis Rheum*, n° 40, 1997, pág. S129; C. Henriksson y otros, «Living with fibromyalgia: Consequences for everyday life», *Clin J Pain*, n° 8, 1992, págs. 138-144. Para un análisis más exhaustivo de los efectos psicológicos negativos de la anticipación del dolor, véase M. Lekander y otros, «Neuroimmune relations in patients with fibromyalgia: a positron emission tomography study», *Neuroscience Letters*, n° 282, 2000, págs. 193-196.
- Los efectos potencialmente adversos de atribuir al trauma físico la fibromialgia se tratan en L. A. Aaron y otros, «Perceived physical and emotional trauma as precipitatin events in fibromialgia: Associations with health care seeking and disability status but not pain severity», *Arthritis Rheum*, n° 40, 1997, págs. 453-460; S. Greenfield y otros, «Reactive fibromyalgia syndrome», *Arthritis Rheum*, n° 35, 1992, págs. 678-681.

- La cita de Groopman, «Hurting All Over», *The New Yorker*, 13 de noviembre de 2000, pág. 90.
- Para estudios sobre el pronóstico y los resultados en la fibromialgia, véanse F. Wolfe y otros, «A prospective, longitudinal, multicenter study of service utilization and costs in fibromyalgia», *Arthritis Rheum*, n° 40, 1997, págs. 1.560-1.570; D. H. Solomon y M. H. Liang, «Fibromyalgia: Scourge of humankind or bane of a rheumatologist's existence?», *Arthritis Rheum*, n° 40, 1997, págs. 1.553-1.555; D. T. Felson y D. L. Goldenberg, «The natural history of fibromyalgia», *Arthritis Rheum*, n° 29, 1986, págs. 1.522-1.526; G. Grangers y otros, «Fibromyalgia syndrome: assessment of the severity of the condition 2 years after diagnosis», *J Rheumatol*, n° 21, 1994, págs. 523-529; G. S. Alarcon y L. A. Bradley, «Advances in the treatment of fibromyalgia: current status and future directions», *Am J Med Sci*, n° 315, 1998, págs. 397-404. Dos informes recientes indican que los resultados en la fibromialgia son mejores de lo que previamente se pensaba: A. M. Mengshoel y otros, «Health status in fibromyalgia: a follow up study», *J Rheumatol*, n° 28, 2001, págs. 2.089-2.099. Se evaluó a cincuenta y una mujeres con fibromialgia ocho años después del diagnóstico y no mostraban un empeoramiento general de los síntomas ni se produjeron cambios en su estatus laboral. R. Payhia y otros, «Pain and pain relief in fibromyalgia patients followed for three years», *Arthritis Rheum*, n° 45, 2001, págs. 355-361. En este estudio, se evaluó a ochenta y dos mujeres cada año, durante tres años consecutivos. En general, se observó una mejoría espontánea de su dolor, así como un menor empleo de fármacos.

Epílogo

- Véase A. Weil, *Health and Healing*, Boston, Houghton Mifflin, 1995.
- L. Thomas, *The Medusa and the Snail*, Nueva York, Viking, 1979 (trad. cast.: *La medusa y el caracol*, México, Fondo de Cultura Económica, 1986).
- H. Mandell y H. Spiro, *When Doctors Get Sick*, Nueva York, Plenum Medical Book Company, 1987, pág. 456.

Glosario

Ácido láctico: Sustancia química que se acumula en el músculo durante el ejercicio.
Acupresión: Véase acupuntura. Utiliza la presión en lugar de las agujas.
Acupuntura: Un antiguo tratamiento curativo oriental, que consiste en insertar pequeñas agujas en puntos meridianos específicos. Se dice que cambia el flujo de la energía y disminuye el dolor. En la actualidad, la medicina occidental la acepta más.
Adrenalina: Una hormona que activa el sistema nervioso simpático y que es importante para las funciones orgánicas, como el ritmo cardíaco y la presión arterial.
Alodinia: Dolor causado por un estímulo que normalmente no produce dolor.
Analgésico: Cualquier fármaco que reduce el dolor.
Anticuerpo antinuclear (ANA): Análisis de sangre utilizado para confirmar el diagnóstico de lupus; sin embargo, a menudo da positivo en personas que no padecen una enfermedad grave.
Antidepresivos tricíclicos: Un amplio grupo de fármacos antidepresivos, entre los que está la amitriptilina, cuyo nombre deriva de la estructura de tres anillos que tiene su componente químico básico.
Artritis reumatoide: La artritis sistémica inflamatoria más frecuente. Afecta aproximadamente al 1 % de la población. Se trata de una enfermedad inmunológica, que si no se trata puede causar daños articulares en muchas partes del organismo, especialmente en los dedos de las manos y de los pies.
Aura: Síntomas neurológicos, que suelen incluir cambios visuales, como destellos de luz o líneas que se mueven. Normalmente se producen cuando empieza a manifestarse una migraña.
Benzodiacepinas: Una clase de fármacos con propiedades sedantes, que a menudo se emplea para tratar la ansiedad y los trastornos del sueño.
Candidiasis: Infección causada por levaduras.
Celecoxib (Celebrex): Uno de los nuevos fármacos antiinflamatorios denominados «inhibidores Cox-2», dado que inhiben la segunda enzima ciclooxigenasa. Es menos probable que causen hemorragias que los primeros FAINE.

Charlatán: Persona que practica el fraude médico, asegurando que puede curar una enfermedad utilizando determinados procesos, o a través de diagnósticos y pruebas terapéuticas sin ningún valor; por ejemplo, el curanderismo.

Ciclobenzaprina (Flexeril): Un fármaco que tiene una estructura similar a los antidepresivos tricíclicos, pero que se ha utilizado como relajante muscular. A pequeñas dosis ha sido útil en el tratamiento de la fibromialgia. Se suele administrar en el momento de acostarse.

Cistitis intersticial: Inflamación de la vejiga urinaria, frecuente en la fibromialgia, pero cuyos síntomas se solapan con los de la vejiga irritable y con los del síndrome de la uretra irritable.

Citalopram (Celexa): Un inhibidor de la reabsorción de la serotonina que se utiliza normalmente para tratar trastornos del estado de ánimo.

Citocinas: Proteínas que son importantes para las inflamaciones y la inmunidad.

Clonazepam (Klonopin): Una benzodiazepina que a menudo se utiliza para tratar la ansiedad y los trastornos del sueño.

Conductual cognitivo: Cualquier tratamiento que utilice la terapia verbal u otras técnicas para modificar la conducta de una persona, cuando se tiene la la sensación de que esa conducta está dañando su salud.

Córtex cerebral: Una parte del cerebro situada en la periferia de los hemisferios cerebrales (que constan de córtex cerebral y ganglios basales).

Corticosteroides: Un potente grupo de fármacos antiinflamatorios que el córtex suprarrenal produce de forma natural y que tienen un efecto inmunodepresivo.

Costocondritis: Inflamación del cartílago costal en la pared torácica.

Curanderismo: Fraude médico.

Dolor del miembro fantasma: Dolor que se siente en una extremidad que ha sido amputada.

Dolor idiopático: Dolor de origen desconocido.

Dolor miofascial: Una forma de fibromialgia más localizada, que se caracteriza por los puntos gatillo y por dolor reflejo.

Ecologista: Profesional de la salud que se centra en las interrelaciones existentes entre los seres humanos y su entorno; y en cómo estas interrelaciones pueden ser causa de enfermedades.

Eje hipotalámico-hipofisiario-suprarrenal (eje HHS): El sistema de comunicación entre el cerebro y las glándulas que segregan diversas hormonas muy importantes para las respuestas inmunológicas y frente al estrés.

Encefalomielitis miálgica benigna: Término que en ocasiones se utiliza para referirse al «síndrome de fatiga crónica».

Endorfinas: Hormonas que produce el organismo y que tienen un efecto analgésico tan potente como el de los opiáceos.

Estenosis vertebral: Estrechamiento del conducto raquídeo, a menudo debido a la artritis o a los cambios degenerativos discales, que puede provocar debilidad y daños neurológicos.

Fármacos antiinflamatorios no esteroides (FAINE): Medicamentos que actúan contra las inflamaciones hísticas y contra el dolor. Entre éstos cabe citar los salicilatos, el ibuprofeno y el naproxeno.

Feldenkrais: Una terapia que enseña a mover el cuerpo en el espacio.
Fenómeno de Raynaud: Espasmo vascular de los dedos de las manos y de los pies, habitualmente a causa del frío.
Fentanilo (Duragesic): Un opiáceo de acción prolongada que se aplica mediante un parche.
Fibrositis: Término que anteriormente se utilizaba para hacer referencia a la fibromialgia.
Fisiatrista: Médico especialista en medicina rehabilitadora.
Fluoxetina (Prozac): Un antidepresivo inhibidor de la reabsorción de la serotonina.
Gabepentina (Neurontin): Un fármaco anticonvulsivo que se ha utilizado también para tratar el dolor y los trastornos del estado de ánimo.
Guaifenesina: Una sustancia que se encuentra en los fármacos expectorantes, y que en opinión de algunos sirve para tratar la fibromialgia.
Hernia de disco: Término que se suele utilizar para describir las protuberancias o los bultos en los discos vertebrales, los cuales pueden ser la causa o no de un dolor de espalda o de cuello.
Hernia discal: Véase **hernia de disco**.
Hierbas: Sustancias derivadas de las plantas.
Hiperalgesia: Hipersensibilidad a los estímulos dolorosos.
Hipotensión ortostática: Un descenso exagerado de la presión arterial al levantarse o al cambiar la postura corporal.
Homeopatía: Un sistema terapéutico, desarrollado por Samuel Hahnemann, que se basa en la «ley de las similitudes», y que sostiene que una sustancia médica que puede provocar determinados síntomas en individuos sanos, puede ser efectiva en el tratamiento de una enfermedad si se administra en pequeñas dosis.
Hormona de crecimiento: Una hormona natural que es importante para el crecimiento orgánico y el fortalecimiento muscular.
Hormona liberadora de corticotropina (CRH): Una hormona que regula la liberación de corticosteroides por la glándula suprarrenal.
Ibuprofeno (Motrin): Un fármaco antiinflamatorio no esteroide (FAINE), disponible con prescripción facultativa y sin ella.
Interleucina: Citocinas sintetizadas por los linfocitos y por otras células, y que son importantes en las inflamaciones y en la inmunología.
L-Dopa/carbidopa (Sinemet): Un fármaco que se emplea para tratar la enfermedad de Parkinson, pero que también es efectivo en el tratamiento del síndrome de las piernas agitadas.
Lidocaína: Un anestésico que se suele administrar mediante inyección.
Lorazepam (Ativan): Una benzodiazepina que se emplea para combatir la ansiedad y los trastornos del sueño.
Lumbago: Nombre obsoleto para el dolor de espalda.
Lupus eritematoso sistémico (lupus): Un trastorno de los tejidos conectivos sistémicos relacionado con la producción inmunológica de varios anticuerpos. El nombre proviene del típico sarpullido de la piel, pero el lupus puede afectar a múltiples órganos.

Melatonina: Una hormona producida por la glándula pineal y que es importante para el sueño y para la pigmentación de la piel.
Mialgia: Dolor muscular.
Migraña clásica: Cefaleas migrañosas acompañadas de aura visual y otros síntomas neurológicos.
Migraña común: Cefaleas migrañosas que no están asociadas con el aura.
Morfina: Uno de los analgésicos opiáceos más potentes.
Naproxeno (Naprosyn): Uno de los primeros FAINE, que en la actualidad se puede adquirir sin prescripción facultativa.
Naturópata: Prestador de cuidados sanitarios que sólo utiliza fuerzas naturales (no medicinales).
Neurohormonas: Una hormona segregada por celulas neurales, como la adrenalina.
Neurona: La principal célula del sistema nervioso.
Neuroplasticidad: El concepto de que las respuestas, como el dolor, pueden tener efectos cambiantes.
Nociceptores: Una terminación nerviosa periférica que recibe y transmite mensajes dolorosos.
Noradrenalina: Una catecolamina natural que tiene efectos hormonales en el sistema nervioso autónomo diferentes a los característicos de la adrenalina.
Núcleo caudado: Una parte del cerebro que es importante en el procesamiento del dolor.
Objetivo: Que puede probarse por una evidencia no sesgada.
Opiáceo: Cualquier analgésico que derive estructuralmente del opio.
Osteópatas: Sus tratamientos se basan en el concepto de que el cuerpo, cuando está correctamente equilibrado, produce sus propios remedios.
Parestesias: Sensaciones de adormecimiento y cosquilleo.
Paroxetina (Paxil): Un antidepresivo inhibidor de la recaptación de la serotonina.
Percocet: Un analgésico cuyos principios activos son la oxicodona y el paracetamol.
Pilates: Una forma de ejercicio y de movimientos corporales introducida por Joseph Pilates.
Placebo: Cualquier fármaco o intervención que crea un efecto terapéutico no específico, y que no está relacionado con la acción conocida o con las propiedades de ese fármaco.
Prednisona: El más común de los corticosteroides y que se emplea para tratar las enfermedades inflamatorias.
Psicogénico: Síntomas que provienen del cerebro y que afectan a las funciones orgánicas.
Punto gatillo: Un lugar específico, normalmente en el músculo que es sensible a la presión y tenso, que crea un dolor reflejo.
Puntos de dolor: Lugares específicos donde el músculo se une al hueso o a la articulación y que son muy sensibles a la más mínima presión.
Quiropráctica: Un sistema que, según se dice, sirve para recuperar las fuerzas del cuerpo y para ajustar las relaciones entre las estructuras musculoesque-

léticas y las funciones del organismo con la finalidad de tratar diversos trastornos.

Resonancia magnética nuclear (RMN): Una técnica de la imagen que emplea energía magnética para crear imágenes tridimensionales muy sensibles del cuerpo y del cerebro. Es más precisa que las radiografías simples y no supone una exposición a la radiación.

Retroactivación biológica: Técnica de relajación utilizada para disminuir la tensión muscular y, en ocasiones, para modificar la percepción de la temperatura o del dolor.

Reumatismo: Un término no específico con el que se designan las molestias y los dolores musculoesqueléticos, y que incluyen la artritis y la fibromialgia.

Reumatólogo: Médico que ha recibido formación en medicina interna y que se especializa en el tratamiento de la artritis y de las enfermedades asociadas.

Rofecoxib (Vioxx): Uno de los nuevos inhibidores de la ciclooxigenasa-2 utilizado por sus efectos analgésicos y antiinflamatorios.

Sensibilización central: Se refiere al papel del sistema nervioso central en el dolor y al hecho de que el cerebro y la médula espinal pueden hipersensibilizarse al dolor, con lo cual se aceleran los mensajes álgicos.

Serotonina: Una hormona con una amplia gama de efectos, incluyendo la regulación del estado de ánimo, sueño, dolor, secreción gástrica y del músculo liso. Se encuentra en concentraciones elevadas en algunas áreas del sistema nervioso central, especialmente en el hipotálamo y en los ganglios de la base del cerebro.

Sertralina (Zoloft): Un antidepresivo inhibidor de la recaptación de la serotonina.

Síndrome articular temporomandibular (SAT): Un síndrome caracterizado por dolor en la mandíbula y en la cara, que en ocasiones se debe a una desalineación de la mandíbula, pero que en otras es una forma de síndrome de dolor miofascial.

Síndrome de Arnold-Chiari: Un desplazamiento y una hernia de la base del cerebro de carácter congénito. Se dice que, en raras ocasiones, puede contribuir o ser la causa de la fibromialgia. Esta afirmación no está adecuadamente probada.

Síndrome de sicca: Sequedad de ojos y boca, que se aprecia en algunos sujetos normales, pero que es más frecuente entre quienes padecen enfermedades autoinmunes.

Sistema nervioso autónomo: También denominado «sistema nervioso simpático», es un área inconsciente y automática del sistema nervioso que ayuda a transmitir señales a los órganos, como los vasos sanguíneos y las glándulas. Desempeña un papel fundamental en la presión sanguínea y en el ritmo cardíaco.

SPECT: Técnica de la imagen que se basa en el espectro de la actividad de la longitud de onda eléctrica.

Subjetivo: Relativo a la experiencia personal.

Subluxaciones: Partes del cuerpo que no están alineadas; normalmente el término se refiere a las vértebras.

Sumatriptano (Imitrex): Un fármaco que activa el receptor vascular de la 5-hidroxitriptamina, y que fue diseñado especialmente para combatir la aparición de los ataques de migraña.
Sustancia P: Una sustancia que es importante en la transmisión del dolor, especialmente en las terminaciones nerviosas.
Tálamo: Una sección del cerebro cerca de la cápsula interna y el núcleo caudado, que es muy importante en la transmisión sensorial de los mensajes a través del sistema nervioso central.
TC: La denominación formal es «tomografía axial computadorizada» y se refiere a los estudios de imágenes que crean un cuadro tridimensional, el cual resulta más detallado y más preciso que los planos que se obtienen con las radiografías.
Terapia física: Cualquier tratamiento que utilice técnicas físicas, como el movimiento, los estiramientos o la aplicación de ultrasonidos.
Terapias complementarias: Cualquier forma de tratamiento que no sigue la corriente médica general o que tradicionalmente los médicos no la prescriben.
Tramadol (Ultram): Un analgésico que tiene una actividad distinta de la característica de los opiáceos y que tiene algunos efectos en el sistema de la serotonina.
Trastornos cognitivos: Problemas de memoria, concentración u otras actividades intelectuales.
Venlaxafina (Effexor): Un antidepresivo con actividad de recaptación de serotonina y noradrenalina, que a veces se usa en la fibromialgia.
Virus Epstein-Barr (VEB): El virus que provoca la mononucleosis. En un principio se pensó que podía ser el causante del SFC.
Vulvodinia: Dolor vulvar.
Zolpidem (Ambien): Un fármaco para los trastornos del sueño.

Recursos

LIBROS CITADOS O RECOMENDADOS

Amand, R. P. y C. C. Marek, *What Your Doctor May Not Tell You About Fibromyalgia*, Nueva York, Warner Books, 1999.
Aronowitz, R., *Making Sense of Illness: Science, Society, and Disease*, Cambridge, Cambridge University Press, 1998.
Dalai Lama y H. C. Cutler, *The Art of Happiness*, Nueva York, Riverhead Books, 1998 (trad. cast.: *El arte de la felicidad*, Barcelona, Grijalbo Mondadori, 2001).
Dubovsky, S., *Mind Body Deceptions: The Psychosomatics of Everyday Life*, Nueva York, W. W. Norton and Company, 1997.
Fishman, S. y L. Berger, *The War on Pain*, Nueva York, HarperCollins, 2000.
Goldenberg, D. L., *Chronic Illness and Uncertainty: A Personal and Professional Guide to Poorly Understood Syndromes*, Newton, MA, Dorset Press, 1997.
Groopman, J., *Second Opinions*, Nueva York, Penguin Group, Penguin Putnam, 2000.
Hahn, R., *Sickness and Healing: An Anthropological Perspective*, New Haven, Yale University Press, 1995.
Jamison, K. R., *An Unquiet Mind: A Memoir of Moods and Madness*, Nueva York, Vintage Books, 1995 (trad. cast.: *Una mente inquieta: testimonios sobre afectos y locura*, Barcelona, Tusquets, 1996).
—, *Night Falls Fast: Understanding Suicide*, Nueva York, Alfred A. Knopf, 1999.
Johnson, H., *Osler's Web*, Nueva York, Crown, 1996.
Kabat-Zinn, J., *Full Catastrophe Living: Using Wisdom of Your Body and Mind to Face Stress, Pain, and Illness*, Nueva York, Delta, 1990.
—, *Wherever You Go, There You Are*, Nueva York, Hyperion, 1994.
Kleinman, A., *The Illness Narratives: Suffering, Healing and the Human Condition*, Basic Books, 1988.

Mandell, H. y H. Spiro, *When Doctors Get Sick*, Nueva York, Plenum Medical Book Company, 1987.
Mayou, R., C. M. Bass y M. Sharpe, *Treatment of Functional Somatic Symptoms*, Nueva York, Oxford University Press, 1995.
McCall, T. B., *Examining Your Doctor: A Patient's Guide to Avoiding Harmful Medical Care*, Secaucus, Carol Publishing Group, 1995.
Micale, M., *Approaching Hysteria: Disease and Its Interpretations*, Princeton, Princeton University Press, 1995.
Nelson, D., *Selling Science, Revised Edition: How the Press Covers Science and Technology*, Nueva York, W. H. Freeman and Company, 1995.
Sacks, O., *Migraine: Revised and Expanded*, Berkeley, University of California Press, 1992 (trad. cast.: *Migraña*, Barcelona, Anagrama, 1997).
Salt II, W. B., *Irritable Bowel Syndrome and the Mind-Body Brain-Gut Connection*, Columbus, Parkview Publishing, 1997.
Sarno, J. E., *The Mindbody Prescription: Healing the Body, Healing the Pain*, Nueva York, Warner Books, 1998.
Shapiro, A. y E. Shapiro, *The Powerful Placebo: From Ancient Priest to Modern Physician*, Baltimore, The Johns Hopkins University Press, 1997.
Shorter, E., *From Paralysis to Fatigue: A History of Psychosomatic Illness in the Modern Era*, Nueva York, The Free Press, 1992.
—, *A History of Psychiatry*, Nueva York, John Wiley and Sons, 1997 (trad. cast.: *Historia de la psiquiatría*, Barcelona, J&C Ediciones Médicas, 1998).
Showalter, E., *Hystories: Hysterical Epidemics and Modern Media*, Nueva York, Columbia University Press, 1997.
Slater, L., *Welcome to My Country*, Nueva York, Random House, 1996.
Spiro, H., *The Power of Hope: A Doctor's Perspective*, New Haven, Yale University Press, 1998.
Weil, A., *Health and Healing*, Boston, Houghton Mifflin Company, 1995 (trad. cast.: *Salud y medicina natural*, Barcelona, Urano, 1998).
Wheelwright, J., *The Irritable Heart*, Nueva York, W. W. Norton, 2001.

Páginas web citadas o recomendadas

Fibromialgia y trastornos musculoesqueléticos

American College of Rheumatology: http://www.rheumatology.org
Arthritis Foundation: http://www.arthritis.org
Oregon Fibromyalgia Foundation: http://www.myalgia.com
Fibromyalgia Network: http://www.fmnetnews.com
National Fibromyalgia Partnership: http://www.fmpartnership.org
Fibromyalgia Association of Greater Washington: http://www.fmagw.org
British Columbia Fibromyalgia Association: http://www.alternatives.com/bcfms

ENFERMEDADES RELACIONADAS

American Association for CFS: http://www.aacfs.org
Irritable Bowel Syndrome Association: http://www.ibsassociation.org
Migraine Information Center: http://www.ama-assn.org/special/migraine

OTRAS PÁGINAS WEB DE INTERÉS

National Center for Complementary and Alternative Medicine: http://nccam.nih.gov
American Pain Society: http://www.ampainsoc.org
Partners Against Pain: http://www.partnersagainstpain.com
Pain and Policy Studies Group (página hospedada por la Universidad de Wisconsin): http://www.medsch.wisc.edu/painpolicy
Para hierbas, véase HerbMed: http://www.herbmed.org
FDA Dietary Supplements: http://vm.cfsan.fda.gov/~dms/supplmnt.html
MedWatch (sistema de divulgación médica de la FDA): http://www.fda.gov/medwatch
Centers for Disease Control and Prevention: http://www.cdc.gov
Mayo Clinic: http://www.mayoclinic.com
Feldenkrais: http://www.feldenkrais-resources.com
Pilates: http://www.pilatesfoundation.com

DIRECCIONES DE INTERÉS

ESPAÑA

Andalucía

AGRAFIM
Asociación Granadina de Fibromialgia
C/ Alhondiga, 37, 1°, oficina 3
18001 Granada
Tel.: 958 25 10 20
Horario: de lunes a viernes, de 16 h a 20 h
e-mail: agrafim@hotmail.com

Aragón

ASAFA
Asociación Aragonesa de Fibromialgia y Astenia Crónica
Sede social Parroquia Sta. Rafaela María
Vía Hispanidad, 61

Apartado de correos 10055
50080 Zaragoza
Tels.: 625 165 570 (Huesca); 619 931 461 (Teruel);
   635 046 795 y 651 786 294 (Zaragoza)
Horario: viernes, de 17 h a 19 h
página web: http://www.fibroaragon.org

Asturias

AENFIPA
Asociación de Enfermos de Fibromialgia del Principado de Asturias
Centro social del Cristo
C/ Policarpo Herrero, 6
33006 Oviedo
Tel.: 687 469 175
e-mail: aenfipa@aenfipa.org y aenfipa@wanadoo.es
página web: http://www.aenfipa.org

Cantabria

ACEF
Asociación Cántabra de Enfermos de Fibromialgia
Centro de Usos Múltiples Matías Sainz Ocejo
C/ Cardenal Herrera Oria, 63, interior
39011 Santander
Tel.: 942 32 53 49
Horario: lunes y jueves, de 16.30 h a 19 h
e-mail: ACEF@iespana.es
página web: http://www.iespana.es/ACEF

Castilla La Mancha

APERG
Asociación de Pacientes Enfermos Reumáticos de Guadalajara
Centro social Cifuentes
C/ Cifuentes, 26
19003 Guadalajara
Tel.: 949 24 70 66
Horario: martes, de 19 h a 21 h

Castilla y León

AFIBUR
Asociación de Fibromialgia Burgalesa
Apartado de correos 16
09080 Burgos
e-mail: Afibur@yahoo.es

AFAC
Asociación de Fibromialgia y Astenia Crónica de Castilla y León
C/ Santiago, 14, 1º A
09400 Aranda de Duero (Burgos)
Tels.: 947 51 17 81 y 616 261 272

Cataluña

Fundación de Afectados y Afectadas de Fibromialgia y Síndrome de la Fatiga Crónica
Av. Diagonal, 365, 4º
08037 Barcelona
Tel.: 93 467 22 22
página web: http://www.fibromialgia.org/

AFIMOIC
Asociación de Fibromialgia de Mollet y Comarca
Casal Joana Barcala
C/ Àngel Guimerá, 15
08100 Mollet del Vallès (Barcelona)
Tel.: 93 570 77 47
Horario: martes, de 17 h a 19.30 h
e-mail: afimoic@hotmail.com

Galicia

AGAFI
Asociación Gallega de Fibromialgia
Rua do Home Santo, 10, baixo
15703 Santiago de Compostela (La Coruña)
Tel.: 981 57 45 93
Horario: todos los días, de 13 h a 16 h y de 20 h a 22 h

Islas Baleares

ABAF
Asociación Balear de Apoyo en la Fibromialgia
C/ Samil, 26, bajos
07610 Palma de Mallorca
Tels.: 971 26 41 79 y 971 90 00 28
Horario: martes y jueves, de 10 h a 13 h
e-mail: abaf@navegalia.com

Islas Canarias

AFIGRANCA
Asociación de Enfermos de Fibromialgia de Gran Canaria
C/ Antonio Manchado Viglietti, nº 1
Centro Ntra. Señora de Fátima
35005 Las Palmas de Gran Canaria
Tels.: 620 976 564 y 928 230 141

AFIBROLAN
Asociación de Fibromialgia de Lanzarote
C/ Fenauso, 1, 2º D
35500 Lanzarote
Tels.: 928 80 38 52 y 928 82 00 31

ASTER
Asociación de Tenerife
C/ Eduardo Zamacois, 13, bajo
38005 Santa Cruz de Tenerife
Tel.: 922 22 09 67

La Rioja

FIBRO - RIOJA
Asociación de Fibromialgia y Astenia Crónica de la Rioja
Colegio Salvatorianos
C/ Madre de Dios, 17, C
26004 Logroño
Tel.: 609 491 091
Horario: lunes, a partir de las 19.30 h

Madrid

Asociación de Fibromialgia de la Comunidad de Madrid
C/ Rafaela Bonilla, 19, local
28028 Madrid
Tel.: 91 356 71 45
Horario: miércoles, de 10.30 h a 14 h y de 17 h a 19 h
e-mail: afibrom@afibrom.org
página web: http://www.afibrom.org/

País Vasco

Asociación Vasca de Fibromialgia y Astenia Crónica
C/ Club Deportivo Circo Amateur, 2
48004 Bilbao (Vizcaya)
Tel.: 94 411 68 72*Valencia*

Asociación Valenciana de Afectados de Fibromialgia
C/ Alboraya, 18, B-13
46010 Valencia
Tel.: 676 059 801

Latinoamérica

Argentina

Asociación argentina Síndrome de Fatiga Crónica y FM
Casilla de correo argentino:
CC N* 114 – Sucursal N° 26
1426 Capital Federal
e-mail: sfcronica@usa.net
página web: http://www.arbitrio.com.ar

Índice analítico y de nombres

Ácido málico, 163
Ácido valproico (Depakote), 140
Acupuntura, 171-172, 179
Adicción a los fármacos, 157-159
Adler, Gail, 30-31
Agente Naranja, 147
Agentes antiespasmódicos, 99, 163
Alergias a los medicamentos, 163
Alimento como tratamiento, 180-185
Alodinia, 57, 96
Alteraciones inmunológicas, 73
Alteraciones inmunológicas o fibromialgia, 37
American Botanical Council, 184
American College of Rheumatology, criterios de clasificación, 25
American Medical Association, 168
Amitriptilina (Elavil), 30, 31, 87, 139, 140, 160, 161, 162
Analgésicos, 87, 156-159, 171
— opiáceos, 157-159
Anestésicos, 87, 159-160
Anticonvulsivos, 140, 160
Antidepresivos:
— cefaleas migrañosas, 86, 87, 88
— depresión, 136, 137, 139-141
— dolor, 60
— fibromialgia, 30, 31
— perspectiva general, 160-162
— síndrome de fatiga crónica, 71, 72

— síndrome del intestino irritable, 98
— tricíclicos, 86, 87, 88, 139-141, 160-162, 171
Arnold-Chiari, síndrome, 104, 105
Artritis reumatoide, 27, 38
Asesoramiento, 171, 176-177
Aspirina, 30
Auras, migrañas, 85
Ayuda:
— búsqueda, 203-227
— catastrofismo, 220-221
— condicionamiento psicológico, 221
— creencias erróneas frente a hechos reales, 214-215, 226-227
— culpar a otros (papel de víctima), 221-222
— curación, 211, 212
— educación, 171, 210, 217-218
— enfermedad biopsicológica, 219-220
— enfoque centrado en el médico frente al centrado en el paciente, 225
— enfoque de equipo, 210, 211-212, 224
— especialistas, 210
— esperanza, 223-224, 229-232
— eventos físicos como causa, 26-27, 101, 102-103, 106
— familiares y amigos, 213

— fisiatristas, 170-172, 209
— grupos, 214
— incapacidad, 205-207
— indemnización laboral, 206-207
— límites diagnósticos, 219
— «lista de los mejores médicos», 203-204
— medicamentos, 225
— médico de asistencia primaria, 207-209
— modelo de enfermedad mente/cuerpo, 219
— principio del dualismo, 219
— principio del reduccionismo, 219
— pronóstico, 223-224, 229-232
— pruebas, 209, 212-213
— reumatólogos, 209
— salud mental, 210
— sistema de seguros, 205-207, 208-209, 210
— técnicas para el tratamiento de estrés, 221
— tecnócratas, 212
— terapia física, 82, 167, 169-170, 225
— variables psicosociales, 220

Banner, Sam, 103, 104, 105
Barsky, Arthur, 122, 123, 124, 218
Base biológica para la depresión, 135-138
Beard, George, 67
Belladona, 99, 162
Bennett, Robert, 24, 31, 81
Benzodiazepinas, 162
Bipolar (maniaco-depresivo), 131, 140
Bloqueadores beta (propanolol), 87
Bloqueadores del canal del calcio (verapamil), 87
Borrelia burgdorfei, 107
Brody, Jane, 147
Buskila, Dan, 102

Cambios en el flujo sanguíneo, 72, 86, 87
Cannon, Walter, 148
Canoso, Juan, 25-26

Carbamazepina (Tegretol), 140
Catastrofismo, 220-221
Causas, 101-113
— creencias erróneas frente a hechos reales, 112-113
— enfermedad de Lyme, 27, 107-112
— «enfermedades ambientales», 58, 111, 125
— infecciones, 96, 106-109, 149
— intervención quirúrgica, 48-49, 52, 53, 78-79, 103-106
— lesiones, 26, 101, 102, 103, 106, 225
— lesiones de cuello, 101, 102, 103, 105-106
— puntos de dolor, 101, 109
Cefaleas migrañosas, 77-90
— antidepresivos para, 86, 87, 88
— auras, 85
— cambios en el flujo sanguíneo, 86, 87
— cefaleas tensionales (musculares), 82, 83, 87
— cefaleas vasculares o, 83, 84-85
— cirugía para, 78-79
— creencias erróneas frente a hechos reales, 90
— depresión y, 85-86
— estrés y, 82, 86-87, 88-89
— fármacos preventivos, 87
— hormonas y, 86
— incidencia de, 80, 82-84
— manipulación quiropráctica para, 79
— medicamentos para, 86-88, 162-163
— meditación para, 82
— óxido nitroso para, 87
— predisposición genética para, 85-86
— puntos de dolor, 80
— puntos gatillo (parestesias), 23-24, 80, 81, 85
— serotonina y, 86, 87
— sexo opuesto y, 86-88
— síndrome articular temporomandibular (SAT), 78-79, 80

— síndrome del dolor miofascial,
    80-81
— síntomas, 77-78, 81-83, 84, 85
— terapia cognitivo-comportamental
    para, 88-90, 171
— terapia física para, 82, 167, 169-170,
    225
Celecoxib (Celebrex), 156, 157
Centers for Disease Control (CDC),
    68
César, Julio, 84
Charcot, Jean-Martin, 220
Chopra, Deepak, 186
Ciclobenzaprina (Flexeril), 30, 31, 161
Cirugía como forma de curación,
    48-49, 52, 53, 78-79, 103-106
Citalopram (Celexa), 139, 160
Citoxan, 151
Clauw, Dan, 31, 104
Clonazepam (Klonopin), 162
Cobertura mediática, 195-199
Codeína, 157
Condicionamiento psicológico, 221
Conexión cerebro intestino, 96-97,
    98
Confusión mental y síndrome de
    fatiga crónica (SFC), 70-72
Controversias diagnósticas, 35-45
— aceptación de la fibromialgia,
    40-43
— anormalidades en las pruebas,
    36-38, 48, 209, 212-213
— anticuerpo antinuclear, prueba
    (ANA), 37
— artritis reumatoide y, 27, 28
— causas de, 26, 27-29, 39-40
— creencias erróneas frente a hechos
    reales, 45
— desafío del nombre, 35-36
— enfermedades inmunológicas o, 37
— etiquetas diagnósticas, 40-43
— fenómeno de Raynaud, 36
— lupus eritematoso sistémico (lupus),
    27, 36, 37, 38
— «objetivo» frente a «subjetivo»,
    40-41, 74

— puntos de dolor, 39
— síndrome de fatiga crónica (SFC),
    39-40, 41, 44
— síndrome de sicca, 36
— «síndromes funcionales» frente a
    enfermedades orgánicas, 41
— síntomas, 36, 38, 39, 40, 43, 44-45
Cornezuelo de centeno, derivados
    (Cafergot), 87
Corticoesteroides, 156
Costocondritis, 21
Criterios diagnósticos, 25
Crofford, Leslie, 31
Culpar a otros (papel de víctima),
    221-222
Curación, 211, 212
Curanderismo, 188, 193

Dalai Lama, 222
Depresión, 129-142
— antidepresivos para, 136, 137,
    139-141
— bipolar (maniaco-depresivo), 131,
    140
— creencias erróneas frente a hechos
    reales, 141-142
— fundamento biológico para,
    135-138
— hipertensión ortostática, 136
— importancia del diagnóstico,
    138-139
— incidencia de, 132-133, 134
— medicamentos para, 139-140, 141
— migrañas y, 85-86
— predisposición genética para, 136,
    137
— psicoterapia para, 135, 140-141
— serotonina y, 136-137
— síndrome de fatiga crónica y, 64,
    65, 66
— síntomas, 131-132
— síntomas físicos de la, 133-134
— terapia electroconvulsiva, 136
— trastornos del sueño, 133
— visión social de la, 134-135
Descartes, René, 219

Desinformación, 192-199
Despertares (Sacks), 84
Dextrometorfano, 159
Diagnóstico de «cajón de sastre», 194
Diciclomina, 99, 162
Dietary Supplement Health and Education Act (1994), 183-184
Dihidroergotamina, 87
Distrofia simpática refleja, 55
Dolor, 47-61
— alodinia, 57, 96
— antidepresivos para, 60
— cirugía para el, 48-49, 52, 53, 78-79, 103-106
— creencias erróneas frente a hechos reales, 61
— de espalda, 47-52, 53, 59-60
— distrofia simpática refleja, 55
— ejercicio para, 32, 59-60, 171, 172-176
— endorfinas, 57
— factores medioambientales, 58, 111, 125
— factores psicológicos, 58-59, 60
— fibras nerviosas mielínicas A, 53
— fibras nerviosas mielínicas C, 53
— fibromialgia y, 27-29
— incidencia de, 51
— medicamentos para el, 59-60
— médula espinal y, 53, 57
— nociceptores y, 53
— papel de tálamo, 57-58
— prueba de las anormalidades, 36-38, 48
— puntos de dolor, 56, 64
— receptores opiáceos, 57
— resonancia magnética nuclear (RMN), 48, 53, 72
— sensibilización central, 55, 56
— síndrome del dolor regional complejo, 55
— síndrome del miembro fantasma, 54-55
— síntomas, 49-50
— sistema nervioso autónomo y, 59, 73-74, 149-150
— sustancia P, 57, 164
— tratamiento, 155-160
— «windup», 57
Dolor crónico, *véase* Dolor

Eddington, Patrick, 145
Educación en la enfermedad, 171, 210, 217-218
Efecto placebo, 187-190
Effexor, 162
Eje hipotalámico-hipofisiario-suprarrenal (eje HHS), 30-31
Ejercicio, 32, 59-60, 171, 172-176
— cardiovascular, 171, 172-173, 174, 175-176
Endorfinas, 57
Enfermedad:
— biopsicológica, 219-220
— de Lou Gehning, 145
— de Lyme, 27, 107-112
— orgánica frente a síndrome funcional (psicosomático), 41
— provocadas por la guerra, 144-148
«Enfermedades medioambientales», 58, 111, 125
Enfoque:
— centrado en el médico frente al centrado en el paciente, 225
— equipo, 210, 211-212, 224
— personalizado de la salud, 186
Engle, George, 219
Entrenamiento postural, 175
Equinácea, 181
Esclerosis lateral amiotrófica, 145
Especialistas, 210
Esperanza, 223-224, 229-232
Esteroides, 156
Estimulación eléctrica (electroacupuntura), 170, 171
Estiramientos, 171, 173
Estrés, 143-153
— creencias erróneas frente a hechos reales, 153
— enfermedad cardíaca y, 150
— enfermedad producida por el combate, 144-148

ÍNDICE ANALÍTICO Y DE NOMBRES 279

— «fatiga de guerra», 147, 148
— fibromialgia y, 30-31
— hipotálamo y, 149
— incidencia de, 144
— infecciones, 149
— migrañas y, 82, 86-87, 88-89
— neurohormonas, 72, 149
— psiconeuroinmunología, 150-151
— puntos de dolor, 144
— rama simpática del sistema
    nervioso autónomo, 149
— reacción de «lucha o huida», 149,
    152
— reducción, 151-153, 171, 180, 221
— restablecimiento y, 149
— síndrome de la Guerra del Golfo,
    144-148, 197-198
— síntomas, 143-144
— sistema límbico («centro
    emocional»), 149
— sistema nervioso autónomo y,
    149-150
— «trastorno del estrés
    postraumático», 147
Estudios científicos, medicina
    alternativa, 182, 187, 188, 189
Etiquetas diagnósticas, 40-43
Eventos físicos como causa, 26-27,
    101, 102-103, 106

Factor del sexo opuesto:
— fibromialgia, 20, 26, 27-28
— migrañas, 86-88
— síndrome del intestino irritable
    (SII), 95
— síndrome funcional
    (psicosomático), 120
Factor hormonal:
— fibromialgia, 28, 29-31
— migrañas, 86
— síndrome del intestino irritable
    (SII), 95
Factores culturales, 74, 123
Factores neurológicos, véase
    Factores psicológicos
    (neurológicos)

Factores psicológicos (neurológicos):
— dolor, 58-59, 60
— fibromialgia, 19, 22, 24
— síndrome del intestino irritable
    (SII), 97-98, 99
Fármacos, véase Medicamentos
Fármacos antiinflamatorios no
    esteroides (FAINE), 30, 87,
    156-157
«Fatiga de guerra», 147, 148
Fenómeno de Raynaud, 36
Fentanilo (Duragesic), 157, 158, 159
Fibras nerviosas mielínicas A, 53
Fibras nerviosas mielínicas C, 53
«Fibro niebla», 70
Fibromialgia, 17-33
— antidepresivos para, 30, 31
— artritis reumatoide y, 27, 38
— base de datos, 24-25
— causas de, 26, 27-29, 39-40
— cobertura mediática de, 195
— costocondritis, 21
— creencias erróneas frente a hechos
    reales, 33
— criterios diagnósticos, 25
— dolor por, 27-29
— eje hipotalámico-hipofisiario-
    suprarrenal (eje HHS), 30-31
— ejercicio y, 32, 59-60, 171, 172-176
— enfermedad de Lyme y, 27, 107-112
— estrés y, 30-31
— grupos de edad en, 20, 26, 27
— hepatitis y, 27
— historia de, 21-27
— hormona adrenocorticotropa
    (ACTH), 30
— hormona de crecimiento y, 31
— hormona liberadora de
    corticotropina (CRH), 30
— hormonas y, 28, 29-31
— incidencia de, 26-27
— lesiones y, 26, 101, 102, 103, 106
— lupus eritematoso sistémico y, 27,
    36, 37, 38
— masaje para, 23, 167, 170, 179
— medicamentos para, 29-30, 31-32

— músculos y, 22-23, 27
— origen psicológico (neurológico), 19, 22, 24
— predisposición genética para, 28
— puntos de dolor, 20, 21
— puntos gatillo (parestesias), 23-24, 80, 81, 85
— reumatismo psicogénico, 24
— serotonina y, 30, 31
— sexo opuesto y, 20, 26, 27-28
— síntomas, 18-21
— trastornos del sueño, 28-30, 31
Véanse también Ayuda; Cefaleas migrañosas; Controversias diagnósticas; Depresión; Dolor; Estrés; Fuentes de información; Medicamentos; Medicina alternativa; Síndrome de fatiga crónica (SFC); Síndrome del intestino irritable (SII); Síndrome funcional (psicosomático)
«Fibromyalgia: An Emerging but Controversial Condition» (Goldenberg), 35
Fisiatrista, 170-172, 209
Fluoxetina (Prozac), 30, 31, 72, 87, 139, 160, 162
Food and Drug Administration (FDA), 183, 184, 189
Fortalecimiento, 173
Freud, Sigmund, 84, 135
Fuentes de información, 191-202
— cobertura mediática, 195-199
— creencias erróneas frente a hechos reales, 201-202
— desinformación, 192-199
— diagnóstico a modo de «cajón de sastre», 194
— Internet (World Wide Web), 192-195, 199-201
— televisión, 195

Gabapentina (Neurontin), 140
Gassed in the Gulf: The Inside Story of the Pentagon-CIA Cover-Up of Gulf War Syndrome (Eddington), 145
Ginkgo biloba, 181, 182
Ginseng, 181, 182
Globus hystericus, 120
Goldenberg, Don L., 223
Good, Michael, 24
«Good Morning America», 229
Gowers, Sir William, 23, 58
Groopman, Jerome, 35, 49, 52, 53, 218, 223
Grupos de edad en la fibromialgia, 20, 26-27
Grupos de soporte, 214
Guaifenesina, 163
Guerra de Secesión, veteranos, 146

H. Pylori, 124
Hahnemann, Samuel, 185
Hale, James, 198
Hanson, Paul (sargento), 197
Hepatitis, 27
Hidrocodona (Vicodin), 158
Hiperalgesia, 96
Hiperirritabilidad, 119
Hipertensión ortostática, 136
Hipocondriasis, 120
Hipócrates, 180, 219, 231
Hipotálamo y estrés, 149
Histeria, 119
Holmes, Oliver Wendell, 188
Hombre que confundió a su mujer con un sombrero, El (Sacks), 84
Homeopatía, 185
Hormonas:
— adrenocorticotropa (ACTH), 30
— crecimiento, 31
— liberadora de corticotropina (CRH), 30

Imanes, 184-185
Imipramina, 160
Incapacidad, 205-207
Incline Village, Nevada, 68
Indemnización laboral, 206-207
Infecciones, 96, 106-109, 149

Inhibidores Cox 2, 156, 157
Inhibidores de la monoamino oxidasa (IMAO), 140
Inhibidores selectivos de la reabsorción de la serotonina (ISRS), 30, 31, 71, 72, 86, 139-140, 162, 171
Internet, 192-195, 199-201
Intolerancia ortostática (postural), 73
Inyecciones en los puntos gatillo, 159, 160, 172
Irritable Heart, The (Wheelwrigth), 146

Johnson, Hillary, 71, 106, 195
Johnson, Tim, 104
Joseph, Steven, 148, 197
Journal of the American Medical Association (JAMA), 35, 193

Kahlo, Frida, 26
Kellgren, J. H., 23
Kelly, Michael, 24
Kennedy, John, 81
Kevorkian, Jack, 138, 196
Komaroff, Tony, 65, 74

Latigazo, 218
L-Dopa/carbidopa (Sinemet), 162
Lesiones como causa, 26, 101, 102, 103, 106, 225
Lesiones de cuello, 101, 102, 103, 105-106
Liberación miofascial, 159
Lidocaína, 160
Límites diagnósticos, 219
«Lista de los mejores médicos», 203-204
Litio, 140
Lorazepam (Ativan), 162
Los Angeles County General Hospital, 67
«Lumbago: Its Lessons and Analogs» (Gowers), 23
Lupus eritematoso sistémico, 27, 36, 37, 38

Magnesio, 163
Maimónides, Moisés, 97
Mandell, H., 230
Maniaco-depresivo, 131, 140
Manningham, sir Richard, 66
Martínez-Levin, 26, 31
Masaje, 23, 167, 170, 179
Medicamentos, 155-165
— adicción a, 157-159
— agentes antiespasmódicos, 99, 163
— alergias a, 163
— analgésicos, 87, 156-159, 171
— analgésicos opiáceos, 157-159
— anestésicos, 87, 159-160
— anticonvulsivos, 140-160
— antidepresivos, 160-162
— antidepresivos tricíclicos, 86, 87, 88, 139-141, 160-162, 171
— benzodiazepinas, 162
— corticosteroides, 156
— creencias erróneas frente a hechos reales, 165
— depresión, 139-140, 141
— dolor, 59-60
— esteroides, 156
— fármacos antiinflamatorios no esteroides (FAINE), 30, 87, 156-157
— fibromialgia, 29-30, 31-32
— futuro de, 165
— inhibidores Cox 2, 156, 157
— inhibidores selectivos de la recaptación de la serotonina (ISRS), 30, 31, 71, 72, 86, 139-140, 162, 171
— inyecciones en los puntos gatillo, 159, 160, 172
— liberación miofascial, 159
— migrañas, 86-88, 162-163
— sin prescripción facultativa, 163
— síndrome de fatiga crónica (SFC), 71, 72, 73, 74, 159-161
— síndrome del intestino irritable (SII), 98-99
— soporte, 225
— trastornos del sueño, 161-162, 171

— tratamiento del dolor, 155-160
— tratamiento para la fatiga, 159-161
— triptanos, 86, 87, 163
  Véase también Medicina alternativa
Medicina alternativa, 167-190
— acupuntura, 171-172, 179
— asesoramiento, 171, 176-177
— creencias erróneas frente a hechos reales, 177, 190
— curanderismo, 188, 193
— efecto placebo, 187-190
— ejercicio, 171, 172-176
— ejercicio cardiovascular, 171, 172-173, 174, 175-176
— enfoque personalizado de la salud, 186
— entrenamiento postural, 175
— estimulación eléctrica, 170, 171
— estiramientos, 171, 173
— fisiatristas, 170-172, 209
— fortalecimiento, 173
— homeopatía, 185
— imanes, 184-185
— incidencia de, 179
— inyecciones en los puntos gatillo, 159, 160, 172
— masaje, 23, 167, 170, 179
— medicamentos para el sueño, 161-162, 171
— medicina tradicional frente a, 187, 189
— meditación, 82, 173-174
— principios científicos, 182, 187, 188, 189
— proantocianidinas oligoméricas (OPC), 199
— quiropráctica, 79, 167-169, 179
— reducción del estrés, 151-153, 171, 180
— seguridad de, 182-185
— sesiones educativas, 171, 210, 217-218
— «similitudes», 185
— síndrome de eosinofilia-mialgia, 183
— terapia cognitivo-comportamental, 88-90, 171

— terapia física, 82, 167, 169-170, 225
— terapia neuromuscular, 169
— tratamientos dietéticos (herbales), 180-185
— tratamientos osteopáticos, 169
— triptófano, 183
— ultrasonido, 167, 170
— yoga, 173-174
  Véase también Medicamentos
Medicina complementaria, *véase* Medicina alternativa
Médicos:
— de asistencia primaria, 207-209
  Véase también Ayuda
Meditación, 82, 173-174
MedWatch program, 184
Melatonina, 162
Meperidina (Demerol), 157
Metadona, 157
Metisergida, 87
Mitchell, Silas Weir, 54
Modafinilo (Provigil), 162
Modelo de enfermedad mente/cuerpo, 219
Moldofsky, Harvey, 28, 29, 30
Morfina, 157
Músculos y fibromialgia, 22-23, 27

National Health Council, 195
National Institutes of Health, 187, 195
Neurastenia, 174. *Véase también* Síndrome de fatiga crónica (SFC)
Neurohormonas, 72, 149
Neurontin (gabepentina), 160
NMDA, 159, 164
Nociceptores, 53

Osler, sir William, 23, 189
Osler's Web (Johnson), 71
Oxibutina, 163
Oxicodona (Oxycontin), 158
Óxido nitroso para las migrañas, 87

Papel de víctima, 221-222
Paracetamol (Tylenol), 156

«Paradoja de la salud», 122
Paré, Ambrose, 54
Parestesias (puntos gatillo), 23-24, 80, 81, 85
Percocet, 157, 158
Platón, 120
Plaza, Jozan, 103
Predisposición genética:
— depresión, 136, 137
— fibromialgia, 28
— migrañas, 85-86
— síndrome funcional (psicosomático), 125
Preocupación excesiva por la salud, 122
Presión arterial baja y síndrome de fatiga crónica (SFC), 73-74
Principio del dualismo, 219
Principio del reduccionismo, 219
Proantocianidinas oligoméricas (OPC), 199
Pronóstico, 223-224
Propoxifeno (Darvocet), 157
Prueba de anticuerpos antinucleares (ANA), 37
Pruebas, 36-38, 48, 209, 212-213
Psiconeuroinmunología, 150-151
Psicosomático, 120, 121
Psicoterapia para la depresión, 135, 140-141
Punto de vista de la sociedad respecto a la depresión, 134-135
Puntos de dolor:
— causas, 101, 109
— cefaleas migrañosas, 80
— controversias diagnósticas, 39
— dolor, 56, 64
— estrés, 144
— fibromialgia, 20, 21
— síndrome de fatiga crónica (SFC), 64
— síndrome del intestino irritable (SII), 93-94
Puntos gatillo (parestesias), 23-24, 80, 81, 85

Raíz de kava, 181, 182
Rama simpática del sistema nervioso autónomo, 149
Rather, Dan, 197
«Reacción de lucha o huida», 149, 152
Receptores opiáceos, 57
Remedios naturales, *véase* Medicina alternativa
Resonancia magnética nuclear (RMN), 48, 53, 72
Reumatismo psicogénico, 24
Reumatólogos, 209
Rofecoxib (Vioxx), 156
Rosner, Michael, 104, 105
Rotura de un disco, 218
Rusell, I. J., 24, 31

Sacks, Oliver, 84, 88
Salud mental, 210
Sarno, John, 123
Second Opinions (Groopman), 49
Seguridad y hierbas, 182-185
Selye, Hans, 148, 150, 152
Sensibilización central, 55, 56
Serotonina, 30, 31, 86-87, 136-137
Sertralina (Zoloft), 30, 71, 72, 87, 139, 160, 162
Serzone, 162
SFC, *véase* Síndrome de fatiga crónica
Shorter, Edward, 123
Shriver, Maria, 195
Siegel, Bernie, 186
SII, *véase* Síndrome del intestino irritable
«Similitudes», 185
Síndrome:
— articular temporomandibular (SAT), 78-79, 80
— de la Guerra del Golfo, 144-148, 197-198
— de sicca, 36
— del dolor miofascial, 80-81
— del dolor regional complejo, 55
Síndrome de fatiga crónica (SFC), 63-75

— alteraciones inmunológicas, 73
— antidepresivos para, 71, 72
— cambios en el flujo sanguíneo, 72
— cobertura mediática, 195-197
— confusión mental (trastornos cognitivos), 70-72
— controversias diagnósticas, 39-40, 41, 44
— creencias erróneas frente a hechos reales, 75
— depresión y, 64, 65, 66
— fenómeno cultural, 74
— «fibro niebla», 70
— incidencia de, 65, 66
— intolerancia ortostática (postural), 73
— medicamentos, 71, 72, 73, 74, 159-161
— neurohormonas, 72, 149
— presión arterial baja y, 73-74
— puntos de dolor, 64
— resonancia magnética nuclear (RMN), 72
— síntomas, 63-64, 65-66, 68-70
— sistema nervioso autónomo y, 73, 74
— suicidio por, 138, 196
— trastornos «objetivos» frente a «subjetivos», 40-41, 74
— virus Epstein-Barr (VEB), 68, 106, 196
Véase también Fibromialgia
Síndrome del intestino irritable (SII), 91-100
— agentes antiespasmódicos para, 99, 163
— antidepresivos para, 98
— conexión cerebro-intestino, 96-97, 98
— creencias erróneas frente a hechos reales, 99-100
— factores psicológicos, 97-98, 99
— hormonas y, 95
— incidencia de, 94-95
— infecciones y, 96
— medicamentos para, 98-99
— puntos de dolor, 93-94
— sexo opuesto y, 95
— síntomas, 91-92, 93
Síndrome del miembro fantasma, 54-55
Síndrome eosinofilia-mialgia, 183
Síndrome funcional (psicosomático), 115-127
— creencias erróneas frente a hechos reales, 126-127
— definición, 120-121
— enfermedad orgánica frente a, 41
— exceso de preocupación por la salud, 122
— factores culturales, 74, 123
— factores genéticos, 125
— factores medioambientales, 58, 111, 125
— hiperirritabilidad, 119
— hipocondriasis, 120
— histeria, 119
— inexplicables frente a exagerados, síntomas, 126
— «paradoja de la salud», 122
— psicosomático, 120, 121
— sexo opuesto y, 120
— somatización, 120
— trauma emocional, 123
Síntomas físicos de la depresión, 133-134
Síntomas inexplicables frente a exagerados, 126
Sistema de seguros, 205-207, 208-209, 210
Sístema límbico («centro emocional»), 149
Sistema nervioso autónomo, 59, 73-74, 149-150
Slater, Lauren, 210
Smythe, Hugh, 29
Somatización, 120
Spiro, H., 230
St. John's-wort, 181, 183
Steere, Allen, 107, 214
Stockman, Ralph, 23
Straus, Steven, 214

Styron, William, 133
Suicidio debido al síndrome de fatiga crónica (SFC), 138, 196
Sumatriptano (Imitrex), 86, 87
Sustancia P, 57, 164

Tálamo, 57-58
Técnicas de relajación, 151-152, 171, 180, 221
Tecnócratas, 212
Teicher, Martin, 97
Televisión como fuente de información, 195
Terapia cognitivo-comportamental, 88-90, 171
Terapia electroconvulsiva, 136
Terapia física, 82, 167, 169-170, 225
Terapia neuromuscular, 169
Thomas, Lewis, 230
«Today», 229
Tramadol (Ultram), 157
«Trastorno del estrés postraumático», 147
Trastornos:
— cognitivos y síndrome de fatiga crónica (SFC), 70-72
— del sueño, 28-30, 31, 133, 161-162, 171
— «objetivos» frente a «subjetivos», 40, 41, 74
Tratamientos:
— dietéticos (herbales), 180-185
— nutricionales, 180-184
— osteopáticos, 169
— para la fatiga, 159-161
— quiroprácticos, 79, 167-169, 179
 Véanse también Medicamentos; Medicina alternativa; Síndrome de fatiga crónica (SFC)

Travell, Janet, 24, 81, 160
Trazodona (Desyrel), 162
Triptanos, 86, 87, 163
Triptófano, 183
Tropisetron, 164

Ultrasonido, 167, 170

Valleix, François, 21, 22
Variables psicosociales, 220
«20/20», 104, 105, 195, 200
Veteranos:
— de Corea, 147
— de la Guerra del Vietnam, 147
— de la Primera y Segunda Guerra Mundial, 146, 148
Virus Epstein-Barr (VEB), 68, 106, 196
Visible oscuridad, Esa (Styron), 133

Walters, Barbara, 104
Weil, Andrew, 185, 186, 229
Welcome to My Country (Slater), 210
Wessely, Simon, 71, 147
Wheelwright, Jeff, 146
When Doctors Get Sick (Spiro y Mandell), 230
Willis, Thomas, 120
«Windup», 57
Wolfe, Frederick, 24, 25, 41, 81
Wood, Paul, 147
World Wide Web, 192-194

Yoga, 173-174
Yunus, M. B., 24, 31

Zolpidem (Ambien), 162